实用静脉曲张治疗学

梅家才　郑月宏　马保金　王晓天　王小平　主编

东南大学出版社
SOUTHEAST UNIVERSITY PRESS
·南京·

图书在版编目（CIP）数据

实用静脉曲张治疗学 / 梅家才等主编. —南京：
东南大学出版社，2017.11（2018.1 重印）
　ISBN 978-7-5641-7475-0

　Ⅰ. ①实…　Ⅱ. ①梅…　Ⅲ. ①静脉曲张-治疗学
Ⅳ. ①R543.605

中国版本图书馆 CIP 数据核字（2017）第 270730 号

实用静脉曲张治疗学

出版发行	东南大学出版社
出 版 人	江建中
社　　址	南京市四牌楼 2 号
邮　　编	210096
网　　址	http://www.seupress.com
经　　销	各地新华书店
印　　刷	南京工大印务有限公司
开　　本	787 mm×1092 mm　1/16
印　　张	20
字　　数	320 千字
版　　次	2017 年 11 月第 1 版
印　　次	2018 年 1 月第 2 次印刷
书　　号	ISBN 978-7-5641-7475-0
定　　价	118.00 元

＊ 本社图书若有印装质量问题，请直接与营销部联系，电话:025-83791830

《实用静脉曲张治疗学》
编者名单

主　编：梅家才　郑月宏　马保金　王晓天　王小平

副主编：赵海光　崔佳森　李昭辉　方子兴　汪　涛

主　审：管　珩　钱水贤　丁　滨

编　委：（按姓氏拼音排序）

边　疆	上海交通大学附属第六人民医院
曹　娟	首都医科大学宣武医院
陈国养	四川省成都川蜀血管病医院
崔佳森	复旦大学附属华东医院
丁　锐	安徽省合肥市第一人民医院
丁晓毅	上海交通大学医学院附属瑞金医院
董继英	上海交通大学附属第九人民医院
方　力	安徽省六安世立医院
方　伟	江苏省无锡市嘉仕恒信医院
方子兴	四川省成都市川蜀血管病医院
房福元	广东省深圳市罗湖医院集团
冯　超	上海交通大学附属第六人民医院
顾　杰	上海交通大学附属第六人民医院
郝　斌	山西大医院
郝玉军	山东省寿光市人民医院
黄小进	福建省厦门大学附属中山医院
姜双鹏	首都医科大学附属北京朝阳医院
蒋　鹏	北京积水潭医院
焦　健	安徽省凤阳县人民医院
柯建清	江苏省太仓市友谊医院
孔　杰	北京中日友好医院
赖化平	江西省赣州市立医院
蓝远敏	广东省深圳市龙岗区人民医院
雷志荣	广东省深圳市罗湖医院集团
李春民	首都医科大学附属北京朝阳医院

李慧敏	广东省深圳市人民医院
李晓光	福建省三明市第一医院
李学峰	首都医科大学附属北京宣武医院
李勇辉	中山大学第一医院
李昭辉	四川省宜宾市第一人民医院
刘　丽	黑龙江省人民医院
刘卫怀	浙江省宁波市北仑区人民医院
陆欣欣	协和医科大学北京协和医院
马保金	复旦大学附属华山医院
梅家才	上海交通大学附属第六人民医院
牟大鲲	上海市长航医院
牟德堂	山东省寿光市人民医院
潘力生	安徽省安庆市立医院
潘　烨	上海交通大学附属第六人民医院
裴长安	山东省潍坊市人民医院
钱冬伟	上海市复大医院
阙华发	上海中医药大学附属龙华医院
任补元	内蒙古自治区人民医院
撒应龙	上海交通大学附属第六人民医院
邵明哲	上海交通大学附属第六人民医院
孙宝华	山东省济南市第三人民医院
孙　波	山东省潍坊市人民医院
孙芳国	山东新升实业发展有限责任公司医院
孙　强	复旦大学附属华山医院静安分院
谭　敏	广东省深圳市罗湖医院集团
陶　立	宁夏自治区石嘴山市第一人民医院
童剑倩	上海交通大学附属第六人民医院
汪　涛	广东省深圳市光明新区医疗集团
王　浩	山东省威海卫人民医院
王劲松	中山大学第一医院
王清霖	首都医科大学附属北京宣武医院
王小平	上海中医药大学附属市中医医院
王晓杰	协和医科大学协和医院
王晓天	安徽省立医院

王一飞　　复旦大学附属华山医院
王泽峰　　山西省长治市中医医院
文　军　　深圳大学妇幼保健院
吴海生　　上海交通大学附属第六人民医院
吴　鸣　　上海金山亭林医院
吴淑红　　陆军总医院
吴忠寅　　安徽省合肥市第一人民医院
伍爱群　　上海交通大学附属第六人民医院
武　欣　　中国中医科学院附属望京医院
辛跃杰　　广东省深圳市龙岗区第五人民医院
徐益鸣　　福建省厦门市中山医院
许永强　　江苏省海门市第一人民医院
杨　涛　　山西大医院
杨　振　　复旦大学附属闵行医院
叶志东　　北京中日友好医院
殷晓星　　复旦大学附属华山医院静安分院
尹扬军　　复旦大学附属华东医院
于　敏　　上海交通大学附属第六人民医院
张　健　　上海交通大学附属第六人民医院
张杰峰　　山东省潍坊市人民医院
张　宁　　广东省深圳市罗湖医院集团
张　琦　　上海交通大学附属第六人民医院
张望德　　首都医科大学附属北京朝阳医院
赵海光　　上海交通大学附属第九人民医院
郑月宏　　协和医科大学北京协和医院
职康康　　海军医科大学附属长征医院
周华丁　　复旦大学附属华山医院
周建华　　云南省大理州人民医院

梅家才主编简介

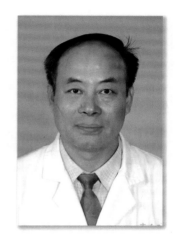

梅家才，男，上海交通大学附属上海市第六人民医院普外科主任医师，教授，中国微循环学会周围血管专业委员会全国下肢静脉曲张学组组长，中国医师协会腔内血管专业委员会静脉倒流性疾病学组委员，中国医疗促进会周围血管专业委员会静脉通路学组委员，上海市医疗事故技术鉴定专家委员会成员。从事普外科临床工作近 30 年，对各种血管疾病、甲状腺、腹壁疝以及肿瘤等疾病治疗具有丰富临床经验，手术精湛娴熟。从事血管外科工作近 20 年。擅长血管外科各种动静脉疾病的诊治，包括各种动脉瘤、动脉硬化闭塞疾病；下肢静脉曲张、深静脉血栓形成及血管瘤和糖尿病足等疾病，尤其在静脉疾病的微创治疗方面有独到之处。微创激光手术治疗静脉相关疾病病人超过万例，曾加先后出访美国、德国、瑞士、日本、韩国等交流学习，指导国内数百家医院开展新技术的推广。2004 年开始每年举办国家级继续教育项目"下肢静脉曲张微创治疗"、"下腔静脉滤器技术学习班"，积极推行静脉疾病的规范化诊疗。主持上海科学技术委员会 3 项课题，主编《下肢静脉曲张治疗精要》，参编《汪忠镐血管外科学》等学术专著 6 部，发表学术论文 20 余篇。

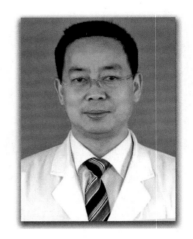

郑月宏主编简介

郑月宏,北京协和医院血管外科主任医师,教授,博士生导师。从事血管外科工作 20 余年,擅长血管外科疾病的开放和介入治疗,尤其擅长疑难病例的诊治与处理。兼任 ISVS 副主席、亚太血管联盟理事长、中国微循环学会周围血管病专业委员会主任委员,中国微循环学会常务理事,中华医学会组织工程分会血管专业委员会委员,国际布加综合征联盟会员,澳门外科学会学术顾问,中国老年学会血管分会委员,FDA 新药审批专家委员会委员,国家卫计委高层次人才评审专家,国家自然科学基金评审专家等。

前言

　　静脉曲张是一类古老的疾病。最早有关下肢静脉曲张的诊治记录可追溯到公元前 1550 年 Ebers Papyrus 的描述。1593 年，Fabricius 发表了关于静脉曲张外科治疗的文献。数百年来，外科学家对静脉曲张的认知逐步加深。近 20 年来，越来越多的微创技术逐步应用于静脉曲张的治疗，治疗理念、方法与技术等都有了显著的进步，朝着更有效、更微创的方向发展。但是，每种治疗方法各有利弊，最好的方式是根据患者的具体病情选用合理的治疗方式，尽量减少并发症及复发率，多种方法的联合使用是治疗静脉曲张的发展趋势。

　　遗憾的是，当前我国临床医师对静脉曲张的认知仍存在着局限性。大型血管外科中心的医师较多关注动脉疾病，甚至只关注大动脉疾病，而许多基层医院外科医生对下肢静脉曲张疾病的认识仅仅停留在比较肤浅的层面上，甚至一些个体诊所的医师仅凭借自己了解的一知半解的方法进行所谓"超微创技术"治疗，从整体状况看，诊断和治疗都亟待建立规范化的体系。

　　鉴于上述原因，中国微循环学会周围血管病专业委员会静脉曲张学组于2016 年组织出版了《下肢静脉曲张治疗精要》一书，配合该学组的静脉曲张的走基层活动提供，广受各级医院尤其是基层医院血管外科、普外科医师的欢迎，一致认为是一部实用性颇强的工具书。

　　但静脉曲张疾病是一类涉及多系统、多专科的疾病，由于静脉在持久压力下扩张的结果，使之延长、迂曲，逐步呈袋状变及变薄。病程早期浅静脉轻度扩张、显露，后期可因静脉淤血而引起营养障碍，继而引起一系列临床症候群。常见的静脉曲张疾病除了下肢静脉曲张外，还包括门脉高压－食管胃底静脉曲张、精索静脉曲张、痔及盆腔静脉淤血综合征等，或可因曲张静脉破裂危及生命，或长期慢性病变存在给患者带来痛苦严重影响生活质量。近年来，有关静脉曲张许多微创治疗方法的出现，越来越多的学者意识到，随着新的治疗方法在临床上广泛应用，势必会伴随各种问题的出现，建立相对完善的治疗规范体系来指导各级医生临床实践显得愈发迫切。无论在认知程度，还是规范化治疗方面，静脉曲张的诊断和治疗都有漫长的路要走，而且目前国内尚无一部全方位研讨静脉曲张疾病的专著。

　　鉴于上述原因,中国微循环学会周围血管病专业委员会静脉曲张学组再次组织血管外科、普外科、肛肠科、泌尿外科、激光医学科等多专科学者,编撰了这部《实用静脉曲张治疗学》。编者队伍在静脉曲张科研、临床方面积累了较为丰富的经验,本着多专科协作精神,共同完成本书写作。

　　在内容设计方面,力求密切结合临床实际,涵盖静脉曲张的解剖和病理生理特点以及临床实践研究;力求全面介绍保守治疗、手术治疗和微创治疗等临床治疗方法;以及治疗决策和并发症防治等方面内容,对帮助临床医师解决诊疗过程中的棘手问题会大有裨益。

　　尽管本书所有编者怀着良好愿望并为书稿写作付出了最大的努力,但由于水平有限,时间因素,难免存在不足和疏漏,敬请各位同道斧正。

郑月宏　梅家才

二〇一七年八月一日

目录

上　篇

下　篇

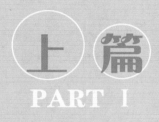

上篇
PART I

第一章 绪 论

第一节 定义与分类

一、分类

静脉曲张是指静脉凸起到持续的静脉瓣失去功能的过程,这是由于静脉在持久压力下扩张的结果,静脉延长、迂曲,逐步呈袋状变及静脉壁变薄。病程早期浅静脉轻度扩张、显露,后期可因静脉淤血而引起营养障碍,继而引起一系列临床症候群。

临床上常见的静脉曲张疾病可根据解剖部位分为五组:门脉高压-食管胃底静脉曲张、精索静脉曲张、痔、盆腔静脉淤血综合征和下肢静脉曲张。

二、定义

1. 门脉高压-食管胃底静脉曲张

门静脉血流经胃冠状静脉、胃短静脉,通过食管胃底静脉与奇静脉、半奇静脉的分支吻合,流入上腔静脉。门脉高压症形成后,交通支大量开放,并扩张、扭曲,形成静脉曲张。门脉高压的患者在胃酸反流,腐蚀食管下端黏膜,或因坚硬粗糙食物的机械性损伤,以及咳嗽、呕吐、用力排便、负重等使腹腔内压突然增高的情况下,均可能引起曲张静脉的破裂出血,因此时门脉压力高,常导致致命性大出血。

2. 精索静脉曲张

精索静脉曲张是指精索内静脉蔓状静脉丛的异常伸长、扩张和迂曲。按照发生发展时间分为三型:原发性精索静脉曲张是指解剖因素和发育不良所致的精索静脉曲张;亚临床型精索静脉曲张是指体检时不能发现的静脉曲张,但经超声、核素扫描或者彩色多普勒检查可发现的轻微精索静脉曲张,一般认为静脉管径超过 2 mm 即可确诊;继发性静脉曲张是指腹腔内或者腹膜后肿瘤、肾积水或者异位血管压迫上行的精索静脉导致单侧或者双侧精索静脉曲张。

3. 痔

传统观点认为痔是直肠下端黏膜下、肛管和肛缘皮肤下层的静脉丛淤血、扩张和迂曲导致的柔软静脉团。现代观点认为痔是肛垫病理性肥大、移位以及肛周皮下血管丛血流淤滞形成的团块。痔在任何年龄都可以发生,当其不伴出血、疼痛或者脱垂等症状时,不能认为是一种疾病,只有当肛垫肥大并合并上述症状时,才被认为是一种疾病。

4. 盆腔静脉淤血综合征

盆腔静脉淤血综合征(pelvic venous congestion syndrome,PCS)是由于盆腔静脉或静脉丛曲张、淤血,从而引起慢性的性交后下腹部疼痛、低位腰痛、性感不快、月经改变、极度疲劳及白带过多等一组症候群的总称,常伴有一些自主神经系统紊乱症状,有些患者有乳房疼痛及肿胀、尿频、尿痛等。多发生于已生育过的育龄妇女,是输卵管结扎术后较常见的并发症之一。

5. 下肢静脉曲张

下肢静脉曲张是指下肢表面静脉凸起到持续的静脉瓣失去功能的过程,这是静脉在持久压力下扩张的结果,静脉延长、迂曲,逐步呈袋状变及静脉壁变薄。本病多见于从事站立工作或体力劳动的人,一般以壮年期发病率最高。临床表现早期仅有患肢酸胀、乏力、沉重等症状,浅静脉轻度扩张、显露,后期可因静脉淤血而引起营养障碍,色素沉着,在足靴区并发经久不愈的顽固性溃疡。

第二节 流行病学

一、发病率

全身的静脉疾病在各个学科的公共论坛以及专业的血管外科培训会议中常常不被重视,而事实上此类疾病在美国的发病率超过了冠状动脉相关疾病、周围动脉疾病、充血性心力衰竭和卒中总的发病率。据流行病学调查显示,许多欧美国家各类静脉疾病的患病率高达20%～40%,在我国15岁以上人群中发病率达8.6%,在45岁以上人群中发病率高达16.4%。众多数据显示,在欧美等发达国家发病率达30%以上,若考虑美观因素,该数值还要增加。其发病率有显著的地区性差异。张培华等调查我国华东地区15岁以上人群,其中发病率为8.6%,且发病率随年龄增加而升高。因此此类疾病严重影响了人民的生活质量。

据全球范围的流行病调查发现,静脉疾病在西方和工业化国家发病率高于其他国家和地区。外界环境因素及患者本身的病理情况,包括老龄、女性、家族史等都是该病的高危因素。

二、发病相关因素

1. 性别及年龄因素

近年来,美国的研究数据显示:静脉曲张女性发病率(27.7%)约为男性(15%)的两倍。亦有报道下肢主干静脉曲张的年龄调整标准化发病率男性为40%,女性为32%,其中合并静脉溃疡者高达4%。

2. 生活方式因素

长时间的站立与坐姿造成的血流动力学影响,使静脉管壁回流压力增大,继而静脉瓣膜功能不全,下肢静脉血液长时间缓慢流动在这些曲张的静脉内,导致一系列下肢静脉功能不全的临床症候群。

3. 遗传因素

一些流行病学研究的结果提示下肢静脉曲张形成存在遗传易感性。如果父辈患有静脉曲张,家族成员再患下肢静脉曲张的可能性更高,倘若父母双方均受累,则子女患病的概率就高更多。另一项前瞻性研究调查了67位患者及其父母在内的共402例研究对象,对比发现静脉曲张具有常染色体显性遗传的特点,并伴有多变的外显率。

4. 地理和饮食因素

痔患者常有地区聚集的特点,可能与饮食、排便环境和环境等因素有关,但遗传是否与痔的发生有关,目前并没有明确的证据。我国的山区和农村居民的痔发生率低,可能与其高纤维饮食占比较高有关。

第三节 进展与趋势

一、门脉高压-食管胃底静脉曲张

食管胃底静脉曲张破裂出血是肝硬化门脉高压症的严重并发症之一,病死率约43.5%。肝硬化患者中高达50%的人存在食管胃底静脉曲张,年破裂出血率为5%~15%,因此防治食管胃底静脉曲张破裂出血显得尤为重要。经过数十年的发展,食管胃底静脉曲张破裂出血的发生率及病死率虽有明显降低,但是治疗手段依然未见有质的飞跃。

1. 一级预防

食管胃底静脉曲张破裂出血一级预防的目的是防止曲张静脉形成和进展,预防中-重度曲张静脉破裂出血,防止并发症的发生,提高生存率。一级预防包括药物治疗和内镜治疗。

2. 急性食管胃底静脉曲张破裂出血处理措施

对于急性食管胃底静脉曲张破裂出血的处理措施依然是维持血流动力学稳定、使用血管活性药物、应用抗生素和质子泵抑制剂。局部通过内镜治疗（包括EVL、EIS、SEMS 等），达到止血效果。三腔二囊管亦是食管胃底静脉曲张破裂出血的重要治疗方式，作为挽救生命的措施，气囊可有效地压迫止血，建议联合药物、内窥镜治疗应用于静脉曲张破裂出血患者。临床应用中，应注意如吸入性肺炎、气管阻塞及食管、胃底黏膜压迫坏死再出血等并发症。

3. 二级预防

食管胃底静脉曲张破裂出血二级预防的目的是根除食管静脉曲张，减少再出血率及病死率。食管胃底静脉曲张首次破裂出血停止后，2 年内再次破裂出血率为 60%～70%，死亡率高达 33%。因此，预防再次出血尤为重要。

（1）药物及内镜治疗：多项研究表明，首次出血后预防性使用非选择性 β 阻滞剂（NSBB），患者再次出血风险及死亡率明显降低，推荐降低患者肝静脉压力梯度（HVPG）至 12 mmHg 以下，如无法达到此标准，至少降低基础 HVPG 的20%。有 2 项研究均认为 NSBB 等同于或优于内镜下食管静脉曲张套扎术（EVL）。有研究证明，NSBB 和 EVL 联合治疗显著优于 EVL 单独治疗。但Singh 等的研究指出，在预防食管胃底静脉再次破裂出血方面，相比 EVL 单独治疗组，EVL 联合 EIS 治疗组并无优势，并发症发生率反而更高。目前，用于预防再次出血的 EIS 逐渐被 EVL 取代，且有研究表明，EVL 优于 EIS。

（2）介入治疗：在 2 项研究中发现，经颈静脉肝内门体分流术（TIPS）与 EVL及 EIS 治疗相比，治疗食管胃底静脉曲张再出血风险率更低。同时 3 项 Meta 分析结果也显示经 TIPS 治疗的患者再出血风险更低。但是，TIPS 术后肝性脑病发生率更高，且总死亡率无差异。

（3）手术治疗：手术治疗肝硬化门脉高压食管胃底静脉曲张破裂再出血率低于内镜套扎或注射硬化剂治疗，因此手术治疗仍至关重要。研究显示，门奇静脉断流手术后 5 年和 10 年存活率分别为 91.4% 和 70.7%；5 年和 10 年再出血发生率分别为 6.2% 和 13.3%。分流术主要手术方式包括选择性分流、部分性分流和全门体静脉分流。选择性分流有脾肾静脉分流术、脾腔静脉分流术等，通过分流食管胃底曲张静脉和门静脉胃脾区血流，从而控制出血，但不减少肝脏供血量，也不降低门静脉压力。部分性分流术旨在将门静脉压力降低至出血的阈值以下，既能有效控制食管静脉破裂出血，又能维持一定的门静脉向肝脏供血流量，以降低肝性脑病的发生率。结合门奇静脉断流术及分流术的联合手术，既减少门静脉系统血流量，又保持一定向肝脏供血流量，起到"疏、断、灌"作用。远期再出血发生率为 7.7%，术后肝性脑病发生率为 5.1%，显著提高患者的生活质量和长期存活率。

（4）肝移植：肝移植适用于反复发作的食管胃底静脉曲张破裂出血，是目前最有效的手术方式，对肝硬化门脉高压症标本兼治。

二、精索静脉曲张

精索静脉曲张（varicocele，VC）是引起男性不育症最常见的病因，VC多见于青壮年，好发于左侧。VC在正常人群中的发病率为15%，男性不育人群发病率上升至30%。11.7%精液分析正常的男性与25.4%精液分析异常的男性患有临床型VC。

VC的诊断目前主要依赖于体格检查与辅助检查，彩色多普勒超声检查对于VC具有较高的特异性和敏感性。通常VC采用Dubin&Amelar系统进行分级。无论休息或Valsava动作时均无法触及或肉眼可见，但彩超等检查在Valsava动作时可触及曲张的精索静脉。VC的治疗目的是阻止睾丸生精功能受损，提高精液质量与改善妊娠率。目前VC的主要治疗方式是手术治疗。

1. VC的手术适应证

VC的手术适应证一直是男科学争论的焦点。2008年Co-chrane协作网的系统评价与2011年Baazeem的Meta分析均发现，VC外科手术并不能改善配偶的妊娠率，仅可以改善精液的质量。正是基于该理由，英国国家妇女儿童健康合作中心（National Collaborating Centre for Women's and Children's Health，NCCWCH）不建议对VC患者施行精索静脉结扎术（varicocelectomy，VAC）。但Weedin JW以非梗阻性无精症患者为研究对象，其研究发现，对于非梗阻性无精症合并临床型VC的患者，手术治疗可改善精液质量与提高及时妊娠率。2012年Cochrane协作网更新文献后发现，对于不明原因不孕的夫妇，男方如患有VC，进行手术治疗可提高妊娠率。因此，2015年欧洲泌尿外科指南（European Association of Urology，EAU）认为虽然VC的手术适应证尚不明确，但仍然建议伴有少精症、男性不育持续时间超过2年或不明原因不育的临床型VC患者进行手术治疗。但对于亚临床型VC，2015年EAU指南仍不建议手术治疗。Cantoro U纳入了337例亚临床型VC伴原发性不育的男性患者，术后随访40个月后，发现手术组妊娠率为46.3%，比对照组妊娠率高出11.8%。因此认为对于亚临床型VC伴有原发性不育的男性患者应该进行手术治疗。但前瞻性研究并未采用随机对照方法，且样本量有限，其结论仍有待进一步证实。

对于配偶不明原因流产、精液正常的男性是否需要行VAC，目前存在极大争议。Mansour Ghanaie等采用随机的方法对136名精液质量正常、配偶不明原因流产的男性进行了VAC，随访1年后，其研究发现可显著改善精液质量、提高妊娠率、降低配偶流产率。一旦该结论证实，VAC可能被用于治疗女性流产。但目前这项仅纳入 136 名患者的小样本研究,其结果仍有待进一步验证。

青春期男性是一类特殊的 VC 人群,其就诊往往因健康体检时体格检查发现的 VC 或双侧睾丸大小不对称,而并非男性不育。Zhou 等对临床型 VC 的青春期男性患者采用荟萃分析的方法进行了统计分析,其研究发现 VAC 可改善患侧睾丸体积,但是无法提高患者的精液质量。因此,最新版的《坎贝尔-沃尔什泌尿外科学》则对伴有男性不育与精液异常的临床或亚临床型 VC 均建议进行手术治疗。而对于青春期男性,患者睾丸体积小于健侧的 VC 亦建议进行手术治疗。但 EAU 则认为青春期男性 VC 手术无法评估是否可提高妊娠率,认为 VC 手术在青春期男性存在过度治疗的嫌疑。

2. VC 的外科治疗

(1) VC 的外科治疗方式:目前 VC 的外科治疗方法多样,包括开放手术、腹腔镜手术、经皮精索内静脉栓塞术、显微外科手术等。1991 年 Aaberg 首次报道了腹腔镜下 VAC,该式借助腹腔镜,视野较开放手术更为清晰,术中结扎精索内静脉更为彻底,切口较小,术后患者恢复较快,且可以同时处理双侧 VC。静脉栓塞硬化治疗是一种新兴的治疗 VC 的方法,在局麻下进行,在静脉造影引导下进行顺行(经阴囊的蔓状静脉丛)或逆行(经股静脉)的静脉栓塞硬化治疗。但约有 35% 的患者可能出现栓塞失败或复发,需进行其他外科手术。同时,由于精索静脉血流缓慢,在腹压增加时,精索静脉内血液逆流,具有栓子脱落的可能性。

(2) VC 的外科治疗方式的抉择:2015 年,Wang 等采用荟萃分析的方法对现有的 35 篇关于 VAC 的随机对照研究进行了分析,该研究发现经腹股沟与腹股沟下显微外科 VAC 在妊娠率、精子质量、并发症方面较开放手术、腹腔镜手术与静脉栓塞硬化手术具有明显优势;经腹股沟与腹股沟下显微外科 VAC 复发率明显低于开放手术;顺行血管硬化术与腹股沟下显微外科 VAC 较其他几种术式鞘膜积液发生率最低;VAC 术后睾丸的血流动力学至关重要,关系到睾丸生精功能的恢复。

Zhang 等研究了腹腔镜与显微外科 VAC 术后 6 个月的血流动力学改善情况,其研究发现两种术式术后睾丸血液供应与精液参数均优于术前,显微外科手术在血流动力学改善方面优于腹腔镜手术。因此认为显微外科 VAC 治疗 VC 效果最好、副作用最少,是 VC 的首选治疗方式。

开放手术通常入路为经腹股沟入路(Lvanissevich 入路)与腹股沟高位入路(改良 Palomo 入路)。Khan 对 203 例 VC 患者进行了随机的两种入路的手术。其研究结果发现,虽然经腹股沟入路术后复发率略高于腹股沟高位,但是二者之间无统计学差异;在并发症与术后精液质量改善方面两种术式亦无统计学差异,因此该研究认为两种术式同样安全、有效。

显微精索静脉高位结扎术通常采用经腹股沟与腹股沟下入路。Gontero 的研究发现在腹股沟入路通常可发现 4.4 支精索静脉,而采用腹股沟下入路通常可发现 5.6 支精索静脉。经腹股沟入路与腹股沟下入路显微 VAC 复发率分别是 8% 与 14.9%。该研究认为经腹股沟入路进行显微 VAC 不仅易于暴露精索内动脉、静脉,还可降低复发率。Pan 等研究发现经腹股沟入路与腹股沟下入路相比,除术后第 1 日经腹股沟入路疼痛更明显外,两种入路在复发率、术后妊娠率方面并无差异。两个不同的研究得出不同结论,可能与手术者对于不同入路手术的方法掌握不尽相同所造成。

经脐单孔腹腔镜是近些年来兴起的一种腹腔镜技术。Lee 与 Wang 等对传统腹腔镜与经脐单孔腹腔镜 VAC 进行了对比,两项研究均发现传统腹腔镜手术时间明显短于经脐单孔腹腔镜,但经脐单孔腹腔镜手术切口更为美观,二者在改善精液质量方面并无统计学差异。

(3) 精索内动脉与淋巴管的保留:精索内包含精索内动脉、静脉与淋巴管。手术的理想效果为完全结扎精索内静脉,游离保留精索内动脉与淋巴管。由于精索内动、静脉较为细小,且精索内静脉往往 4~6 支,肉眼不易辨认,因此传统的开放 VAC 往往采用集束结扎精索血管。腹腔镜虽然有一定的视野放大效应,但由于操作不便,无法有效分离精索内动脉及淋巴管并加以保护。此外,由于精索内静脉分支较多,变异较大,术中往往出现结扎不完全、甚至漏扎的现象,造成术后 VC 复发、睾丸萎缩、鞘膜积液等并发症的发生。因此,精索内动脉与淋巴管的保留是关系到 VAC 手术质量的重要问题。

Rizkala 采用腹腔镜 VAC 保留淋巴管与精索内动脉。其研究发现与普通腹腔镜 VAC 相比,保留淋巴管与精索内动脉的 VAC 鞘膜积液发生率明显降低,但复发率明显上升(6%),如仅保留淋巴管而不保留精索内动脉,VC 复发率可下降至 1.3%。因此,该研究认为保留淋巴管、不保留精索内动脉的腹腔镜 VAC 可媲美显微外科 VAC。但是腹腔镜手术与手术者的熟练程度有关,如过度追求保护精索内动脉而漏扎精索内静脉,则易于导致术后复发率提高。

精索内淋巴管保留对于降低术后睾丸鞘膜积液的发生率至关重要。但由于精索内淋巴管较为细小且色泽透明,肉眼极难分辨。显微外科 VAC 术中寻找睾丸动脉与精索内淋巴管是该术式的关键步骤与难点。动脉的搏动是辨别动脉的主要依据。除此之外,通常还可借助于细针型多普勒超声探头辨认睾丸动脉。2 项研究均发现采用血管多普勒超声辅助下进行的显微外科 VAC 可显著节约手术时间、提高精索内动脉与静脉的发现率、改善精液参数,但并无法增加淋巴管的发现率,也无法改善妊娠率。Schwentner 采用显微外科 VAC 结合术中手术区域注射淋巴管显影剂可有效提高术中精索内淋巴管的辨认。与单纯应用显微外科 VAC 相比,该方法可将术后鞘膜积液的发生率由 16%~20% 降至 0。

三、下肢静脉功能不全

下肢静脉功能不全是血管外科的常见病,在人群中发病率很高。随着病情发展,除表现为静脉曲张外,患肢还可出现肿胀、出血、色素沉着、湿疹以及难愈性溃疡等。大隐静脉高位结扎联合剥脱术是多年来治疗下肢静脉曲张的经典术式,临床成功率高,但手术创伤大,切口感染风险高、术后疼痛、皮下淤血明显,患者恢复慢,3~11 年的复发率为 26%~62%。随着现代医疗技术的发展,腔内激光灼闭术、腔内射频闭合术及泡沫硬化剂治疗等腔内治疗方法具有创伤小、并发症少、术后恢复快的特点,近年来在临床上得到广泛应用。

1. 腔内激光灼闭术(endovenous laser ablation,EVLA)

自 1999 年腔内激光首次被报道用于治疗下肢静脉曲张以来,EVLA 治疗下肢静脉曲张已在国内外得到广泛应用。EVLA 是使用特定波长的激光通过热效应诱导静脉全程血栓形成,纤维化,最终闭合静脉达到治疗目的。激光束进入血液后,血液吸收热量沸腾产生蒸汽气泡可引起静脉壁的间接热损伤。临床上常用的波长通常在 808~1560 nm。尽管激光的波长和能量被认为是疗效的关键影响因素,但目前文献报道不同波长的激光在临床疗效上差异并无统计学意义。研究者进行了大量前瞻性分析研究验证 EVLA 治疗静脉曲张的有效性。使用 EVLA 治疗隐静脉功能不全的即刻疗效显著,1 年闭塞率均超过 90%,但疗效随时间递减。

2. 腔内射频消融(radiofrequencyablation,RFA)

RFA 也是利用热效应闭合管腔的一种治疗方法。但与 EVLA 不同,RFA 是利用射频发生器与电极导管产生热量直接损伤静脉管壁,继发静脉腔内纤维化,达到治疗目的。关于 VNUS Closure 系统治疗功能不全大隐静脉的大宗前瞻性研究显示,1 年和 5 年的静脉闭合率分别为 87.1% 及 87.2%。Carroll 等对 31 项随机对照研究进行系统综述后得出结论认为,RFA、EVLA 与开放性手术的疗效一致。RFA 穿刺部位和方法与 EVLA 类似,但电极导管无需额外长导管。RFA 的优缺点也与 EVLA 类似,但有报道术后疼痛和皮下淤血的情况较 EVLA 减少。深静脉血栓形成发生率为 4%,既往深静脉血栓史及小隐静脉的 RFA 治疗可能增加其发生风险。

3. 泡沫硬化剂治疗

硬化剂注射治疗静脉曲张的历史久远,是将化学硬化剂注入静脉管腔,使静脉出现无菌性炎性反应。早期使用的液体硬化剂疗效并不理想,但泡沫硬化剂的出现改变了这一状况。细腻丰富的泡沫能够更好地驱赶血液,使药物与静脉管壁充分接触,产生静脉炎性反应、痉挛、静脉血栓形成,最终达到闭塞管腔的目的。目前国际上常用的泡沫硬化剂主要有十四烷基磺酸钠(STS)和聚多卡醇(POL)。

尽管硬化剂治疗最常用于小静脉的治疗，但这种方法确实可以应用于各种类型的曲张静脉的治疗。

2014年欧洲硬化剂治疗指南根据1A级证据推荐硬化剂治疗隐静脉功能不全、网状静脉曲张、毛细血管扩张。泡沫硬化剂治疗方式取决于静脉的直径，需要多次治疗才能获得良好的疗效。研究指出，50%以上的患者需要接受2~3次治疗才能成功将主干静脉闭塞，10年复发率为3%~28%。因此，目前常将硬化剂治疗与EVLA或RFA结合使用消除局部曲张静脉。根据治疗静脉类型的管径选择泡沫硬化剂的浓度。就POL治疗浓度而言，0.5%的浓度通常应用于毛细血管及网状静脉扩张症，如静脉管径小于1 mm，可以直接使用原液注射；1%的浓度适用于隐静脉、交通静脉及直径大于3 mm的曲张浅静脉；3%的浓度通常用于直径大于6 mm的大隐静脉治疗。原则上先治疗粗大、反流静脉，后治疗网状静脉、毛细血管扩张，使用尽可能少剂量低浓度的硬化剂进行治疗。取三通阀[液-气比(1∶3)~(1∶4)]制备细腻泡沫。在治疗主干静脉、交通静脉时，需要多普勒彩超定位，泡沫硬化剂在超声图像中呈强回声，显影清晰，便于操作，减少深静脉血栓形成。治疗穿通静脉时不推荐直接穿刺靶静脉，须在超声引导下穿刺与其沟通的浅静脉。术后治疗部位应用弹力袜加压治疗，促进血管闭合。

硬化剂治疗的并发症通常比较轻微，包括皮肤色素沉着、疼痛以及治疗部位硬块，偶有一过性视觉障碍和偏头痛等神经症状。色素沉着发生率在10%~30%，通常在半年至1年内逐渐消失，目前原因尚不明确，可能与硬化剂的剂量浓度有关。与其他微创治疗相比，泡沫硬化剂对隐神经的影响不大。使用泡沫硬化剂治疗最严重的潜在危险是泡沫进入深静脉系统，引起深静脉血栓形成，因此特别强调超声引导下硬化剂治疗的重要性。对于存在房间隔缺损的患者，泡沫顺静脉回流到达心脏后可能导致脑血管闭塞栓塞。已知硬化剂过敏、症状性右向左分流（如卵圆孔未闭）、深静脉血栓形成或肺栓塞病史，局部或全身感染者，是硬化剂治疗的绝对禁忌。

4. 腔内微波治疗（endovenous microwave ablation，EMA）

EMA是近年来兴起的微创治疗下肢静脉曲张的方法，原理同样是通过热能损伤静脉壁造成管腔闭塞。EMA与EVLA的优缺点类似。Yang等将EMA联合大隐静脉高位结扎与传统手术进行随机对照，共纳入200例患者随访24个月，结果显示EMA组与手术组疗效相当，且手术时间更短、术后并发症更少，静脉曲张复发率更低。就目前国内外报道结果而言，EMA是一种安全有效的微创方法。但随机对照研究较少，仍需更大样本和长期随访结果。

上述静脉腔内治疗方式的选择需评估患者基础条件及靶静脉的情况。EVLA、RFA及EMA等方法可以有效治疗静脉主干反流，结合硬化剂治疗局部曲张静脉，多普勒超声的应用在腔内治疗静脉曲张中发挥着重要作用。注意功能不全的交通静脉的治疗,可以促进溃疡愈合,减少术后复发。多种治疗方法联合应用或能取得更为理想的疗效。

第四节　问题与挑战

一、静脉疾病手术指征的选择

随着对各类静脉疾病的深入认识,外科医生对静脉疾病的手术指征的见解各异,对治疗手段的应用熟练程度不同,造成同种疾病、不同治疗中心的治疗流程不同。

二、先进技术应用带来的技术难度和治疗损伤

医疗革命催生各类血管外科检查和治疗设备的变革,因此诸多的医疗手段要求更精细更熟练的操作技能,这本身就是一个无法统一面对的难题。尽管设备越来越精准,但是为患者或者医疗工作者带来诸多的操作难题,或者设备本身附加的治疗损伤越来越无法避免。

总之,随着技术和治疗理念的不断更新,疗效和低复发率不再是唯一的追寻目标,新的治疗方法还力求达到创伤小、恢复快和美容的效果。每种治疗方法各有利弊,最好的方式是根据患者的具体病情选用合理的治疗方法,尽量减少并发症及复发率。多种方法的联合使用是治疗下肢静脉曲张的发展趋势。

(梅家才　方子兴　郑月宏　邵明哲　陈国养)

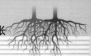

第二章　门脉高压-食管胃底静脉曲张

第一节　解剖特点

门静脉主干分别由肠系膜上静脉、肠系膜下静脉和脾静脉汇合而成。主干再次分为门静脉左右支分别进入左右半肝,后逐渐分支,并与肝动脉的小分支的血流汇合于肝窦。除此之外,门静脉和肝动脉的小分支血流还在肝小叶间汇管区内有许多的细小交通支互相沟通。因此肝动脉和门静脉的血流在经过肝小叶内的肝窦和汇管区的交通支后得到平衡后再注入中央静脉,门静脉的两端均由毛细血管网构成。

正常的成年人全肝血流量约为 1 500 ml/min,其中门静脉血占 60%～80%。但因为肝动脉的压力高,且含氧量高,因此门静脉和肝动脉系统对全肝的供养比例基本相同。正常的门静脉压力为 1.27～2.35 kPa(13～24 cmH$_2$O)。

门静脉系统与整个腔静脉体系之间主要存在着四个交通支:①胃底食管下端:门静脉血经过胃冠状静脉、胃短静脉、食管胃底静脉与半奇静脉和奇静脉的分支相交通,进入上腔静脉。②肛管与直肠下端:门静脉血经过肠系膜下静脉和直肠上静脉,与直肠下静脉和肛管静脉交通,进入下腔静脉。③前腹壁交通:门静脉血经过脐旁静脉和腹上深静脉、腹下深静脉交通,汇入上腔静脉及下腔静脉。④腹膜后交通:门静脉血经过肠系膜上静脉、肠系膜下静脉的分支在腹膜后与下腔静脉的分支相交通。在以上交通支中,以第一个交通支最为主要,也是构成门脉高压-食管胃底静脉曲张的主要解剖基础。

冠状静脉主要分为三支,分别是胃支、食管支及高位食管支。胃支即胃右静脉,较细,通常与胃右动脉伴行,沿胃小弯行走,一端在贲门下方进入胃底,另一端进入门静脉。食管支即胃左静脉,比较粗,与胃左动脉伴行,一端在胰腺上缘进入脾静脉,另一端在贲门下方于胃支交通进入贲门下方小弯侧约 5 cm 左右的范围内。而高位食管支源于贲门右侧 3 cm 左右的冠状静脉凸起部位,沿食管下段右后方向上,在贲门上方 3 cm 以远进入食管肌层。

第二节　发病机制

门脉高压发病机制较复杂，不同的原因可通过不同的途径引起门脉高压。理论上讲，门静脉压力增高是由于门静脉血流阻力增加和血流量增加所致，下腔静脉压力也可影响门静脉血流阻力。但在正常人体，门静脉-肝静脉循环有高度的顺应性，它能耐受巨大的血流变化而使门静脉压力变化很小，故门脉高压首先是由血流阻力增加引起的。一旦门脉高压出现，门静脉血流量增加是维持或加剧慢性门脉高压的一个重要因素。血流阻力增加可发生于门静脉和肝静脉系统的任何部位，由于门静脉及其属支均缺乏瓣膜，无论肝内、肝外门静脉阻力增加均可使门静脉系统压力普遍升高，从而引起一系列血流动力学改变和临床表现。

一、门脉高压形成的结构学基础

（一）门静脉阻力增加——后向血流学说

1945 年 Whipple 首先提出门静脉阻力增加——后向血流学说（backward flow theory），其认为门脉高压是门静脉阻力增加和门静脉血流输出道阻塞引起门静脉系统被动充血，是门脉高压形成的基本机制。这是由于门静脉系统解剖结构所决定的，腹腔内脏小静脉与心脏之间任何部位血流阻力升高，均可导致阻塞部位以下的肠侧静脉压力升高。

门静脉阻力增加的因素可以是固定的、不可逆的，也可以是功能性的、可逆转的。其影响因素根据其发生的解剖部位分为肝内、肝外静脉阻力增加。

1. 肝内微循环障碍

肝硬化时由于肝组织结构的病理变化是导致肝内循环障碍的基础。肝脏微循环是指以窦状隙为中心，包括流入窦状隙的门静脉、肝动脉末梢支及其流出窦状隙的肝静脉末梢支。窦状隙在肝内是呈细网状、分支众多的毛细血管网，窦壁由内皮细胞、肝巨噬细胞、贮脂细胞、陷窝细胞及少量网状纤维、神经纤维构成。肝硬化时根据肝循环障碍发生部位的不同又分为窦型、窦前型、窦后型三种，其中窦型即属于肝脏微循环障碍。引起肝脏微循环障碍的主要原因有如下几方面：

（1）窦状隙缩小：其主要原因是 Disse 间隙胶原化、肝细胞及巨噬细胞体积增大、贮脂细胞脂肪蓄积、纤维组织增生、窦外肿瘤细胞浸润及窦内血栓形成等。由于窦状隙血管管腔大而又无耐压结构，当内外压力发生变化时即可引起管腔的被动性扩张或收缩。

在各种肝病时，由于肝细胞炎症肿胀，巨噬细胞增生、肥大，一方面压迫窦壁，使窦状隙缩小、变窄，由于血管阻力与其半径的 4 次方呈反比，窦状隙的轻度狭窄即可使其血流阻力明显增加，加重肝内微循环障碍。另一方面还由于窦状隙变窄，其内皮细胞上的微孔缩小，数量减少，使 Disse 间隙变窄，从而影响肝细胞自身的营养摄取和排泄，进一步加重肝细胞功能损害，形成恶性循环。

在酒精性肝病时，不仅肝细胞严重脂肪化，而且使 Disse 间隙淀粉样蛋白沉着，使其胶原化和纤维蛋白淀积，也可使肝动脉受损，血流阻力增加。肝细胞体积增大和 Disse 间隙胶原化是造成肝内血管间隙缩小的主要原因，在慢性维生素 A 中毒患者的肝内贮脂细胞蓄积也可使窦状隙变窄，增加血流阻力。各种肿瘤细胞的浸润、增殖及各种原因引起的髓外造血，也可增加窦状隙循环障碍。DIC 时引起的窦状隙内血栓形成可以阻塞肝内微循环，也是严重影响其门脉高压的因素之一。

（2）肝窦毛细血管化：这是由于上述肝内微循环独特而复杂的结构所决定的。窦状隙内径仅 $7\sim15\ \mu m$，窦外无基底膜，窦壁由内皮细胞、肝巨噬细胞、贮脂细胞、陷窝细胞及极少量网状纤维、神经纤维构成。其内皮细胞有许多微孔，直径约 $0.1\ \mu m$，血液内仅溶质和颗粒物质可通过这些微孔进入 Disse 间隙，而血细胞则不能通过。

肝窦内血液直接与肝实质细胞接触。各种原因造成的肝细胞损伤、炎症、免疫反应等引起胶原合成增加、纤维组织增生，内皮细胞下基膜形成和内皮细胞的去微孔化，均可导致肝窦毛细血管化，阻碍血液与肝细胞的接触，不仅影响细胞内外的物质交换，而且妨碍血细胞的通过，增加血流阻力，参与门脉高压的形成。

（3）肝内血流再分布：由于肝脏慢性炎症及其他慢性损伤，在细胞因子和其他因素的长期作用下，使肝细胞坏死和增生同时或先后发生，其原有的网状支架塌陷、胶原化，纤维组织弥漫性增生，导致原有肝小叶结构改变，形成假小叶。肝内血管形态广泛畸变，肝动脉和门静脉间的直接交通支开放，形成门静脉-肝静脉、门静脉-门静脉、肝静脉-肝静脉以及肝动脉-门静脉等多种吻合，其中主要的是肝动脉-肝静脉和门静脉-肝静脉分流。

另外，由于门脉高压时门静脉回流受阻，加之肝外自然的门体分流，肝脏的总血流量减少，身体为了维持肝总血流量不变，又使肝动脉代偿性增加，肝总血流量中肝动脉与门静脉血所占的比例随病变的发展而变化，门静脉血所占的比例越来越少，肝动脉血所占比例越来越多。这种肝内血流的再分布对门脉高压会产生如下影响：一方面通过动-静脉吻合支，肝动脉压力可直接传送至门静脉，增加门静脉压力；另一方面减少窦间隙血流量，从而使肝细胞血液灌注量不足，加重肝细胞损害，增加窦间隙血流阻力，加剧门脉高压。

（4）肝内窦后因素：除肝静脉血栓形成或栓塞、Budd-Chiari 综合征等窦后型病因引起的肝外静脉阻力增加的因素外，在有些肝硬化患者中，肝内窦后因素也参与了本病的发生。这是由于肝窦到肝小静脉段间的静脉血管周围硬化、肝再生结节形成、纤维化、肝细胞炎症、水肿等所致肝小静脉流出道阻力增加甚或梗阻，在门脉高压的形成中也可能部分参与其发病。

2. 肝外门静脉系统循环障碍

引起门静脉血流阻力增加的因素中，除上述肝内微循环障碍外，尚有肝外门静脉系统病变引起的循环障碍。这些病变可能是引起门脉高压的病因；也可能是门脉高压造成的结果，但又反过来加剧了门脉高压。

（1）门静脉系统血管收缩及血管壁增厚：门静脉系统血管收缩及血管壁增厚是由门静脉系统血管所特有的电生理特性所决定的。门静脉系统有自发性电活动，产生节律性收缩，受神经、体液等因素的影响。神经因素中以交感神经控制为主，副交感神经作用较弱。门静脉血管壁平滑肌细胞上分布着肾上腺素能 α 受体。去甲肾上腺素、5-羟色胺和组胺等均能使门静脉系血管产生强烈的收缩，其可能的机制是各种肝病引起肝内微循环障碍、血流阻力增加的初期，门静脉系统压力升高，机体通过上述神经、体液等因素的调节，反馈性增加肝外门静脉血管收缩力，以使门静脉血流通过肝内微循环，减轻血流阻力，增加回流血量。

随着病变的进一步发展，门静脉系统血管长期收缩，最终导致血管壁平滑肌细胞肥大、肌层增厚，以增强收缩力，终致门静脉管壁增厚，纤维组织增生，血管顺应性下降。反过来又进一步增加了门静脉压力，加剧门脉高压。因此，目前的观点认为贮脂细胞-肌成纤维细胞-成纤维细胞系统在肝纤维化的形成中具有十分重要的作用。

（2）肝外门静脉系统血栓形成：据 Okuda 等报道，698 例肝硬化患者发生门静脉血栓形成 4 例，发生率仅为 6‰。这些患者肝外门静脉系统并无原发疾病，推测为继发血栓形成。可能的原因为肝硬化时门静脉系统血流阻力增加，静脉血流缓慢引起。血栓形成后又可加重门静脉压力升高。其他诸如新生儿脐炎、腹腔手术、感染、外伤等疾患均可引起门静脉系统血栓形成，使门静脉压力升高。

（3）侧支循环的建立与开放：门脉高压时常有广泛的门-体侧支循环的建立与开放，如食管静脉丛、脐周静脉丛、直肠静脉丛、腹膜后静脉丛等。长期以来人们对门体静脉侧支循环形成的机制，及其形成后对门静脉血流动力学产生的影响尚不十分清楚。这可能为门脉高压形成的结果是一种代偿性反应，能缓解其门静脉压力；但同时这些肝外门体自然分流的结果使门静脉对肝脏的供血减少，大量血液不经肝血窦与肝细胞进行交换直接进入体循环，使门静脉血液中的肝营养因子不能到达肝细胞，加重肝脏损害。两者互为因果，形成恶性循环。

（4）肝静脉血流阻力增加：各种原因引起的慢性充血性心力衰竭、心肌病、缩窄性心包炎、Budd-Chiari 综合征等均可使肝静脉回流受阻，肝小叶中心带淤血、窦状隙扩张充血，血流淤滞。由于长期肝淤血、缺氧、肝细胞代谢障碍，导致肝纤维化，引起门脉高压，同时也由于窦后血流阻力增加，加重了门脉高压。

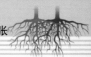

（二）门静脉血流量增加——前向血流学说

1883 年 Banti 首先描述了门脉高压患者有脾大、贫血、血小板减少等症状后，认为门脉高压是由于脾大、脾脏回血量增多的原因。此后，人们在临床研究中逐渐发现在慢性门脉高压时肠系膜循环处于高循环动力状态，并呈现一下表现：①脾动脉增粗并出现震颤，脾静脉血氧饱和度增高，脾动脉至脾静脉间的循环时间缩短，形成高动力"主动性"脾大；②肝动脉血流量增加达 15%，肝内动脉-门静脉交通支开放；③心脏扩大、心排血量增加，舒张压下降，脉压扩大，周围循环阻力下降，呈现全身性高排低阻的高动力状态；同时出现门静脉增粗、淤血等门静脉血流量增加现象。

据此，1983 年 Witte 等提出了门静脉血流量增加——前向血流学说（forward flow theory），认为门脉高压的始动因子是门静脉血管阻力增加，随着门静脉侧支循环的形成，门静脉压力下降，门脉高压得以缓解。随之而来的肠系膜高动力循环又增加了门静脉血流量，后者决定了门脉高压的持续存在。

近年来，在门脉高压动物模型的研究中，发现门静脉血流量可增加 50% 以上，脾血流量可达 56%，且脾静脉、门静脉、肠系膜上静脉直径增宽，进一步证明了门静脉血流量增加是门脉高压形成的重要因素。引起血管扩张的确切机制目前尚未完全阐明，可能与循环血液中舒张血管物质增多、缩血管物质相对减少以及血管对内源性缩血管物质的反应性降低有关。舒血管物质主要来源于内脏经肝脏代谢，在门脉高压时它们可以通过门体侧支循环绕过肝脏，免除肝脏的降解。广泛血管扩张可导致有效循环血容量减少，反射性刺激交感神经、肾素-血管紧张素-醛固酮系统活性增加、抗利尿激素分泌增多和钠水潴留，从而维持门脉高压。

Tisdale 等于 1959 年发现在没有肝内外门静脉阻塞的脾脏动-静脉瘘患者中也可发现门脉高压。在某些脾脏增大不显著的门脉高压患者，这些高血流动力学改变又很少见到，动物实验人为造成的内脏血管动静脉瘘也并不能产生持久的门静脉压力升高。因此均难以证明某一学说在本病发病中的唯一机制。直到 1985 年 Benoit 等研究了实验性门静脉狭窄大鼠门脉高压模型的"前向性"和"后向性"学说，证明了在本病形成中两种机制均发挥作用。认为"后向机制"为始动因素，占 60%，在门脉高压的初期仅有门静脉阻力增加；而后随着门脉高压的持续，门静脉血流量的增加发挥重要作用，占 40%。

二、影响门脉高压的神经、体液及代谢因素

正常肝脏和门静脉系统血流量受一系列神经、体液和代谢因素的共同影响，使肝脏和门静脉系统阻力、压力和血流量保持相对稳定，各种肝病引起的肝硬化，由于这些因素的调节紊乱而促使门脉高压的形成。

1. 神经因素

在正常情况下,肝脏血流受交感和副交感神经的支配,前者作用较强,后者作用较弱,尤其是门静脉血管,主要受交感神经支配。肝硬化时,患者常有自主神经功能失调,副交感神经功能受损较轻,在血流动力学紊乱中仅起轻微作用,而交感神经功能受损可能发挥重要作用。门脉高压动物常表现出异常加压反应,血管对去甲肾上腺素的敏感性下降,在门脉高压大鼠,要达到正常对照动物相同的肠血管阻力,则要大大增加去甲肾上腺素的克分子浓度。用 ED_{50} 表示,即肠动脉血管阻力达到最大阻力的 50% 时所需去甲肾上腺素的剂量。实验证明,门脉高压组去甲肾上腺素的 ED_{50}[(704.3±186.1)nm]显著高于对照组[(271.4±48.1)nm]。因此,肝硬化患者自主神经功能失调,尤其是全身血管对去甲肾上腺素的敏感性下降,在维持患者全身血管扩张和高动力状态中可能起部分作用。Benoit 等在动物实验中切断迷走神经,对动脉压、肠道血流量和血管阻力没有明显影响,也说明副交感神经仅起轻微作用,交感神经功能受损可能发挥着重要作用。

2. 体液因素

肝脏病损必然引起肝细胞功能不全、代谢紊乱,特别是对血管活性物质灭活减少,并可通过异常吻合的血管直接进入全身循环,造成血流动力学紊乱。

这种门静脉压力在升高的同时可出现内脏高动力循环,其原因为血液循环中血管扩张物质的含量升高和内脏血管床对内源性血管收缩物质的敏感性降低。大量实验及临床资料表明,不同原因的肝损伤时期所引起的不同的递质代谢异常,可影响门静脉的血流动力学,致门静脉压力升高。目前认为,通过增加门静脉血流量而参与门脉高压形成的递质,如去甲肾上腺素、氧化亚氮、内皮素、高血糖素、前列环素、缓激肽、血管活性肠肽、5-羟色胺、腺苷、胆酸、促胃液素、乙酰胆碱和醛固酮等,均可影响肝脏微循环,使门静脉压力不同程度增高。动物实验用正常动物血交叉灌流对肠道血流量和压力并无影响;而用门脉高压动物血交叉灌流,则可使接受灌流动物肠血流量显著增加,血管阻力下降。结果提示,体液因子可能是维持门脉高压持续存在的主要因素。目前认为,通过增加 Qpv 而参与门脉高压形成的体液因子主要是胰高糖素和前列环素,其次是血管活性肠肽和胃泌素,组胺可能也起部分作用。

(1)胰高血糖素:许多研究发现肝硬化患者伴有胰高血糖素血症,并与肝硬化程度具有相关性。胰高血糖素的分泌主要受交感神经活性、葡萄糖及氨基酸代谢的影响。肝硬化患者对胰高血糖素的代谢清除率多在正常范围,但却有显著交感神经张力亢进以及葡萄糖和氨基酸代谢失常。加之病变肝脏对胰高血糖素的敏感性下降,负反馈机制失调,导致胰高血糖素分泌增多。这可能是肝硬化患者胰高血糖素血症的主要原因。胰高血糖素对门静脉之外的血管几乎都是降低血管阻力,增加血流量。动脉内灌注胰高血糖素可显著增加肝脏和肠道血流量,降

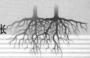

低其阻力。胰高血糖素还可抑制肝动脉对肝脏神经刺激的反应,降低全身血管对去甲肾上腺素的敏感性;可以拮抗去甲肾上腺素、血管紧张素、血管加压素和 5-羟色胺对肝动脉的收缩作用,可以选择性松弛其毛细血管前括约肌,降低血管阻力。但门静脉内灌注胰高血糖素可以增加 Rpv 和 Ppv,说明有收缩门静脉的作用,使门静脉压力升高,能扩张肝脏和胃肠道血管,是肝硬化时全身高动力状态和门脉高压形成的重要原因之一。也有作者发现,虽然有胰高血糖素血症,但与高动力循环无相关性。在给肝硬化患者灌注胰高血糖素的研究中也发现,胰高血糖素只能使肝功能 child A 级的患者选择性增加内脏血流量,而对 B、C 级患者没有影响。因而胰高血糖素在门脉高压的形成和持续中的地位和作用仍需深入研究。

(2) 前列环素:Obberti 等在门静脉狭窄及肝硬化引起的两种门脉高压动物模型研究中发现,注射前列环素后其动脉压力及心率的改变一致,均引起心率增快、动脉压下降,但前列环素仅能显著增加门静脉狭窄鼠的心脏指数和降低系统血管阻力,对肝硬化鼠没有影响,且对门静脉狭窄鼠的效应是短暂的。可见前列环素在门脉高压鼠和正常鼠对血流动力学的影响有所不同,在门脉高压的血液循环改变中起重要作用。Hamilton 等也发现部分门静脉结扎后门静脉壁 PGI_2 活性持续升高,且与 Ppv 呈显著正相关($r=0.76,P<0.01$)。Wernze 等进一步证实,肝硬化患者血浆 PGI_2 水平顺序依次为门静脉、肝静脉、肝动脉,门静脉较肝动脉高 35 倍。肝硬化门脉高压时 PGI_2 产生增多的原理亦不清楚。研究表明,CCl_4 肝损伤时 PGI_4 生成增多;内毒素血症可以促进肝脏库普弗细胞对花生四烯酸的利用,促进前列腺素的生成。雌性激素可以促进血管平滑肌显著增加 PGI_2 的合成(尤其是内膜肌细胞);此外,PGI_2 的生成还与血液中血管紧张素 Ⅱ 水平密切相关。后者可以显著促进前者生成,而在肝硬化时,患者常有明显肝细胞损害、内毒素血症、雌激素和血管紧张素 Ⅱ 水平的显著升高。这些均是门静脉和肝脏 PGI_2 生成增多的重要原因。PGI_2 是门脉高压及正常动物内脏血管反应性的调节剂之一。肝硬化门脉高压时,PGI_2 通过降低内脏血管对去甲肾上腺素的反应而增加血流量,降低血管阻力。需要特别指出的是,肝硬化门脉高压时存在一系列花生四烯酸,尤其是环甲氧酶代谢产物的异常,除 PGI_2 外,PGE_2、PGF_{1a} 和 TXA_2 也有明显变化。PGI_2 可显著增加实验动物肝血流量,升高 Ppv。有人还发现 TXA_2 与门脉高压患者肝弹性检测与肝静脉压力梯度(hepatic venous pressure gradient,HVPG)呈正相关。

(3) 血管活性肠肽(VIP):VIP 是一种血管扩张剂,对心血管、呼吸、消化和中枢神经系统均有重要作用,能使肝脏和胃肠道血管舒张。在肝细胞膜上有高亲和力的 VIP 受体,肝硬化时血浆 VIP 水平显著升高,肝硬化大鼠胃肠道组织中 VIP 含量显著高于对照组,可能是肝硬化时全身高动力状态和门脉高压形成的重要原因之一。肝硬化时 VIP 升高的可能机制为:肝功能受损,肝脏对 VIP 灭活能力下降；门-体分流、动静脉短路开放使得部分血中 VIP 未经过肝脏降解。

（4）胃泌素：肝硬化患者常伴有高胃泌素血症。胃泌素增高可能与肾脏排泄障碍有关，有人发现肝硬化合并肝肾综合征时，患者 24 h 尿中胃泌素排量显著低于无肝肾综合征者，血清胃泌素要高于不伴有肝肾综合征的肝硬化患者；另外，肝脏对胃泌素灭活功能的降低也可能是导致胃泌素增高的重要原因，因为 90% 以上的胃泌素是从肝脏中灭活的。胃泌素也是一种血管扩张剂。动脉内灌注可以产生剂量依赖的肝血管扩张，降低血管阻力，增加血流量。但也有研究发现，肝硬化患者血清胃泌素浓度与门静脉血流动力学多项指标无明显相关性。

（5）氧化亚氮（Nitric Oxide，NO）：NO 被认为是门脉高压时的一种内脏高动力循环因子，由 L-精氨酸通过 NO 合酶（nitric oxide synthase，NOS）产生。NOS 有两种形式，内皮细胞和神经元内存在的结构型 NOS，而诱导型 NOS 存在于多种细胞内，经诱导型 NOS 作用产生 NO 的量相对较高，其作用不受钙离子调节，但合成过程受酶水平的影响，结构型 NOS 受细胞内钙离子浓度调节且产生的 NO 的量较少。动物实验中，有人用 NO 抑制药可改善高动力循环状态。NO 由多种组织、细胞合成（包括血管内皮细胞、巨噬细胞、中性粒细胞、肝巨噬细胞、肝细胞、血小板及一些肿瘤细胞、神经系统）。NO 通过促进 GTP 生成 cGMP，cGMP 刺激依赖 cGMP 的蛋白激酶活化，活化的蛋白激酶通过调节磷酸二酯酶和离子通道发挥其血管舒张、抑制血小板聚集和黏附、介导细胞毒性、神经递质作用等生物学效应。有实验表明，肝硬化鼠胸主动脉壁中 cGMP 含量显著高于正常鼠，并与动脉压和周围血管阻力呈负相关，应用 NO 合酶抑制药（L-NAME）可显著减少肝硬化鼠胸主动脉壁中 cGMP 含量，并逆转肝硬化鼠高动力循环，证明了 NO 含量增加在肝硬化动脉扩张的发病机制中起重要作用。此外，一组对肝硬化鼠的在体及离体实验表明，NO 合成增加降低了肝硬化门脉高压血管对血管收缩剂的反应性。以上结果都进一步支持 NO 在肝硬化高动力循环中作用的结论。肝硬化时，门静脉血流速度增加，血液黏度降低，血流切变力增加，进一步刺激内皮细胞释放 NO 和 PG，也是门脉高压形成的机制之一。

（6）内皮素（Endotheliolysin，ET）：是含 21 个氨基酸残基的多肽，主要由血管内皮细胞产生，但目前已发现非内皮细胞也能合成内皮素。内皮素具有强烈而持久的缩血管作用，此外还能促进肝细胞糖原分解，作用于肝脏血窦贮脂细胞使之收缩并影响肝血窦的血流。肝硬化中 ET 的释放有两种机制，其一为调节机制，另一为补充机制。一般认为内皮素主要在肝脏降解，肾脏也参与内皮素的清除。门脉高压时周围血管扩张，可使血管内皮细胞 ET 合成代偿性增加；肾素、血管紧张素、抗利尿激素增加刺激 ET 合成、释放；肝功能衰竭减少 ET 清除，用 ET 受体阻滞剂可降低门静脉压力。内皮素广泛地分布在肝脏和门静脉系统。内皮素既能增加门静脉压力，又能明显地加重肝细胞缺血缺氧。Gandni 等将内皮素

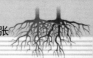

灌流肝脏后发现门静脉压力持续升高,肝糖原分解增加,肝脏缺血缺氧,肝细胞和肝巨噬细胞内磷脂酰肌醇的代谢增加,因此,内皮素在肝硬化及门脉高压形成发展中也有重要作用。

(7)5-羟色胺:许多临床和动物实验均证实5-羟色胺受体抑制剂可以降低门脉高压动物和人的门静脉压力,门脉高压鼠肠系膜静脉对5-羟色胺的反应性强。Beaudry等测量了肝硬化患者全血及血浆中的5-羟色胺,发现外周静脉全血5-羟色胺显著低于对照组,肝硬化患者血清中非结合5-羟色胺水平在Child A级患者显著增高,但与门静脉压力无明显关系,认为5-羟色胺与门静脉压力的形成无关。但5-羟色胺受体拮抗剂的抗门静脉压力作用无法否定。

(8)一氧化碳(carbon monoxide,CO):CO是血红素经血红素氧化酶(HO)作用后的副产品,抑制CO的产生,可以使门静脉血管阻力增加。CO通过抑制cGMP产生从而抵消NO的舒张效应,对门脉高压的形成起促进作用。

(9)其他:如肿瘤坏死因子、白介素-6、白介素-8、血浆降钙素基因相关肽等均被证实可调节门静脉血流。

以上这些与门脉高压相关的血管活性物质,其作用部位可以是肝脏的窦前、肝窦或窦后水平。例如,组胺和去甲肾上腺素通过肝脏阻力增高而发生门静脉压力升高,前者在压力升高时引起肝窦扩张,属窦后性阻力增高,后者通过肝窦前、窦旁或窦后收缩致门静脉压力升高。而多巴胺与高血糖素可使门静脉血流量增加,阻力下降,通过高动力的作用引起门静脉压力增高。研究表明,高血糖素和氧化亚氮作为内脏血管扩张剂在门脉高压高动力循环中的作用越来越受到重视。

3. 代谢因素

肝脏具有复杂的代谢功能。肝硬化时肝脏对内毒素的清除、酒精的降解、胆酸的排泄功能均有障碍,使内毒素、酒精和胆酸对全身和门静脉血流动力学造成一系列影响。此外,γ-氨基丁酸也发挥一定的作用。

(1)内毒素:肝硬化时由于如下原因发生内毒素血症:①肠道细菌过度生长及菌群失调使得肠道产生的内毒素增加。②内毒素在肠道由黏膜上皮吸收,经肠系膜静脉进入门静脉循环,产生门静脉性内毒素血症;肝硬化患者门静脉性内毒素血症的发生率明显高于非肝病者,证明内毒素可经肠系膜静脉吸收后进入腹腔内淋巴管而至胸导管引流入血。③肝脏清除内毒素减少等原因而伴有内毒素血症。

内毒素对血流动力学影响是比较广泛的。在肝硬化患者由于长期的内毒素血症的存在及其对血流动力学的影响,可使原已增高的门脉高压更加恶化。给肝硬化大鼠注射脂多糖后表现心率增快,总外周阻力增加,心脏指数减少,肌肉、皮肤、肾脏血液灌注减少。在肝硬化动物模型中对儿茶酚胺的活化是减弱的,门静脉压力的增加是由于门静脉紧张度增加、肝外血管阻力增加。动物注射内毒素后可见胃肠道静脉充血,这是由于门静脉压力增高所致。血小板激活因子在内毒素引起的血流动力学改变中起重要作用,它是内毒素对血流动力学作用的介导物。内毒素可使肝微静脉和小静脉收缩,肝静脉嵌顿压增加,引起窦后性门脉高压。应用抗血小板激活因子拮抗剂可以预防内毒素所致的血流动力学改变。

肝硬化患者门静脉内内毒素水平显著高于外周血。在实验猴,内毒素可以引起肠系膜血管扩张。败血症休克的早期亦常伴有高动力状态,因而有人认为内毒素血症可能与肝硬化的高动力循环有关。但 Menta 等的研究证实,门静脉结扎鼠口服新霉素之后,肠道菌丛显著减少,消除了动物的内毒素血症,但内脏血流动力学无变化;反复腹腔内注射小剂量内毒素诱发内毒素耐受状态,也没有发现动物高动力状态的改善。门脉高压时,由于门体侧支循环的广泛形成对 TNF-α 和内毒素的灭活降低,而内毒素又是刺激 TNF-α 作用的最强物质,TNF-α 通过左旋精氨酸/氧化亚氮通路及其他途径调节心排血量、降低血管床对缩血管物质的反应性,引起以高动力循环状态为特征的门脉高压血流动力学紊乱。

(2)酒精:酒精可以引起肝硬化门脉高压,即使在肝炎后肝硬化,酒精也常是重要的促发因素。酒精可以引起明显皮肤黏膜血管扩张;在大鼠摄入酒精可使 Qpv 增加 $40\% \sim 60\%$。这可能有助于防止酒精所致的低氧性肝损害。在正常大鼠,酒精对门静脉血流量的作用可以被氯胺酮、硫喷妥钠和芬太尼完全抑制,但不受腺苷受体阻断剂 8-苯硫茶碱(8-phenyl-theophylline)的影响。在门脉高压大鼠,摄入酒精不仅可显著增加 Qpv 同时也增加肝动脉血流量,这种肝血流量的增加可被 8-苯硫茶碱抑制。因而酒精的这种增加肝血流量的作用,可能是由腺苷受体介导的。但在正常人和肝硬化患者静脉内输入酒精则未观察到这种作用。

(3)胆酸:肝硬化时由于肝功能减退和(或)门体分流而伴有胆酸血症。阻塞性黄疸时常伴有全身高动力状态。将胆酸置入肠腔,可使其血流量增加 100%。动脉内灌注胆酸可产生剂量依赖的肠血流量增加。胆酸可以抑制去甲肾上腺素引起的血管收缩。因此,门脉高压时高胆酸血症有可能参与全身和内脏高动力循环。最近 Genecin 等给门脉高压鼠鼻饲考来烯胺(消胆胺),使其血清胆酸降至对照水平,但没有产生明显的全身和门静脉血流动力学作用。

(三)门脉高压形成的细胞学基础

1. 肝细胞

肝细胞的数量和体积占肝实质的 $70\% \sim 80\%$,现已证实肝细胞能合成至少Ⅰ、Ⅱ、Ⅲ、Ⅳ型胶原,肝细胞功能受损对多种血管活性物质的灭活降低,且肝细胞还可以通过分泌胰岛素样生长因子及 NOS 调节 NO 的产生从而调节血管舒缩,在门脉高压的形成中发挥一定的作用。

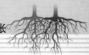

2. 贮脂细胞

贮脂细胞位于 Disse 间隙内,在肝细胞损伤时能合成除 V 型胶原外的几乎所有的细胞外基质成分。在慢性肝损伤时贮脂细胞持续增殖,细胞数量大增,显著的表型变化使之转变成肌纤维母细胞,对肝硬化的形成起主要作用。贮脂细胞的形态和超微结构特征类似其他器官中调节局部血流的细胞,对血栓素、血管紧张素 Ⅱ、内皮素 Ⅰ 等血管收缩物质起反应。在某些物质的作用下,贮脂细胞内钙离子浓度升高,细胞收缩,调节肝血流,影响肝脏微循环。

3. Kupffer 细胞

肝脏微循环血管对内毒素的反应与 Kupffer 细胞的数量和激活程度直接相关,Kupffer 细胞功能越强,肝微循环障碍越明显。Kupffer 细胞还可释放各种血管活性物质调节肝窦血流量。慢性肝病时肝脏 Kupffer 细胞防御功能减退,导致肠源性内毒素水平增加,同时还发现 Kupffer 细胞表达诱导型 NOS、产生 NO,扩张血管。

4. 肝星状细胞(HSC)

最近人们发现肝窦周围. HSC 可以调节肝窦血流,并影响肝血流阻力调节血流,NSC 对肝窦血流的影响可由血管扩张剂和血管收缩剂调整。肝脏损伤特别是肝硬化总伴随有 HSC 的活化及收缩,后者与肝硬化的病程成正相关。作用于 HSC 的物质包括 P 物质、血管紧张素Ⅱ、去甲肾上腺素、血栓素等,但内皮素(ET-1)的作用最明显。

5. 内皮细胞

内皮细胞是肝窦壁的主要细胞,占肝脏非实质细胞总数的 44%。内皮细胞不仅是肝窦壁管道的构成成分,而且还参与了肝脏乃至全身的血流动力学及代谢过程。在病理情况下,内皮细胞因缺血、缺氧及病毒感染受损或间质细胞外基质沉积压迫时,可出现肿胀,甚至坏死,使肝窦变窄,致肝细胞血流供应减少,从而诱发或加重肝细胞损伤。受损或肿胀的内皮细胞容易被淋巴细胞、血小板或肝巨噬细胞黏附,并释放各种蛋白分子,加重肝脏微循环障碍或激活贮脂细胞合成细胞外基质成分等物质。内皮细胞本身可分泌少量细胞外基质成分,对正常状态下窗孔结构的维持很重要,但在肝纤维化时更多地还是通过激活贮脂细胞和分泌蛋白分子而间接地起作用,也可能是肝窦毛细血管化的基础。

6. 陷窝细胞

陷窝细胞是肝脏中具有自然杀伤活性的大颗粒淋巴细胞,其表现特征是细胞的显著极性现象,具移动活性细胞特性,有透明质原生荚膜(hyaloplasmec protopods),表面有微绒毛或伪足贯穿内皮细胞衬里部位,以细长的丝状伪足突起与内皮细胞接触。低密度陷窝细胞能识别和杀伤肿瘤或防止肿瘤细胞转移能力;具有抗病毒作用;在小鼠作部分肝叶切除模型的早期,发现有陷窝细胞增多,推测它可能参与肝细胞损伤后的修复再生调节过程;陷窝细胞尚能影响巨噬细胞、内皮细胞、T 细胞和 B 细胞的增殖分裂,调节免疫反应。

陷窝细胞在肝纤维化形成中的作用不甚清楚。在自身免疫性肝炎、病毒性肝炎，或用细菌或酵母菌的细胞壁等致炎性介质反复注射引起大鼠急性或慢性炎症模型中和静脉注射白细胞介素 2 等，均可观察到肝脏陷窝细胞显著增多，但在原发性胆汁性肝硬化和硬化性胆管炎中，陷窝细胞的数量则减少。可见陷窝细胞最多是通过间接作用而影响肝纤维化的形成。

第三节 病理生理学

肝脏是双重供血：即肝动脉和门静脉。肝脏的总血流量占心排血量的 1/4 左右，其中大部分来自门静脉（占 75%），另由肝动脉供血（占 25%）。门静脉系统血流的调节主要发生在内脏毛细血管前、肝血窦前两个部位，前者决定门静脉的血流量，后者决定了门静脉血流在肝内受到的阻力。门静脉压力取决于门静脉的血流量和阻力以及下腔静脉的压力。用公式表示为：门静脉压力（Ppv）＝门静脉血流量（Qpv）×门静脉血流阻力（Rpv）＋下腔静脉压（IVCP）。

肝动脉血在肝血窦内与门静脉血混合。肝动脉血在进入肝血窦前经过多次分支形成毛细血管，因此对动脉血起了大幅度降压作用，终末门小静脉和终末肝小动脉均有平滑肌内皮细胞，调节进入肝血窦的血流量及其阻力。肝血窦壁的 Kupffer 细胞和其出口处的内皮细胞可胀缩，以改变其突出于腔内的程度，调节流出到肝静脉血液的流量和阻力。毛细血管进入肝血窦后突然变宽，肝血窦轮流开放，平时只有 1/5 的肝血窦有血流通过，肝总血流量增加时，更多的肝血窦开放，以容纳更多的血液，起缓冲作用，减少门静脉压力变化。以上这些因素均使血液进入肝血窦后流速变慢，压力降低，使肝血窦维持在低压低灌注状态。肝血窦内血流缓慢有利于肝细胞与血液间充分的物质交换。

一、门静脉压力升高

门静脉血液回流受阻后门静脉压力升高，身体即作出以下的反应：

1. 门体交通支开放

门静脉与体静脉系统在胃食管交界处、直肠肛门交界处、脐周、腹膜后等处都存在着交通支。这些交通支平日关闭，门静脉压力增高时这些交通支开放，这是一种代偿性反应，使门静脉的部分血液得以通过交通支回流至体静脉。这些肝外门体静脉自然分流的结果，使门静脉对肝脏的供血减少，大量血液不经肝窦与肝细胞进行交换，直接流入体循环。正常门静脉血液中含有来自胰腺的、与维持肝细胞营养和促使肝细胞再生有密切关系的肝营养因子（可能是胰岛素和胰高糖素）。门-体自然分流的结果使门静脉血液中的肝营养因子不能到达肝细胞，以及

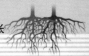

其他一些物质未经肝脏灭活或解毒即逸入体循环。

2. 肝动脉血流增加

门脉高压时门静脉回流受阻,又有肝外自然的门体分流,肝脏的总血流量减少,身体为了维持肝总血流量不变,使肝动脉血流量代偿性增加。肝总血流量中肝动脉与门静脉血所占的比例随病变的发展而改变,门静脉血所占的比例越来越下降,肝动脉血所占比例越来越上升。

3. 动静脉短路开放和高血流动力改变

正常情况下,血液中有一些对血管动力(血流量和阻力)有改变作用的液递物质都要经过肝脏灭活。肝硬化引起门脉高压时,肝外有自然门体分流,肝脏功能又有损害,肝内酶系统发生障碍,液递物质的代谢发生紊乱,大量这种液递物质未经灭活即进入体循环,使血液中的浓度增高。这些液递物质对肝内外血管系统不同部位的血管床和括约肌有不同的作用。有的作用于窦后,增加肝静脉的阻力;有的作用于窦前,增加门静脉的阻力;有的增加心排出量,减少周围血管的阻力,增加体循环和内脏动脉的血流量,并使内脏(胃、脾)的动静脉短路开放,全身处于高排低阻的高血流动力状态,其结果使门静脉的血流增加。这些液递物质均能使门静脉的压力进一步升高。门脉高压患者高血流动力学的表现有:脾动脉增粗并出现震颤,脾血氧饱和度增高,脾动脉至脾静脉的循环时间缩短等。此外,正常人汇管区的小叶间静脉之间短路,处于关闭状态,门脉高压时可以开放,大量肝动脉血通过短路流至肝内门静脉分支,并离肝逆流而出,使门静脉压力更加升高,门静脉主干从输入血管变为输出血管。

二、门脉高压病理改变

由于上述病理生理变化,导致了门脉高压以下三个方面的病理变化:

1. 脾大、脾功能亢进

由于门静脉系无静脉瓣,压力增高的血流返回导致脾脏充血性肿大。长期脾窦充血,继而引起脾内纤维组织增生和脾髓细胞增生,引起脾脏破坏血细胞增加,使白细胞、血小板和红细胞数量减少,尤其以前二者下降明显。

2. 侧支循环的建立

肝内门静脉血流受阻,门静脉压力增高,其门静脉各属支增粗,最终在许多部位与体循环之间建立侧支循环,这些侧支逐渐扩张,最后发生静脉曲张。按解剖部位,重要的有四处:①食管静脉丛的曲张:可引起食管下段和胃底黏膜下层发生静脉曲张,随着门静脉压的升高,遇有粗糙食物或胃液反流腐蚀食管黏膜或在恶心、呕吐、咳嗽等腹内压突然升高时,均可导致曲张静脉突然破裂,发生急性大出血。②直肠上、下静脉丛的曲张:可引起继发性痔出血。③脐旁静脉与腹壁上、下深静脉吻合支的扩张:可引起腹壁静脉曲张,及脐旁呈静脉球样扩张,即"水母头"

状。④腹膜后小血管也出现明显充血扩张：即曾楚兹（Retzius）静脉丛扩张。

3. 腹水

腹水为肝硬化进一步加重，肝功能减退时的表现。门静脉压力升高时出现腹水的原因有：①门静脉压力升高，使门静脉系毛细血管床的滤过压增高，门静脉系血液漏出增加。②肝硬化时，肝功能受损导致合成白蛋白减少，血浆胶体渗透压降低，液体外渗。③肝内淋巴管网的压力增高，促使大量淋巴液漏入腹腔。④肝功能受损，肾上腺皮质的醛固酮和垂体后叶抗利尿激素在肝内灭活减低，影响肾小管对钠和水的再吸收，引起水钠的潴留。

第四节　临床表现

门脉高压-胃底食管静脉曲张（gastroesophageal varices，GOV）临床上主要表现为脾大、脾功能亢进、腹水、易疲劳、厌食等肝硬化门脉高压表现，偶有呕血和黑便。出血是胃底食管静脉曲张最主要的表现，静脉曲张出血的年发生率为 $5\% \sim 15\%$。当胃底食管曲张静脉破裂时，可出现难以控制的大出血，进而造成失血性休克和肝功能的进一步恶化，出现凝血功能障碍、肝性脑病等肝功能衰竭表现。

第五节　诊断要点

一、病史

主要依据肝硬化相关的病史，如肝炎病史、血吸虫病史、长期饮酒史等，平素有无呕血、黑便。当出现急性大出血时，要注意和其他上消化道出血的疾病鉴别。

二、体格检查

可能有脾大、黄疸、腹水、腹壁静脉曲张，肝脏的质地变硬及边缘不规则，部分患者可能有肝掌、蜘蛛痣、男性乳房发育等表现。

三、医技检查

（一）实验室检查

1. 血常规

当门脉高压出现脾功能亢进时可以出现三系下降的表现（红细胞、白细胞、血

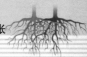

小板)。

2. 肝功能

可有白蛋白降低,白蛋白/球蛋白比例导致,胆红素升高,肝酶升高等肝损害表现。

3. 凝血功能

由于许多凝血因子是在肝脏合成的,慢性肝病的患者会有原发性纤维蛋白溶解的表现,可能会出现凝血酶原时间的延长。

(二)影像学检查

1. 超声显像

超声检查不仅可以发现门体静脉曲张,包括少见异位静脉曲张,而且可以准确提供异位静脉曲张的发生部位、形态与血流动力学改变的双重信息,对于临床门脉高压的病情分析、指导治疗和疗效判断均具有重要的临床价值。超声检查还对肝外门脉高压的原因(如门静脉、脾静脉血栓形成、癌栓阻塞、门静脉海绵状血管瘤、Budd-Chiari 综合征等)及阻塞部位进行定位具有重要意义,可行实时成像、二维超声和彩色多普勒血流成像相结合对门脉高压检查。

(1)腹部 B 型实时超声:门脉高压时 B 超显示:①门静脉及其属支扩张:正常人门静脉主干内径一般为 0.6～1 cm,若门静脉主干内径≥1.3 cm,提示门脉高压,半数以上患者脾静脉和肠系膜上静脉内径＞1.0 cm;若后二者的内径大于门静脉主干内径,或上述三条静脉随呼吸运动的变化幅度减弱或消失,则更有意义。②门体侧支循环的出现:正常时胃左静脉内径一般为 0.2～0.3 cm,若其内径≥0.5 cm,或脐静脉内径＞0.3 cm,常提示门脉高压。

(2)内镜超声检查:由于绝大部分门静脉系统血管(如脐静脉、脾静脉、肠系膜上静脉、门静脉、食管及胃底静脉等)能通过内镜超声显示,故该检查对诊断意义较大,如能显示食管胃底静脉曲张、食管及胃周围侧支静脉、黏膜下小静脉则具有诊断意义。

(3)脉冲超声多普勒:该方法不仅显示门静脉及其属支内径,还可准确了解门静脉血流方向,测定其血流速度并计算其血流量,为临床提供门静脉血流动力学资料,因此具有重要的临床意义,对门脉高压的病因诊断也相当重要。

(4)彩色超声多普勒:对于脾肾分流等小的门体分流判断,优于脉冲超声多普勒,对门脉高压出现自发性门体分流方向的判断极为准确,对判断术后门体分流的开放抑或血栓形成的特异性和敏感性几乎可达 100%。其超声征象具有显著的特征性,二维超声检查显示曲张静脉呈蜂窝状、网络状或葡萄状无回声结构,而在曲张静脉的异常结构中检测到红蓝相间的彩色血流信号及连续性低流速带状门静脉样血流频谱,则是提示诊断的科学依据。

2．X 线钡剂造影

是门脉高压时临床首选 X 线检查方法，具有方便、安全、无创伤性的优点。可显示主动脉弓以下食管黏膜呈虫蚀样或串珠样充盈缺损，在食管蠕动时上述现象消失，以区别食管癌。对疑似患者，检查时行 Valsalva 动作或注射东莨菪碱可高检出率。

3．计算机断层扫描（CT）

CT 扫描对肝内性及肝外性门脉高压的诊断均有十分重要的意义。CT 扫描不仅可清晰显示肝脏的外形及其轮廓变化，还显示实质及肝内血管变化，并可准确测定肝脏容积。Tones 等研究证实，肝硬化时右叶体积缩小 15.2%，左叶中段没有明显变化，侧段增大 55.6%，尾叶增加 19.2%。CT 扫描图像可明确提示门静脉系有无扩张及各侧支血管的形态变化，注入造影剂之后可显示有无离肝血流。CT 扫描可精确测定脾脏容积，明确腹水、门静脉及其属支内有无血栓或瘤。对脐静脉和腹膜后静脉曲张的检出率（97%、100%）高于静脉造影（17%、30%）。并能发现 Budd-Chiari 综合征患者肝静脉或下腔静脉狭窄或闭缩的程度、部位等。

4．磁共振成像（MRI）

MRI 可清晰显示门静脉及其属支的开放情况，对门-体侧支循环的检出率与动脉-门静脉造影符合率高，可以比较清晰地显示门静脉及其属支的血栓及门静脉的海绵状变形，对肝外门脉高压的诊断具有重要意义。另外，由于成像参数多，可任意成像，能更准确地反映侧支循环。通过磁共振成像血管造影（MRA）检查可以进一步了解肝内外门静脉变化，但费用高，不适于筛查患者。

5．放射性核素扫描

放射性核素扫描不仅可以确定门静脉有无分流，而且还可以区分是肝内分流还是肝外分流，并可进行定量，区别肝硬化性与非肝硬化性门脉高压。Tc-MIBI 是新一代心肌显像剂，核素显像的心/肝比例可取代创伤性检查，直接反映门静脉实际压力，与食管静脉曲张有很好的相关性，并可作为非创伤性门静脉压力的测定手段用于预后的评估，以及评估降门静脉压力药物疗效。此外，还有闪烁脾-门静脉造影、I-IMP 直肠门静脉闪烁造影、单光子发射型计算机断层（SPECT）及 ECT 均能显示门脉高压的侧支循环。ECT 对门静脉海绵状血管病分辨力较 CT 和 B 超可靠，还可以客观反映肝脏功能、形态变化，通过观测肝影、脾影、骨髓影或肝血流分析，可帮助判定有无脾功能亢进和门脉高压，有助于门脉高压的分型分期，但特异性较差。

6．血管造影

属侵入性方法，能了解肝动脉、静脉、门静脉和下腔静脉形态、分支及病变。肝固有动脉及左、右肝动脉造影可以避免与其他血管重叠，使病变显影更清晰，但因为有创检查，故限制了其日常应用。门静脉造影有直接造影和间接造影两类方

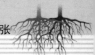

法,分述如下:

(1) 直接门静脉造影:①经脐静脉门静脉造影:脐静脉的遗迹位于肝圆韧带内,门脉高压时可不同程度地扩张,局麻或全麻后,将脐静脉扩张,插入导管至门静脉左支,测压后注入造影剂。本法手术难度大,仅个别专门医疗机构应用,操作熟练者成功率达90%,并发症发生率为5%。②经脾门静脉造影:此项检查对脾脏增大者操作较容易,将穿刺针经肋间插入脾脏,有血液经针管自由流出时,连通测压计,测压后注造影剂入脾髓即可获得门静脉图像。但是经脾门静脉造影对提示门静脉血栓形成有较高的假阳性,腹腔内出血的发生率约为1%~4%。③术中门静脉造影:手术中即可直接经肠系膜静脉插管,注入造影剂,了解手术前后门静脉及其属支的血流动力学及解剖学变化。④经皮肝穿刺门静脉造影(PTP):目前PTP已经取代了经脐门静脉造影和经脾门静脉造影。PTP不仅可确切了解门静脉及其属支的形态学变化、食管静脉曲张程度及其范围、门静脉血流动力学改变,还可行经皮经肝门静脉栓塞术(PTO)治疗本症并可观察药物治疗对门静脉血流动力学的影响,可确定分流术后吻合口的通畅情况等。一般检查成功率为90%以上。并发症发生率约为12%~21%,常见的并发症有腹腔内出血、门静脉栓塞、气胸、胆道出血、胆汁性腹膜炎、腹水感染、肝包膜下血肿等。现多采用B超引导下PTP,并应用套管法穿刺,可提高成功率,减少并发症。

(2) 间接门静脉造影(动脉-门静脉造影):利用动脉造影的静脉相显示门静脉系统是诊断门脉高压的重要手段之一,现在多数学者仍将其作为诊断门脉高压的"金标准"。一般采用腹腔动脉造影、脾动脉造影,尤其是肠系膜上动脉造影。此法可以准确了解门静脉系统形态学变化,了解血流方向,选择手术方式,确定手术后分流的开放情况;动脉-门静脉造影还可清晰显示门静脉主干及其主要分支,并显示多数门-体侧支循环。间接门静脉造影准确性好,成功率高,并发症少。但目前动脉造影的全部功能几乎可被脉冲多普勒代替,而且后者为非创伤性方法,并可测定门静脉血流量(Qpv)。动脉造影不能了解门静脉血流动力学变化,PTO的止血效果也明显优于动脉注药,后者一般只能起临时止血作用。

7. 内镜检查

(1) 胃镜:胃镜是诊断门脉高压-食管胃底静脉曲张的首选方法,不仅能在直视下发现食管胃底有无静脉曲张、出血部位、病变性质及黏膜色泽等变化,并能做硬化剂及套扎术等急症止血治疗。内镜下食管曲张静脉呈直线状、蛇形或呈串珠状,严重者呈血管瘤样伴扭曲;黏膜呈白色、灰白色、蓝色和伴有不同程度的充血、糜烂、溃疡或出血。其部位多分布于食管下段或中下段,严重的可分布于整个食管并可有胃底静脉曲张。

一般说来胃镜检查安全、可靠,能在直视下观察食管、胃、十二指肠病变,提供门脉高压的相关证据。但缺点是患者不易接受,也有诱发上消化道大出血或交叉感染的可能，且对早期门脉高压诊断有一定局限性。

出血 48 h 内进行食管胃十二指肠镜检查是诊断食管胃静脉曲张出血唯一可靠的方法。内镜下可见曲张静脉活动性出血（渗血、喷血）、曲张静脉上有"血栓头"，虽未发现其他部位有出血病灶但有明显的静脉曲张。

胃镜检查后出现以下表现之一者为再出血：出血控制后再次有活动性出血的表现，呕血或便血；收缩压降低 20 mmHg 以上或心率增加＞20/min；在没有输血的情况下血红蛋白下降 30 g/L 以上。早期再出血是指出血控制后 72 h 至 6 周内出现活动性出血；迟发性再出血是指出血控制 6 周后出现活动性出血。

（2）腹腔镜检查：腹腔镜检查对门脉高压不仅有确诊价值，而且能直视观察到网膜血管显著增多，静脉扩张、迂曲及高度充盈，并能观察到肝硬化门脉高压的肝、脾脏肿大，肝脏缩小、呈结节状，肝脏表面有无淋巴液的渗漏。腹腔镜直视下行肝脏活组织检查对肝硬化门脉高压的诊断是最准确的方法，还有助于判断患者预后。缺点是具有创伤性，且需无菌操作，有发生手术并发症及医源性感染的可能风险。

8. 门静脉压力测定

（1）直接门静脉压力测定：①术中测压：剖腹探查时，经肠系膜静脉插管，直接测定门静脉压力（Ppv），同时可行门静脉造影。②脐静脉测压：经脐静脉插管可准确测定 Ppv，同时可做门静脉造影。③经颈静脉或股静脉穿刺测压：经颈静脉或股静脉肝穿刺可能是目前最常用的方法，此法可经同一途径测定下腔静脉压（IVCP）、肝静脉游离压（FHVP）、肝静脉楔压（WHVP），肝内压和胆内 Ppv，并可取得肝脏活组织标本，而且在肝实质和肝静脉内注入造影剂对 Budd-Chiari 综合征的诊断具有重要意义。此法虽属创伤性检查，操作难度大，但比较安全。④经皮肝细针穿刺：使用此项技术测定肝内 Ppv，证实在多数情况下肝内 Ppv 和 WHWP 呈极显著负相关，此项技术不仅可以准确测定 FHVP，而且克服了上述三项技术需要同时经另一途径测定 IVCP 的缺点，而且重复性极高，并可同时行肝活检。⑤经静脉肝穿刺测压（PIP）：这是目前较常用的一种方法，可以准确测得 Ppv，并进行门静脉造影，必要时可做 PTO。

（2）间接测压：①WHVP 测定：1951 年，Myers 和 Taylr 首次把肝静脉插管测定 WHVP 用于估价门静脉压力的指标。几十年来，此项技术一直是门脉高压的经典检查方法，操作简便，安全性、可靠性、重复性均极好。导管可经前臂静脉、颈静脉和股静脉进入肝静脉嵌塞部位，由于经前臂静脉、颈静脉需经过右心房，可诱发心律失常，临床上大多采用 Seldinger 法经股静脉插管，可依次测定 IVCP、FHVP 和 WHVP，计算出 HVPG，可排除腹水对 Ppv 的影响，用清除技术可同时测定全肝血流量（HBF），必要时还可同时测定肝内压、肝内 Ppv，行肝活检以及肝静脉和肝实质造影，对门脉高压的病因诊断和分型诊断均颇有裨益。肝静脉插管

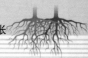

测定 WHVP 的另一重要优点是可以较长时间保留导管,以便连续监测,观察药物治疗的反应;缺点是导管不易进入嵌塞部位。②脾髓压(SPP):经脾门静脉造影和 SPP 测定对窦前门脉高压具有一定诊断价值,但此法属创伤性检查,而且具有出血风险,SPP 测定只能间接反映 Ppv 变化,其压力常受邻近脾动脉的影响。③肝内压(IHP):IHP 测定是一种最简单的测压方法,只要 Chiba 针插入肝实质内,没有血液和胆汁流出,针内充盈生理盐水,连接电子测压计即可测压。

9. 食管曲张静脉压力测定(EVP)

(1)细针穿刺测压:在内镜检查时,从活检孔与导管连接的硬化剂注射针在贲门上 5 cm 处刺入曲张静脉内,再将导管与压力传感器连接,测量并记录压力曲线;亦可在内镜外表面连接另一导管,同时测定 ELP,两者之差为曲张静脉穿壁压(TVP)。EVP 测定不在于门脉高压的诊断,而在于预测 EVB 的危险性以及估价药物治疗和硬化治疗的反应。

(2)内镜测压仪测压:由于细针穿刺测定 EVP 属于创伤性检查,而且不可避免地具有诱发 EVB 的风险,因此,1982 年,Mosimann 等创用了一种非创伤性内镜测压仪 EVP 测定法。许多学者经研究认为此法测定压力与实际压力非常接近,且安全性高,临床实用性大大提高。

10. 血流量测定

(1)全肝血流量测定:①清除法:目前多用 ECG 清除率来推测全肝血流量。②指示剂稀释法:用 51Cr-RBC 作为指示剂行肝动脉插管,超过胃十二指肠起始部在不同时间点经肝静脉取样,作出指示剂稀释曲线,推导出全肝血流量。但上述两种方法准确性差,且不能区分肝内功能性血流和肝外分流,故临床意义不大。

(2)肝动脉和门静脉血流分数的测定:①电磁流量计法:电磁流量计可同时分别测定肝动脉血流量和 Qpv,两者之间和即为 EHBF,但此法只能在剖腹手术时分离出肝动脉和门静脉之后才能测定。②指示剂稀释法:经肠系膜上动脉、肝干静脉和脐静脉插管,于肠系膜上静脉注射 125I-MAA 或 51Cr-RBC,在肝静脉和门静脉分叉处取样分别作指示剂稀释曲线,由图读出:EHBF 中的门静脉分数,肝硬化患者门静脉分数为 0～100%,非硬化性窦前门脉高压为 56.5%～91.2%。③脉冲多普勒测定:脉冲多普勒技术是迄今唯一非创伤性的 Qpv 测定方法,根据门静脉血流速度(PFV)和门静脉横断面积求出 Qpv。目前的脉冲多普勒血流仪装置中均可自动测定 PFV。Qpv 也可由下式求出:$Qpv＝VM×(D/2)2×\pi×60$。其中 VM 为平均血流量,单位为 ml/min。由于门脉高压患者 Qpv 变化范围较大,因此,Qpv 测定的意义并不仅在于门脉高压的诊断,还有助于手术适应证的判断和手术方式的选择。

11. 肝组织活检

肝脏组织变化依然是诊断肝硬化的"金标准",对于每例肝硬化的患者均应尽可能通过细针穿刺或腹腔镜直视下活检、剖腹探查或经静脉活检等获得活检标本，进行组织学诊断。

四、诊断标准

1. 食管胃静脉曲张出血（esophagogatricvariceal bleeding，EVB）与再出血

（1）食管胃静脉曲张出血的诊断：出血48h内进行食管胃十二指肠镜检查是诊断食管胃静脉曲张出血唯一可靠的方法。内镜下可见曲张静脉活动性出血（渗血、喷血）、曲张静脉上有"血栓头"、虽未发现其他部位有出血病灶但有明显的静脉曲张。

（2）提示食管胃静脉曲张出血未控制的征象：72 h 内出现以下表现之一者为继续出血。6 h 内输血 4 个单位以上，生命体征不稳定［收缩压＜70 mmHg（1 mmHg＝0.133 kPa），心率＞100 次/min 或心率增加＞20 次/min］；间断呕血或便血，收缩压降低 20 mmHg 以上或心率增加＞20 次/min，继续输血才能维持血红蛋白含量稳定；药物或内镜治疗后新鲜呕血，在没有输血的情况下，血红蛋白含量下降 30g/L 以上。

（3）提示食管胃静脉曲张再出血的征象：出现以下表现之一者为再出血。出血控制后再次有活动性出血的表现（呕血或便血；收缩压降低20 mmHg 以上或心率增加＞20 次/min；在没有输血的情况下血红蛋白含量下降 30g/L 以上）。早期再出血：出血控制后 72 h 至 6 周内出现活动性出血。迟发性再出血：出血控制6 周后出现活动性出血。

2. 食管胃静脉曲张分级（型）

日本、欧美及我国有关食管静脉曲张的分级标准不同，本书推荐我国的分型方法 LDRF 分型。LDRF 是具体描述静脉曲张在消化管道内所在位置、直径与危险因素的分型记录方法，统一表示方法为：LXX D0.3－5 RF0，1，2。

LXX 释义：第一个 X 为脏器英文名称的首字母，即食管 e，胃 g，十二指肠 d，空肠 j，回肠 i，直肠 r 等；第二个 X 是曲张静脉位于该器官的哪一段，以食管为例，上段 s，中段 m，下段 i，分别记作 Les，Lem，Lei。孤立胃静脉曲张记作 Lg，Lgf 表示曲张静脉位于胃底；Lgb 表示曲张静脉位于胃体；Lga 表示曲张静脉位于胃窦；若食管静脉曲张延伸至胃底则记作 Le，g；若曲张静脉为多段，使用相应部位代号联合表示，如为食管下段与胃底均存在静脉曲张，但未相同，记录为 Lei，Lgf。

D0.3－5 释义：表示所观察到曲张静脉最大直径，按 D＋直径数字方法表示，数字节点以内镜下治疗方式选择为依据：D0.3，D1，D1.5，D2.0，D3.0 等。

RF0，1，2 释义：危险因素表示观察到的曲张静脉出血的风险指数，静脉曲张破裂出血的相关危险因素有：

（1）RC，RC 阳性（包括鞭痕征、血疱征等）提示曲张静脉易于出血的征象；

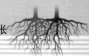

（2）HVPG，用于判断 GOV 的发生及其预后；

（3）糜烂，提示曲张静脉表层黏膜受损，是近期出血的征象，需要及时内镜下治疗；

（4）血栓，无论红色或白色血栓都是即将出血的征象，需及时内镜下治疗；

（5）活动性出血，内镜下可以看到曲张静脉正在喷血或是渗血；

（6）以上因素均无，但镜下可见新鲜血液并能排除非静脉曲张出血因素。

表 2-5-1　GOV 记录方法

项目	表示方法
位置（L）	Le：曲张静脉位于食管
	Le$_s$：曲张静脉位于食管上段
	Le$_m$：曲张静脉位于食管中段
	Le$_i$：曲张静脉位于食管下段
	Lg：曲张静脉位于胃部
	Lg$_f$：曲张静脉位于胃底
	Lg$_b$：曲张静脉位于胃体
	Lg$_a$：曲张静脉位于胃窦
	Le,g：食管曲张静脉与胃曲张静脉完全相通
	Le,Lg：食管曲张静脉与胃曲张静脉各自独立
	Le,g,Lg：一支以上胃曲张静脉与食管曲张静脉完全相通，但还有胃鼓励曲张静脉存在多段或多部位曲张静脉使用相应部位代号联合表示
直径（D）	D$_0$：无曲张静脉
	D$_{0.3}$：曲张静脉最大直径≤0.3 cm
	D$_{1.0}$：曲张静脉最大直径 0.3～1 cm
	D$_{1.5}$：曲张静脉最大直径 1.0～1.5 cm
	D$_{2.0}$：曲张静脉最大直径 1.5～2.0 cm
	D$_{3.0}$：曲张静脉最大直径 2.0～3.0 cm
	D$_{4.0}$：曲张静脉最大直径 3.0～4.0 cm
	曲张静脉最大直径>4 cm，按 D＋直径数字方法表示
危险因素（Rf）	Rf$_0$：RC 阴性，未见糜烂，血栓及活动性出血
	Rf$_1$：RC 阳性或 HVPG 大于 12 mmHg，未见糜烂、血栓及活动性出血
	Rf$_2$：可见糜烂、血栓及活动性出血，或镜下可见新鲜血液，并能排除非静脉曲张出血因素

依照是否有近期出血征象以及是否有急诊内镜下治疗的指征分为 3 个梯度，

RF0：无以上 5 个危险因素，无近期出血指征；RF1：RC 阳性或 HVPG ＞ 12 mmHg，有近期出血的征象，需要择期进行内镜下治疗；RF2：可见糜烂、血栓、活动性出血，需要及时进行内镜下治疗。

按食管静脉曲张形态及出血危险程度分轻、中、重三级：

轻度（G1）：食管静脉曲张呈直线形或略有迂曲，无红色征。

中度（G2）：食管静脉曲张呈直线形或略有迂曲，有红色征或食管静脉曲张呈蛇形迂曲隆起但无红色征。

重度（G3）：食管静脉曲张呈蛇形迂曲隆起且有红色征或食管静脉曲张呈串珠状、结节状或瘤状（不论是否有红色征）。

胃静脉曲张的分类主要根据其与食管静脉曲张的关系以及在胃内的定位。食管胃静脉曲张（gastroesophageal varices，GOV）是食管静脉曲张的延伸，可分为三型：①1 型（GOV1）最常见，显示为连续的食管胃静脉曲张，沿胃小弯延伸至胃-食管交界处以下 2～5 cm，这种静脉曲张较直，被认为是食管静脉的延伸，其处置方法与食管静脉曲张类似。②2 型（GOV2）静脉曲张沿胃底大弯延伸，超过胃食管结合部，通常更长、更迂曲，或呈贲门部结节样隆起。③3 型（GOV3）静脉曲张既向小弯侧延伸，又向胃底延伸。

孤立的胃静脉曲张（IGV）不伴食管静脉曲张分为两型：①1 型（IGV1）位于胃底，迂曲交织，呈串珠样、瘤样、结节样等。出现 IGV1 型胃底静脉曲张时，需除外腹腔、脾静脉栓塞。②2 型（IGV2）位于胃体、胃窦或幽门周围，此型十分罕见。

第六节　治疗策略

一、预防初次出血

（一）出血的风险评估

代偿期肝硬化患者首先应确定是否存在 GOV，GOV 患者发生肝功能失代偿的风险和病死率均显著高于无 GOV 者。GOV 可见于约 50% 的肝硬化患者，与肝病严重程度密切相关，约 40% 的 Child-Pugh A 级和 85% 的 C 级患者发生静脉曲张。

孤立胃静脉曲张发生率为 33.0%～72.4%，2 年的出血发生率约为 25%。原发性胆汁性肝硬化可在病程早期、没有明显肝硬化形成前即发生静脉曲张及出血。较小直径的曲张静脉以每年 8% 的速度发展为较大直径的曲张静脉。EVB 年发生率为 5%～15%，6 周病死率可达 20%。

GOV 的出血危险因素包括 GOV 程度、RC 及 Child-Pugh 分级。GOV 程度与曲张静脉直径呈线性正相关。肝脏疾病病程是静脉曲张进展的主要决定因素，一项前瞻性队列研究纳入了 494 例肝硬化患者，随访(145±109)个月，应用竞争风险模型进行分析，发现在病程 10、20 年时，出现静脉曲张的概率分别为 44% 和 53%。轻度静脉曲张即曲张静脉直径<5 mm，暂不需要行预防性治疗，但必须行胃镜随访。肝硬化的诊断一旦成立，即应定期进行胃镜检查，复查的频度取决于患者的肝硬化程度和静脉曲张程度。

HVPG 是进行风险评估的有效方法。HVPG>5 mmHg(正常 3~5 mmHg)认为存在门脉高压，HVPG>10 mmHg 是发生静脉曲张、肝硬化失代偿的预测因子，对于 EVB 的患者，HVPG>20 mmHg 是预后不良的有效预测因子。一般认为，HVPG<12 mmHg 者不会发生静脉曲张出血。HVPG 较基线值下降>10%，认为治疗有效，再出血风险亦会显著下降。HVPG≤12 mmHg 或较基线值下降≥10%者(定义为"HVPG 应答者")，不仅静脉曲张出血复发的机会减少，发生腹水、肝性脑病和死亡的风险均会降低。但 HVPG 的检测是通过经皮穿刺插管，置入带有球囊导管的方式进行，该方法为侵入性操作，在国内尚未广泛应用。其他较重要的预测因素为曲张静脉直径和肝脏储备功能。

曲张静脉壁张力亦是决定其是否破裂的主要因素。血管直径与血管壁张力、HVPG 密切相关。相同血管内压力下，直径越大，管壁张力越大，越容易破裂。HVPG 下降会使曲张静脉壁张力降低，减少破裂出血的风险。EVB 未预防治疗患者后期再出血率约为 60%，大部分发生在首次出血后1~2 年。

ChilD-Pugh 分级、白蛋白水平以及国际标准化比值(INR)与临床显著门脉高压症大致相关，可用于代偿期及失代偿期肝硬化患者的风险评估。Child-Pugh C 级、INR>1.5、门静脉直径>13 mm 和血小板明显减少，这三项条件可预测肝硬化患者发生静脉曲张的可能性，满足 0、1、2、3 项者出现食管静脉曲张的比率分别为<10%、20%~50%、40%~60% 和>90%。肝硬化患者符合 3 项条件中的 1 项及 1 项以上，可作为内镜筛查静脉曲张和进行 EVB 一级预防的指征。终末期肝病模型积分可用于预测无静脉曲张患者肝脏失代偿的发展，亦可用于预测静脉曲张出血的 6 周病死率。

初次确诊肝硬化的患者均应常规行胃镜检查，以筛查其是否存在 GOV 及其严重程度。建议无静脉曲张的代偿期肝硬化患者每 2 年检查 1 次胃镜，有轻度静脉曲张每年检查 1 次胃镜，失代偿期肝硬化患者 0.5~1 年检查 1 次胃镜。

(二)预防措施

EVB 一级预防的目的是防止曲张静脉形成和进展、预防中-重度曲张静脉破裂出血，防止并发症的发生，提高生存率。

1. 无食管静脉曲张

一项多中心、随机、安慰剂对照试验纳入了 213 例无食管静脉曲张的门脉高压患者,随机给予噻吗洛尔(108 例)或安慰剂治疗(105 例),平均随访 54.9 个月,随访结束时终点事件率(静脉曲张的出现或出血)两组间差异无统计学意义,同时两组发生腹水、肝性脑病、需要肝移植、病死率的差异亦无统计学意义,治疗组不良事件发生率高于安慰剂组,显示非选择性 β 受体阻滞剂用于无食管静脉曲张者并无益处。

2. 轻度食管静脉曲张

非选择性 β 受体阻滞剂是否应用于较小食管静脉曲张者具有争议。一项包含 6 项随机对照临床试验、916 例患者的 META 分析研究了非选择性 β 受体阻滞剂在无或轻度静脉曲张患者中的预防效果,结果显示非选择性 β 受体阻滞剂组和安慰剂组在进展至较大静脉曲张率、首次出血率、病死率方面差异均无统计学意义,而非选择性 β 受体阻滞剂组的不良事件发生率高于安慰剂组。因此,仅在出血风险较大的轻度食管静脉曲张患者中推荐使用非选择性 β 受体阻滞剂。

3. 中、重度食管静脉曲张

(1)药物预防:一项包括 9 项临床试验、966 例患者的 Meta 分析评估了非选择性 β 受体阻滞剂和非活性药物预防门脉高压食管静脉曲张首次出血的效果,结果显示非选择性 β 受体阻滞剂组首次出血风险明显降低,尤其是在较大食管静脉曲张、HVPG>12 mmHg 的患者中。非选择性 β 受体阻滞剂与内镜下曲张静脉套扎术(endoscopic variceal ligation,EVL)相比,预防效果相当。非选择性 β 受体阻滞剂通过降低心输出量、收缩内脏血管发挥降低门静脉压力作用的同时,减少了细菌易位、腹水、自发性细菌性腹膜炎的发生。

卡维地洛为同时具有阻断 α_1 受体作用的非选择性 β 受体阻滞剂,可降低肝血管张力和阻力。一些研究证实,卡维地洛降低 HVPG 的幅度可达 20%,甚至显著高于普萘洛尔。卡维地洛有望成为新的预防药物,但其有效性和长期应用安全性尚有待进一步研究证实。

辛伐他汀可增加肝脏中氧化亚氮的含量,从而降低肝硬化患者 HVPG 且不影响全身血流动力学稳定。辛伐他汀降低 HVPG 的效果可与非选择性 β 受体阻滞剂叠加,但其长期应用的有效性和安全性尚需更大样本的研究。

一项包含了 10 个随机对照临床试验的 Meta 分析显示,单用硝酸酯与单用非选择性 β 受体阻滞剂、硝酸酯联合非选择性 β 受体阻滞剂、安慰剂相比,生存率差异均无统计学意义。在某些临床试验中,单用硝酸酯的出血风险甚至高于安慰剂,且其不良反应较多,因此不推荐单独使用硝酸酯或联合使用非选择性 β 受体阻滞剂。

肝硬化患者血管紧张素 Ⅱ 水平增加,可引起门静脉压力升高,但将血管紧张

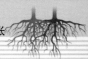

素Ⅱ受体拮抗剂（ARB）应用于门脉高压患者未能取得较好疗效。血管紧张素转换酶抑制剂（ACEI）和 ARB 类药物作用相似，但 ACEI/ARB 类药物的主要药物不良反应为低血压和肾衰竭，因而目前不推荐 ACEI/ARB 类药物用于门脉高压治疗。

螺内酯通过减少血容量和内脏血流也可降低门静脉压力，纳多洛尔联合螺内酯的不良事件发生率却明显升高，因此不推荐在非选择性 β 受体基础上加用螺内酯。

（2）内镜预防：EVL 用于预防食管静脉曲张首次出血具有较好的疗效。一项近期的 Meta 分析纳入了 19 项随机临床试验共 1 504 例患者，对比了 EVL 和非选择性 β 受体阻滞剂的一级预防效果，结果显示两者在消化道出血率、病死率、出血相关病死率等方面差异均无统计学意义。

一些早期的研究显示，内镜下注射硬化剂治疗用于食管静脉曲张一级预防有效，但随后的一些更大的临床研究得到了相反结果，另一项预防性硬化治疗的前瞻性、随机临床试验则因硬化治疗组的病死率显著高于"假治疗组"而被提前终止。

（3）内镜联合药物预防：研究显示，药物联合 EVL 治疗疗效不优于单用药物或 EVL，且增加不良事件发生率。一项近期的 Meta 分析纳入了 12 项随机临床试验共 1 571 例患者，结果显示联合治疗组在降低首次食管静脉曲张出血率上并无优势，同时不良事件发生率显著增加。

（4）门体分、断流术预防：门体分、断流手术均通过降低门静脉压力减少首次出血风险，但其肝性脑病发生率明显升高，病死率反而增加。经颈静脉肝内门体分流术（TIPS）和分流手术原理相似，因此均不适用于作为预防首次出血的措施

4．胃静脉曲张的预防

关于胃静脉曲张出血的一级预防研究相对较少，GOV1LE,g 型为食管静脉曲张的延伸，目前一级预防措施同食管静脉曲张。组织黏合剂注射的主要不良事件为血栓、感染等，其应用于胃静脉曲张患者的安全性和有效性尚需进一步研究，对这部分患者目前仍主张应用非选择性 β 受体阻滞剂。

不推荐无食管静脉曲张者使用非选择性 β 受体阻滞剂用于一级预防。轻度食管静脉曲张，若 Child-Pugh B、C 级或 RC 阳性，推荐使用非选择性 β 受体阻滞剂预防首次静脉曲张出血。出血风险不大时，不推荐使用非选择性 β 受体阻滞剂。对于轻度食管静脉曲张未使用非选择性 β 受体阻滞剂者，应定期复查胃镜。

中、重度食管静脉曲张、出血风险较大者（Child-Pugh B、C 级或 RC 阳性），推荐使用非选择性 β 受体阻滞剂或 EVL 预防首次静脉曲张出血。出血风险不大者，首选非选择性 β 受体阻滞剂，对非选择性 β 受体阻滞剂有禁忌证、不耐受或依从性差者可选 EVL。

普萘洛尔起始剂量为 10 mg，2 次/天，可渐增至最大耐受剂量；卡维地洛起始剂量为 6.25 mg，1 次/天，如耐受可于 1 周后增至 12.5 mg，1 次/天；纳多洛尔起始剂量 20 mg，1 次/天，渐增至最大耐受剂量，应长期使用。应答达标的标准：HVPG≤12 mmHg 或较基线水平下降≥10%。应用普萘洛尔或纳多洛尔的患者，若不能检测 HVPG 应答，则应使静息心率下降到基础心率的 75% 或静息心率达 50～60 次/min。

综上，以下措施不推荐用于门脉高压静脉曲张的一级预防：①单独应用硝酸酯类药物或与非选择性 β 受体阻滞剂联用进行一级预防；②ACEI/ARB 类药物进行一级预防；③螺内酯用于一级预防；④内镜下硬化剂治疗用于一级预防；⑤各种外科手术和 TIPS 用于一级预防；⑥EVL 联合非选择性 β 受体阻滞剂同时用于一级预防。

根据 LDRF 分型进行治疗时机选择，具体见表 2-6-1。

表 2-6-1　门脉高压食管胃静脉曲张 LDRF 分型治疗时机选择

分级	一级预防措施
RF0,D0.3	不治疗，每年一次胃镜检查
D1.0	择期 EVL 或每半年一次内镜检查
D1.5	食管静脉曲张择期内镜下硬化剂治疗（endoscopic injection sclerotherapy，EIS）＋贲门部组织胶注射，食管以外曲张静脉组织胶注射；或每 3 个月到半年一次内镜检查
RFl	3 个月内进行治疗

二、控制活动性出血

(一) 一般处理

肝硬化急性 GOV 大量出血者，早期治疗主要针对纠正低血容量休克、防止胃肠道出血相关并发症（感染、电解质酸碱平衡紊乱、肝性脑病等）、有效控制出血、监护生命体征和尿量，有条件者入住 ICU。少量出血、生命体征稳定的患者可在普通病房密切观察。

(二) 血容量的恢复

保持有效（至少两条）的静脉通路，以便快速补液输血。根据出血程度确定扩血容量和液体性质，输血以维持血流动力学稳定并使血红蛋白维持在 60 g/L 以上，同时应遵守输血管理规范，推广互助输血，以缓解血源紧缺的问题。

需要强调的是，对肝硬化患者恢复血容量要适当，过度输血或输液可能导致

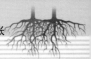

继续或重新出血,避免仅用盐溶液补足液体,从而加重或加速腹水或其他血管外部位液体的蓄积。必要时应及时补充血浆和血小板等。有效血容量恢复的指征:收缩压 90~120 mmHg;脉搏<100 次/min;尿量>17 ml/h;临床表现为意识清楚或好转,无明显脱水貌。

(三)早期应用降低门静脉压力药物

药物治疗是各级医院、各级临床医师均容易获得的可快速掌握的技能,因此,在怀疑食管静脉曲张破裂出血时,药物治疗应作为首选的一线方案。目前临床急诊常用降门静脉压力药物,包括血管加压素及其类似物(特利加压素)、十四肽生长抑素及其类似物(奥曲肽)。尽管部分患者应用 β 受体阻滞剂可有效降低门静脉压力,但它也可降低血压和增加心率,因此在急性出血期不建议使用。此外,尚需根据病情选择抗菌药物和质子泵抑制剂等类药物。

(四)适时内镜治疗控制再出血

内镜治疗的目的是控制肝硬化急性食管静脉曲张出血及尽可能使静脉曲张消失或减轻,以防止其再出血。内镜治疗包括内镜下 EVL、EIS 及钳夹法或组织黏合剂注射治疗胃静脉曲张(见特殊静脉曲张部分)。药物辅助内镜治疗可获得较为肯定的效果。但目前尚无证据表明各种止血药可改善病死率,故应避免滥用各种止血药。

(五)三腔二囊管压迫

止血药物控制出血无效及无急诊内镜或无 TIPS 治疗条件的情况下,使用三腔二囊管压迫可使 80%~90%出血的病例得到控制,但再出血率高达 50%以上,并且患者痛苦大,并发症多,如吸入性肺炎、气管阻塞等。一般在药物或内镜治疗失败 24 h 内实施三腔二囊管压迫止血,作为挽救生命的措施。三腔二囊管压迫止血无绝对禁忌证。患者深度昏迷、不能配合操作或患方拒绝签署知情同意书,不能进行三腔二囊管压迫止血。

(六)经颈静脉肝内门体分流术(TIPS)

临床应用近 30 年历史。TIPS 是经颈静脉穿刺,在肝静脉和肝内门静脉分支之间,创建一个减压通道降低门静脉高压的方法,达到与外科分流相同的效果。TIPS 优点是微创手术,但也可发生分流道再狭窄或闭塞和肝功能受损及肝性脑病。

近年来聚四氟乙烯内膜支架应用于临床,明显降低了 TIPS 术后再狭窄及血栓形成的严重并发症,临床应用有增加的趋势。TIPS 除了作为药物和(或)内镜治疗失败患者的抢救治疗外,对于存在高风险治疗失败的患者,如 Child-Pugh C (<14 分)或 B 级合并活动性出血的患者,在药物和内镜治疗控制出血后即应尽早行 TIPS 治疗,提出了实施早期 TIPS 的概念(72 h 内,最好 24 h 内)。

一项包括 4 个随机对照临床试验的荟萃分析报道,TIPS 后静脉曲张再出血率、支架或吻合口狭窄(OR=20.01,95% CI:6.67~59.99)、肝性脑病(OR=2.50,95% CI:1.63~3.84)发生率均高于外科分流手术,而 2 年、5 年生存率显著低于外科分流手术,因此建议外科分流手术而不是 TIPS。有研究包括 2 个随机临床试验的急诊外科分流手术治疗 GOV 出血患者(Child-Pugh A/B 级)53 年的经验,发现分流术后持久控制出血、无吻合口狭窄、长期生存率及花费均较内镜治疗或 TIPS 好。

TIPS 微创手术需有丰富经验的介入医师操作与设备、器材和外科等后备支持,在急诊或基层医院该治疗方法常常不可及。术前需完善各种实验室检查、肝脏增强 CT/MRI、门静脉系统血管重建等,了解肝脏的大小、形态、肝静脉与门静脉的关系、门静脉分叉的位置、分叉是否在肝外、腹水情况、脾脏是否切除等,判断手术成功的可能性和存在的风险。一旦药物或内镜治疗失败,TIPS 应在早期(72h 内)实施,做好术前讨论和手术操作方案。

(七) 外科手术

药物或内镜治疗不能控制的出血或出血一度停止后 5 天内再次出血,Child-Pugh A/B 级者行急诊手术有可能挽救生命;对 Child-Pugh C 级者肝移植是理想的选择。因此,外科急诊手术仅作为药物和内镜治疗失败的挽救治疗措施之一,而没有证据支持外科手术作为 TIPS 治疗失败的挽救治疗。目前国内外尚无高质量临床试验评价内镜治疗、TIPS 与外科手术的效果及安全性,因此,肝硬化急性食管静脉曲张出血抢救时,应根据医师经验及医院的综合医疗技术条件确定外科手术治疗的时机和方法。

综上所述,根据相关指南与临床实践,对急性 GOV 出血的一级预防及治疗措施可简要归纳为:①急性 GOV 出血,生长抑素及其类似物、特利加压素均推荐作为一线治疗方法,疗程 3~5 天;②抗生素可降低 GOV 再出血率及出血相关病死率,作为肝硬化急性 GOV 出血的辅助治疗;③PPI 可提高止血成功率、减少内镜治疗后溃疡及近期再出血率,作为合并胃黏膜病变或内镜治疗后的辅助治疗;④生长抑素及其类似物、特利加压素辅助内镜治疗,可提高内镜治疗的安全性和效果,降低内镜治疗后近期再出血率,一般应用不超过 72 h;⑤药物治疗失败者,根据医院现有的技术条件和医生经验,早期实施内镜或 TIPS 治疗,对于 Child 评分 B 级或低于 14 分的 C 级患者,在行最初的内镜或药物止血后 72 h(最好 24 h 内)可考虑行 TIPS 治疗;⑥三腔二囊管压迫止血可作为药物或内镜治疗失败或

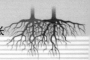

无条件进行内镜/TIPS治疗的挽救治疗方法(三腔二囊管压迫应在药物或内镜治疗失败后即使用,在血流动力学稳定后行TIPS或再次内镜下治疗);⑦麻醉插管及ICU可提高急诊内镜治疗GOV出血的效果和安全性;⑧Child-Pugh A/B级患者,药物或内镜治疗失败者,早期外科手术仍是控制急性GOV出血的有效方法。

三、预防再出血

急性食管静脉曲张出血停止后的患者再次出血和死亡的风险很大。对于未进行二级预防治疗的患者,1～2年内再出血率高达60%,病死率达33%。因此,二级预防非常重要。二级预防措施包括药物治疗、内镜治疗、外科或放射介入治疗。

二级预防的目的是根除食管静脉曲张,减少再出血率及病死率。既往有食管静脉曲张出血史或急性GOV出血5天后开始二级预防治疗,更早开始二级预防患者是否获益尚不清楚。二级预防治疗前,应常规行增强CT/磁共振成像(MRI)检查及门静脉系统血管重建,了解肝动脉血供及门静脉系统侧支循环情况。常规B超检查明确门静脉系统有无血栓。目前临床证据显示,肝硬化ChilD-Pugh C级、门静脉血栓或癌栓、重度静脉曲张(直径>20 mm)或伴RC、血疱征是GOV再出血的高危因素。HVPG>18 mmHg可能是GOV再出血最可靠的预测指标,需要临床进一步验证。

二级预防外科手术适应证:反复静脉曲张再出血、内镜或药物治疗无效;Child-Pugh A级或B级;特别是年龄不足60岁者。目前仍缺乏高质量临床研究比较外科手术、内镜下或药物治疗的成本效果。外科分流手术可以显著降低GOV再出血风险,但术后发生肝性脑病的风险明显增加。以门静脉压力指导的外科断流手术也可显著减少术后曲张静脉再出血的风险,但术后门静脉血栓形成发生率高。因此,要根据医院条件和医生经验,选择合适的外科手术方式作为二级预防方案。肝移植是终末期肝病最有效的治疗方法,但是由于供体紧缺、肝移植技术的准入,限制了其临床应用。

经颈静脉肝内门体分流术(TIPS)作为药物、内镜治疗失败的选择方案。对于Child-Pugh A、B级的患者,在内镜、药物治疗失败后优先考虑TIPS,在没有进行TIPS治疗条件时再考虑外科分流术。迄今,尚缺乏高质量临床研究比较TIPS、外科手术及内镜或药物治疗二级预防静脉曲张出血的效果及安全性。

综上所述,根据相关指南与临床实践,对GOV出血的二级预防及治疗措施可简要归纳为:①未接受一级预防的患者,二级预防可应用非选择性β受体阻滞剂或内镜单独治疗或二者联合治疗;②对于已接受非选择性β受体阻滞剂一级预防应答差或不能耐受者,可改为内镜治疗,如果内镜或外科手术治疗不可及,可以联合应用单硝酸异山梨酯；③TIPS、外科手术可作为 Child-Pugh A/B 级患者药物或内镜治疗失败的挽救治疗,根据医院条件和医生经验选择,TIPS 应使用聚四氟乙烯覆膜支架；④Child-Pugh C 级者优先进入肝移植等待名单,根据医院条件和医生经验,选择合适的二级预防方法作为肝移植的"桥梁"；⑤肝硬化合并顽固性腹水者,无论一级或二级预防,均禁用非选择性 β 受体阻滞剂。

四、改善肝功能储备

引起肝硬化的病因包括病毒性、酒精性、胆汁淤积性、自身免疫性、遗传代谢性、药物性肝病及寄生虫病等,应重视对原发疾病的治疗。乙型肝炎和丙型肝炎是我国肝硬化的主要病因,抗病毒治疗可减轻肝纤维化,降低门静脉压力,从而起到预防静脉曲张发生或出血的作用,具体抗病毒方案参考相关指南。其他原因所致肝病也应积极针对原发疾病进行治疗,以阻止肝硬化的进展,从而延缓门脉高压等并发症的出现。

扶正化瘀胶囊通过抑制肝星状细胞活性,发挥其降低门静脉压力、抗肝纤维化的作用。此外,安络化纤丸、复方鳖甲软肝片等中药均有辅助治疗肝纤维化、肝硬化的作用。

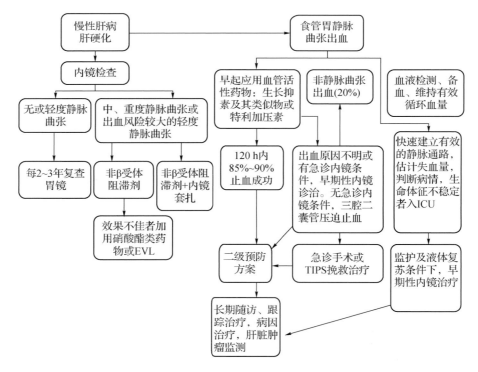

图 2-6-1　肝硬化门脉高压食管-胃静脉曲张出血防治流程

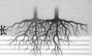

第七节 药物治疗

一、一级预防的药物治疗

（一）血管加压素及其类似物

1. 血管加压素

血管加压素是治疗急性静脉曲张出血最常用的内脏血管收缩剂。人工合成的血管加压素为 9 肽，半衰期为 10～20 min；其活性形式有精氨酸血管加压素及赖氨酸血管加压素 2 种。血管加压素通过激活血管平滑肌 V1 受体，增加肠系膜血管及周围血管的阻力，平均动脉压增加，心输出量减少，从而导致门静脉血流减少，门静脉压力下降；对窦性及窦后血管阻力无影响。

血管加压素一次注射剂量为 10～20 U，10 min 后持续静脉滴注 0.4 U/min，最大速度为 0.9 U/min，随剂量的增加全身不良反应增加；如果出血停止，剂量逐渐减少，应每 6～12 h 减 0.1 U/min，疗程一般为 3～5 天。但近来发现，血管加压素突然中断，门静脉压力并不增加，因此在停药前逐渐减量似乎不必要。

多数学者报道其首次控制出血率为 50%～60%，停药 24～48 h 再出血率高达 45%，约 1/3 的患者出现明显的不良反应。

血管加压素的多种副作用与它强有力的收缩血管作用有关，包括心脏和外周血管缺血表现，如心律失常、心绞痛、心肌梗死、高血压、肠缺血。也可能因为血管加压素激活肾小管 V2 受体，出现水钠潴留或低钠血症。联合硝酸甘油可以减少血管加压素的不良反应，硝酸甘油剂量一般为 40 μg/min，可增加到 400 μg/min，调整以维持收缩压大于 90 mmHg。

2. 三甘氨酰赖氨酸血管加压素（特利加压素）

特利加压素是一种人工合成的血管加压素缓释剂，其原形对平滑肌无影响，进入人体后其末端甘氨酰基脱落后才转化为具有活性的 9 肽血管加压素，半衰期长，由于其缓慢释放机制，故不需要持续静脉给药。该药不引起血液系统改变，因直接作用肠系膜血管 V1 受体，具有活性的血管加压素浓度低，故其不良反应少而轻。近年来还发现，特利加压素可降低奇静脉及侧支循环的血流量，有效控制急性静脉曲张出血，并可降低出血相关的病死率。

用法：特利加压素 1 mg，每 4 h 一次，静脉注射或持续点滴，首剂可加倍。维持治疗剂量为 1 mg 每 12 h 一次，疗程 3～5 天，多数报道 80%～85% 的患者出血可成功控制。临床经验发现，对于特利加压素控制出血失败者，可联合应用生长抑素及其类似物。

目前国内一些基层医院仍没有特利加压素、十四肽生长抑素及奥曲肽等药物，临床仍在应用垂体后叶素，其用法、疗效与血管加压素相似，价格低廉。但是，垂体后叶素的疗效有限，副作用多，近年来临床应用有减少的趋势。

（二）生长抑素及其类似物

1. 治疗机制

十四肽生长抑素半衰期 3～5 min，人工合成八肽生长抑素——奥曲肽及伐普肽，其半衰期为 70～90 min。生长抑素及其类似物影响门脉高压症血流动力学机制尚不完全清楚，有学者认为是由于选择性作用于内脏血管平滑肌，导致腹腔局部动脉收缩，门静脉血流量减少，从而降低门静脉压力。有研究发现，生长抑素及其类似物能降低 HVPG 及肝脏血流量，随着剂量的增加，其降压作用并不增加，全身动脉压及血管阻力无变化；有些学者发现该药对侧支循环的影响比降低门静脉压力作用更大，表明生长抑素治疗食管静脉曲张出血可能是由于减少了侧支循环血流量，而不是降低门静脉压力。近年来认为，生长抑素及其类似物抑制了胃肠道血管扩张因子的作用，如胰高血糖素、血管活性肠肽、降钙素基因相关肽、P物质等，从而出现局部缩血管效应，导致门静脉血流量减少，进而降低门静脉压力。

2. 剂量与用法

十四肽生长抑素 250～500 µg/h，奥曲肽 25～50 µg/h，持续静脉点滴，一般使用 3～5 天。伐普肽最初 50 µg 静脉推注，然后 50 µg/h 输注，国内尚无伐普肽的应用经验。其控制首次出血率为 80%～90%，副作用少。国内多中心研究发现，比较奥曲肽 25、50 µg/h，72 h 内控制静脉曲张出血率分别为 71.8%、91.7%。

国产十四肽生长抑素及奥曲肽与进口药物具有相似的临床效果，但缺乏多中心随机对照临床研究。韩国 SEO 等报道了一项前瞻性、多中心、随机对照的非劣效性试验，比较特利加压素、生长抑素、奥曲肽早期治疗急性食管静脉曲张破裂出血患者的疗效和安全性。肝硬化上消化道大出血的患者早期被随机分配接受特利加压素、生长抑素或奥曲肽，24 h 内进行内镜检查，5 天内未接受挽救治疗作为出血控制成功的评价指标。特利加压素组 261 例、生长抑素组 259 例、奥曲肽组260 例，在早期内镜检查时，三组患者活动性出血率分别为 43.7%、44.4% 和43.5%，出血控制成功率分别为 86.2%、83.4%、83.8%，没有挽救治疗率分别为89.7%、87.6%、88.1%，再出血率分别为 3.4%、4.8%、4.4%，三组间差异无统计学意义。因此认为，生长抑素及其类似物、特利加压素在控制其急性静脉曲张出血的疗效相似。

最近国内进行了一项包括 5 个临床研究的荟萃分析，比较血管加压素、特利

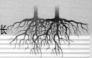

加压素和生长抑素奥曲肽初始控制食管静脉曲张出血成功率、5 天后再出血发生率,结果表明血管加压素、特利加压素或生长抑素/奥曲肽治疗患者,不论是控制出血成功率,还是 5 天后再出血率,各组间均无明显差异。对于生长抑素及其类似物控制出血失败者,可换用或联合应用特利加压素。

(三) 抗生素

活动性出血时常存在胃黏膜和食管黏膜炎症水肿,因此 20% 左右肝硬化急性静脉曲张出血患者 48 h 内发生细菌感染。Child-Pugh C 级合并糖尿病及肝癌患者特别容易受到感染。早期再出血及病死率与未能控制的细菌感染有关。尽管静脉曲张破裂出血死亡与感染的关系值得商榷,但研究表明,内镜检查前 8 h,预防性应用抗生素可减少菌血症和自发性细菌性腹膜炎的发生。肠来源的需氧革兰阴性杆菌是最常见的病原菌,但最近革兰阳性和喹诺酮耐药微生物越来越多,其临床意义尚不清楚。国外多个指南建议,短期(7 天)应用氟喹诺酮类(环丙沙星或诺氟沙星)。由于医院内喹诺酮耐药菌的增加,短期静脉应用头孢三代类抗生素已被证明是有益的,特别是在高感染风险晚期肝硬化、糖尿病及肝癌患者。因此,对肝硬化急性静脉曲张破裂出血的患者应短期使用抗生素,首选头孢三代类抗生素,若过敏。则选择喹诺酮类抗生素,如左旋氧氟沙星、莫西沙星等,一般疗程 5～7 天。

(四) 质子泵抑制剂

当胃液 pH>5,可以提高止血成功率。质子泵抑制剂(PPI)临床应用种类较多,包括奥美拉唑、埃索美拉唑、泮托拉唑等。一般情况下,PPI 40～80 mg/d,静脉滴注。对于难控制的静脉曲张出血患者,PPI 8mg/h 持续静脉滴注。有实验系统评价了 6 项来自随机对照试验的 2 223 例静脉曲张出血患者,在内镜治疗前应用 PPI 与不使用的患者,其病死率差异无统计学意义,但早期应用 PPI 可减少内镜治疗需求。

一项随机对照临床试验证明,PPI 可减少 EVL 术后食管溃疡的大小,减少再出血发生,但该研究病例数较少。迄今,没有证据表明 PPI 治疗肝硬化静脉曲张出血可以影响患者的临床结局,即死亡或再出血。如果 PPI 不可及,临床上也可使用 H_2 受体阻滞剂,如法莫替丁 80 mg/d,静脉滴注,共用 5～7 天。

(五) 其他药物

目前没有足够的临床证据表明,局部使用凝血酶、冰盐水(8 mg 去甲肾上腺素/100 ml 盐水)、云南白药及静脉应用血凝酶、凝血酶原复合物、维生素 K_1 等在肝硬化 EVB 的治疗中有确切疗效,应避免滥用这类止血药。

二、二级预防的药物治疗

（一）非选择性β受体阻滞剂

常用药物为普萘洛尔，具体用法见一级预防的药物治疗。

卡维地洛是一种新的β受体阻滞剂，可通过阻断α受体而扩张血管。它可降低肝内血管阻力，较传统非选择性β受体阻滞剂更能降低HVPG。卡维地络国内应用经验较少，长期效果及安全性仍需要进一步研究。

值得注意的是，近年来研究发现，非选择性β受体阻滞剂可增加Child-Pugh C级患者的病死率。因此，该类药物适用于Child-Pugh A/B级肝硬化并发GOV出血患者。

（二）血管扩张剂

血管扩张剂是一类通过抑制肝窦肌纤维母细胞主动收缩，从而降低肝内血管阻力或扩张门静脉侧支循环，降低门静脉压力的药物。这类药物有：硝酸盐、α_2受体阻滞剂、钙离子拮抗剂、5-HT受体阻滞剂等。目前临床应用的证据和经验很少。

近年来发现，肝硬化患者急性肾损伤与内脏血管扩张有关，因此推测这些扩血管药物可能对肝硬化肾损伤有不利影响。β受体阻滞剂联合5-单硝酸异山梨酯与EBL均可预防食管静脉曲张破裂再出血。

（三）药物的联合应用

部分肝硬化门脉高压患者因各种原因对药物无反应或不宜使用，故需选择联合用药，主要联合用药方案如下：

1. 非选择性β受体阻滞剂（普萘洛尔）与硝酸酯类合用

研究发现静脉滴注普萘洛尔和硝酸甘油的门脉高压建模大鼠，其门静脉压力下降幅度较两药单用时明显。肝硬化患者合用普萘洛尔和硝酸异山梨酯（47±13）天后，降低门静脉压力的作用比单用普萘洛尔时更显著。这两种药物能产生协同作用的机制可能有：①硝酸酯类扩张静脉血管，降低门静脉及侧支循环的阻力，抵消了普萘洛尔使之增加的不利作用；②硝酸酯降低动脉血压，通过压力受体介导的内脏血管收缩，进一步减少门静脉血流量。

2. 普萘洛尔与螺内酯合用

对普萘洛尔无反应的患者加用螺内酯（安体舒通），能降低食管曲张静脉压。近年来研究发现，螺内酯可降低门静脉压力，与减轻肝纤维化、肝内阻力和抑制肝星状细胞活化有关。

值得注意的是,这些扩血管药物可能对肝硬化患者急性肾损伤存在不利影响。总之,理想的降低门静脉压力的药物应具备选择性作用于内脏血管床、维持肝脏有效血液灌注及改善肝功能三个条件,但目前所有药物均不具备这三个条件。因此,寻找新的降门静脉压力药物及评价药物的确切疗效有待于基础和临床进一步研究。

第八节 内镜治疗

一、一级预防的内镜治疗

(一) EVL 治疗

1. 适应证

急性食管静脉曲张出血;外科手术等其他方法治疗后食管静脉曲张再发急性出血;既往有食管静脉曲张破裂出血史。LDRF 分型 D 1.0 - D 2.0 曲张静脉适用。当曲张静脉直径>2.0 cm,内镜套扎治疗后近期再发大出血风险增加。

2. 方法

常用六环或七环套扎器,首次套扎间隔 2~4 周可行第二次套扎或硬化剂注射治疗,直至静脉曲张消失或基本消失。

3. 并发症

EVL 治疗可能出现的并发症包括食管狭窄、大出血、发热等。

(二) EIS 治疗

1. 适应证

同 EVL 治疗。对于不适合 EVL 治疗的食管静脉曲张者,可考虑应用 EIS。

2. 方法

疗程:第 1 次 EIS 后,间隔 1~2 周行第 2、3 次 EIS,直至静脉曲张消失或基本消失。硬化剂:常用聚桂醇、5% 鱼肝油酸钠。注射方法:曲张静脉内注射为主;每次注射 1~4 点;初次注射每条血管(点)以 10 ml 左右为宜,一次总量一般不超过 40 ml,依照静脉曲张的程度减少或增加剂量。

3. 并发症

EIS 治疗可能发生的并发症包括食管狭窄、穿孔、出血、纵隔炎、溶血反应(5% 鱼肝油酸钠)、异位栓塞等。

（三）药物辅助内镜治疗

药物辅助内镜治疗可以显著提高内镜治疗安全性和疗效,减少近期再出血。韩国学随机双盲比较了特利加压素($n=43$,开始 2 mg 静脉注射,然后 1 mg 静脉滴注,每 4h 一次,连续 3 天)和奥曲肽($n=45$,25μg/h,静脉点滴,连续 5 天)联合内镜下 EVL 早期再出血疗效,最初止血率分别为 98%(42/43)、96%(43/45)。5 天和 42 天再出血率分别为 12%(5/43)、28%(12/43)、9%(4/45)和 24%(11/45)。结果显示,特利加压素和奥曲肽组之间差异无统计学意义,认为比较特利加压素和奥曲肽联合 EVL 显示同样的安全性和有效性。这与国内多数学者的研究一致。

ABiD 等头对头比较了特利加压素和奥曲肽辅助内镜治疗静脉曲张出血的效果。两组病死率(5.5% VS 4.3%)、控制食管静脉曲张破裂出血率(92.6% VS 95.6%)差异无统计学意义。两组患者平均输血量无差异,未见心脏系统不良反应。A 组患者的平均住院时间短。因此认为,特利加压素的疗效不劣于奥曲肽辅助内镜治疗食管静脉曲张破裂出血,国内临床医生也有较多经验。

（四）自膨式覆膜食管金属支架（SEMS）

经过药物或常规内镜套扎或硬化剂治疗后,仍有 15%～20% 的患者反复出血或活动性出血不能有效控制(称为难治性静脉曲张出血),而其他挽救治疗措施(如 TIPS、外科手术)不可及或没有时机,患者生命受到严重威胁时,内镜下覆膜食管支架挽救治疗具有一定的效果。SEMS 可作为不适合急诊 TIPS 或手术患者,且威胁患者生命时有效的挽救治疗方法,但国内迄今尚无临床应用的经验。

（五）内镜治疗禁忌证

门脉高压胃食管静脉曲张内镜治疗的禁忌证包括:①有上消化道内镜检查禁忌;②未纠正的失血性休克;③未控制的肝性脑病,患者不配合;④患方未签署知情同意书;⑤伴有严重肝、肾功能障碍,大量腹水患者。

但近年来,随着内镜治疗技术和危重症监护医学的进步,在 ICU 及麻醉科的支持下,对难控制的失血性休克或肝性脑病患者,在征得家属充分理解和知情的基础上,在全麻插管下仍可采取内镜治疗。因此,肝硬化急性食管静脉曲张出血抢救时,应根据医师经验及医院的医疗技术条件确定内镜治疗的时机和方法。

（六）评估与随访

门脉高压胃食管静脉曲张内镜治疗必须跟踪治疗、长期随访,评估疗效。经首次治疗,1～2 周进行内镜复查,静脉曲张尚未达到根除或溃疡完全愈合的患

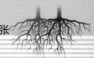

者,根据曲张静脉情况可行第二、第三次内镜治疗,直至静脉曲张消失或基本消失。静脉曲张消失或基本消失后,一般每隔 6～12 个月复查一次。经过内镜治疗的患者,应终生内镜随访、跟踪治疗。

二、二级预防的内镜治疗

采用内镜治疗的目的是根除或基本使静脉曲张消失,减少再出血率及相关病死率。内镜治疗方法主要包括 EIS、EVL,详见一级预防部分。至于何时选择内镜下硬化剂或套扎或二者联合治疗,要根据医院条件和医生经验,更多的高质量循证医学证据仍需要研究。

非选择性 β 受体阻滞剂联合内镜治疗近年来,多项高质量临床研究证明,非选择性 β 受体阻滞剂联合内镜治疗是二级预防食管静脉曲张出血首选的标准方案。EVL 本身就足以防止肝硬化静脉曲张出血,联合普萘洛尔或硝酸异山梨酯后胃食管静脉曲张再出血发生率没有显著降低,相反会增加不良反应。

第九节　手术治疗及其并发症处理

一、常用手术方法

由于门脉高压是由多种病因引起的,其发病机制、病理生理改变以及临床表现复杂,因此,对门脉高压症的外科治疗选择必须考虑到本病的发病原因、病理生理、血流动力、肝脏功能等诸多因素的影响,以选择合适的外科治疗方式。目前我国的门脉高压仍主要是由肝硬化引起的,其外科治疗的目的则主要考虑解决食管胃底静脉曲张而引起破裂出血的问题,其次是要解决脾大及脾功能亢进的问题。虽然门脉高压的外科治疗至今已有近 70 年的历史,手术方法不断改进,但治疗效果至今仍不十分理想,其根本问题仍在于肝脏疾病尚无特效治疗解决方案。就其手术方式而言主要包括门-体静脉分流术、门-奇静脉断流术两大类,分述如下:

(一)门-体静脉分流术(portoasystemic shunt)

门-体静脉分流术是通过门静脉与体静脉的吻合,将高压的门静脉系的血流直接分流到腔静脉系去,以减少门静脉血流量,降低门静脉压力。也就是用门静脉主干或其主要属支血管与下腔静脉或其属支吻合口,分流或转流部分门静脉血流,降低门静脉压力。早在 1903 年 Eck 就曾在实验狗身上成功地实行了端侧门腔分流术。此后许多学者将此方法引入到人体实验,直到 1945 年 Whipple 才完成了首例端侧门腔分流术用于治疗肝硬化食管静脉曲张破裂出血效果良好。此后特别是 20 世纪 80 年代以后,由于门静脉血流动力学的发展,手术方式的不断改进,才降低了分流术后并发症的发生率及再出血率。目前仍是治疗门脉高压的主要手术方式之一。门-体静脉分流术分为非选择性门-体静脉分流(non-selective portal systemic shunt)部分门-体静脉分流术(partial portosystemic shunt)及选择性门-体静脉分流术(selective portasystemic shunt)三类。

1. 非选择性门-体静脉分流术

又称完全性门-体静脉分流术、全门-体静脉分流术,是通过大口径吻合口将高压的门静脉血流完全分流到低压的体循环中。优点是降低门静脉压力明显,止血作用有效、可靠,远期止血效果好,复发出血者少。但缺点是肝性脑病发生率高,且由于门静脉向肝血流灌注量下降,引起严重的肝功能进行性衰竭,远期疗效并不理想。常用的手术方式有:门-腔静脉分流术(PCS),包括门-腔静脉端侧分流术、门-腔静脉侧侧分流术;脾-腔静脉分流术(SCS);肠-腔静脉分流术(MCS);脾-肾静脉分流术(SRS)。

目前肠腔静脉分流术由于手术暴露好,术中出血少,降压及分流量适中,术后肝性脑病发生少,又保持了部分门静脉血流继续向肝灌注,该手术仍较常用。

2. 部分门-体静脉分流术

又称限制性门-体静脉分流术,是将上述各种术式采用较小的分流口直径(分流口直径限制在 0.8~1.0 cm)分流部分门静脉血流,使门静脉压适当下降至既可足以防治食管胃底静脉曲张破裂出血,同时又最大限度地维持向肝性门静脉血流,防止肝性脑病及加重肝功能损害发生的可能。

3. 选择性门-体静脉分流术

又称区域性分流、选择性减压术,就是设法只分流发生曲张静脉破裂出血部位的侧支血流,而不影响整个门静脉系统血流,以达到防治出血的目的,又不影响门静脉向肝灌注。主要有:远端脾-肾静脉分流术(DSRS);冠-腔静脉分流术(LGCS);远端脾-腔静脉分流术(DSCS);冠-肾静脉分流术(LRCS)。

(二)门-奇静脉断流术(portal-azygous disconnection)

门-奇静脉断流术就是通过手术切断门静脉和体静脉之间造成出血的侧支循环,以达到防治出血的目的。优点是即时止血率高,手术操作简单,术后能保持门静脉向肝性血流,肝功能维持好,肝性脑病发生率低;缺点是术后再出血发生率高。再出血的原因可能为:断流术区域发生新的侧支循环,静脉曲张复发,胃缺血、胃黏膜病变。

常用的术式有:胃底贲门周围血管离断术;经腹胃冠状静脉曲张静脉离断术;直视下胃冠状静脉栓塞术;经胸食管下端曲张静脉离断术;食管周围血管离断加食管横断术;经腹联合断流术。

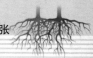

此类手术方法在我国和日本应用较多。其中胃底贲门周围血管离断术目前在临床上广泛应用。

（三）分流加断流联合术

分流加断流联合术式是在同一手术视野中同时行分流及断流术。常用的手术方式有：脾-肾分流加贲门周围血管离断术；肠-腔桥式分流加贲门周围血管离断术；肠-腔侧侧分流加贲门周围血管离断术。此类手术综合了分流和断流术的优点，采用互补的手术方式，对门静脉血流影响较少，安全可靠，是一种较为理想的治疗门脉高压的手术方法。

（四）脾切除术

由于门脉高压引起的脾大、脾功能亢进是继发性，属脾脏淤血造成的。针对门脉高压引起的脾大、脾功能亢进，在患者无上消化道出血史，脾大伴有明显脾功能亢进者，可行选择性脾动脉部分栓塞，以缩小脾脏、减轻脾亢，而很少选择单纯性脾切除术。如有并发食管胃底静脉曲张破裂出血或有出血危险者，可在行脾切除术的同时加上分流或断流术。

（五）肝移植

广义的肝移植包括肝细胞移植、原位或异位肝移植。各种肝病，特别是病毒性肝炎，慢性进行性发展到最后阶段形成肝硬化伴发门脉高压。因此，各种肝病的早期有效的治疗是防治肝硬化、门脉高压的基础。我国于 20 世纪 80 年代中期进行的胎儿肝细胞移植治疗各种肝病，对防治各种肝病的发生和发展起到了一定的作用，由于诸多因素的制约，近年来的应用研究受到了限制。

原位或异位肝移植，尤其是原位肝移植是目前唯一可能治愈晚期肝病的方法，并且也是解决肝内型门脉高压的理想治疗方法。这是由于肝移植不仅是对门脉高压食管胃底静脉曲张破裂大出血的有效治疗方法，也从根本上可能解决部分病因的治疗作用，防止发生再出血及肝性脑病、腹水等诸多问题。目前在国外已作为常规手段治疗终末期肝硬化患者，已明显改善了许多严重慢性肝病患者的预后，成人肝移植后其 5 年存活率大于 70%，且患者术后生活质量亦明显改善。

我国也从 20 世纪 50 年代末期开始肝移植的研究，目前也日益受到肝病外科学界的广泛重视。但限于国内供肝的缺乏、价格的昂贵、手术方式及时机的选择、UW 保存液、免疫排斥反应、移植后的供肝又发生肝炎病毒的感染等诸多因素的影响，我国目前肝移植与先进国家之间尚存在较大的差距。

二、手术并发症及处理

由于我国对于门脉高压-胃底食管静脉曲张常用门-奇静脉断流术,故而本书专门对该种术式的并发症做简单的探讨。该手术特有的并发症主要与肝硬化(腹水和门静脉血栓的形成)和食管横断(吻合口漏及狭窄)有关。为避免迷走神经切断后的胃肠道功能障碍,有学者提出在断流的过程中保留肺胃神经可以获得较少的并发症。手术后腹水的发生率约为 3.3%~28%,2.6% 的患者需再次行腔静脉分流术。

术后门静脉血栓的形成可能与血小板增多或脾脏切除术后的门静脉血流量减少有关。门静脉血栓形成的患者中,只有出现相应的症状通常才能被发现,而这类具有症状的患者预后很差,经常因此死亡。

食管瘘的发生率约为 0~15.7%,死亡率约 15%,是断流手术的严重并发症。为了减少瘘的风险,有学者建议避免在内镜硬化剂治疗后立即性食管横断手术。然而也有学者指出手术前 1~2 次的硬化剂治疗并不会增加手术的困难和术后瘘的发生率。

食管狭窄的发生率约 2%~28%,狭窄似乎与食管胃断流的范围和吻合器的尺寸无关。如果出现食管狭窄,食管扩张是最为有效的治疗方法,在术后 3 周可以用内镜探查狭窄部位并依据狭窄情况进行吻合口的扩张。

第十节　介入治疗

一、回顾和进展

1971 年,Weichel 首先报道了经皮经肝门静脉导管置入术。1974 年,Lunderqueist 和 Vang 报道了为门脉高压和食管静脉曲张患者行经皮经肝胃冠状静脉栓塞治疗的最初结果。

虽然胃冠状静脉和胃短静脉被栓塞,潜在的静脉缓慢形成静脉曲张。经肝曲张静脉栓塞术的最大样本量由 Hermine 等 1989 年报道,收集累计 7 年的 400 例门脉高压和食管静脉曲张患者,65% 的患者属于 Child C 级,35% 的患者为 Child B 级。该研究的技术失败率和并发症率分别为 9% 和 7%;栓塞剂采用乙醇、不锈钢圈或氰丙烯酸异丁酯;结果提示,10 天生存率为 76%,97 例死于再出血或肝衰竭。术后 6 个月时,55% 的患者出现再出血,其中 Child B 级占 38%,Child C 级占 70%;术后 2 年再出血率为 81%,其中 Child B 级占 71%,Child C 级占 90%。约 50% 的再出血患者通过内科手段控制。术后 1 年生存率 48%,5 年生存率

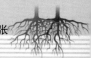

为 26%。

Rosch 和 Hanafee 在 1969 年在进行犬的经颈静脉胆道造影研究中最早提出经皮途径在肝内建立门体静脉分流道的概念。1982 年，Colapinto 等将此操作用于人体。然而，由于金属支架的进展，从假设到第一次现代理念的经颈内静脉门体分流术（TIPS）的实现经历了 20 年之久。

1988 年，Richter 等使用 Palmaz 支架在人体内建立了分流通道。随着技术成熟、操作方法的不断改进和器材研发的进步，目前全球实施了数以百万计的 TIPS 手术用于治疗肝病并发症，并有大量随机对照试验证实 TIPS 在预防门脉高压-食管静脉曲张再出血及治疗该病所致顽固性腹水方面上，明显优于内镜治疗及穿刺引流腹水。鉴于其低侵袭性、无需全麻及操作难度低等优点，TIPS 在欧美国家已逐渐取代外科分流术在门脉高压的治疗地位。

二、经颈静脉肝内门体分流术（TIPS）

TIPS 是指经颈静脉插管至肝静脉后，穿刺肝实质至肝内门静脉分支，将可扩张的金属支架植入后建立肝内门静脉与下腔静脉之间的分流道，以使整个肝外门静脉系区域的压力显著降低，从而达到治疗胃食管静脉曲张破裂出血和腹水等门脉高压并发症；还可应用于 Budd-Chiari 综合征、肝性胸腔积液、肝肺综合征和门静脉血栓形成等。

（一）适应证和禁忌证

1. 适应证

①药物或内镜治疗无法控制的急性食管静脉曲张破裂出血；②2 周内接受二次内镜治疗仍然反复发生的胃食管静脉曲张破裂出血（二级预防）；③无法耐受药物或内镜治疗的食管静脉曲张破裂出血；④顽固性腹水，4 周内经药物治疗、穿刺抽液无效或出现药物不良反应而无法继续治疗者；⑤Budd-Chiari 综合征；⑥顽固性肝性胸腔积液，4 周内经药物治疗、穿刺抽液无效，或出现药物不良反应而无法继续治疗者；⑦肝肾综合征；⑧肝肺综合征；⑨门静脉血栓形成；⑩出血性门脉高压性胃病、门脉高压相关的异位静脉曲张出血。

2. 禁忌证

TIPS 的相对禁忌证：①Caroli 病（肝内胆管扩张）、胆道阻塞性扩张；②脾功能亢进；③肝脏体积明显缩小，硬度明显增高；④多囊性肝病。

TIPS 的绝对禁忌证：①严重肝功能不全、慢性肝性脑病；②严重右心功能不全；③严重心肾功能障碍；④肝脏肿瘤生长于 TIPS 拟行穿刺处和支架处；⑤难以纠正的凝血功能异常；⑥自发性细菌性腹膜炎；⑦全身严重感染；⑧食管静脉曲张出血的一级预防。

（二）术前准备

1. 常规术前准备

术前 4～6 h 禁食水、备皮、抗生素皮试；有效控制严重的胸、腹水；保护肝肾功能。改善患者一般状况，包括近期有活动性出血的患者给予降低门静脉压力、抑酸、支持、纠正贫血和低蛋白血症治疗。术前常规建立静脉通路、备血、备三腔二囊管。术前 2 天给予低蛋白饮食。术前后计算 Child-Pugh、MELD 评分以准确评估病情变化。

2. 择期手术前检查

（1）实验室检查：择期手术患者术前要进行全面的实验室检查，包括肝功能、肾功能、电解质、血糖、凝血功能、病毒性肝炎血清标志物、肝纤维化系列、甲胎蛋白等，以准确评估患者是否伴全身器官功能损害、凝血机制异常等手术禁忌证，轻度异常者予以纠正处理。对于原因不明的肝硬化患者应进一步行自身免疫性肝病及自身抗体系列的检查，以除外自身免疫性肝病、干燥综合征、胆汁淤积性肝硬化等疾病，必要时行肝脏穿刺活检术明确诊断。

（2）影像学检查：肝脏 B 超检查以判断肝脏的大小，有无腹水形成；超声检查还能动态观察肝静脉、门静脉、脾静脉的宽度，血流方向及速度，以除外 Budd-Chiari 综合征等血管疾病。肝脏平扫和增强 CT 扫描可了解肝脏大小、肝硬化程度、肝裂增宽等情况，下腔静脉肝后段的范围，门静脉及肝静脉的位置关系，以及胸腹水情况，评估有无膈肌抬高或纵隔推移，是否伴有门静脉血栓形成，血栓的部位、程度等；有无海绵样变性形成；有无肝脏恶性肿瘤或动静脉瘘形成。对于 CT 评估困难者可进一步行 MRI 检查或门静脉系血管三维重建检查，了解肝后段下腔静脉、肝静脉与门静脉的位置关系，以及门静脉血栓范围及程度。

对于影像学检查发现门静脉分支及主干或肠系膜上静脉有栓子形成的患者，需先行间接门静脉造影检查，以充分了解门静脉及肠系膜静脉情况。对于门静脉显影不佳或伴有海绵样变性形成时应选择经皮经肝途径或经皮经脾途径，必要二者联合进行直接门静脉、脾静脉、肠系膜上静脉造影，准确的判断上述血管情况，避免盲目的经颈内静脉穿刺使手术失败。

（3）其他检查：术前常规行心电图、X 线胸片了解心肺功能情况，胃镜检查了解食管胃静脉曲张程度

3. 急诊手术前检查

急诊患者一般能够完成常规实验室检查，情况允许，应尽可能完成择期患者的术前准备，尤其是急诊 CT 检查，特别是对肝静脉及肝内外门静脉能够准确的判断，了解相互解剖关系，以利于术中门静脉穿刺，顺利完成 TIPS。但对于严重出血风险患者为争取抢救时机，可行急诊超声检查对患者的肝脏及血管情况予以

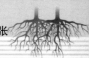

初步的预判断,以便紧急施行手术,术中可先行间接门静脉造影对门静脉及肠系膜上静脉的情况予以判断。

4. 器械药品准备

(1) 主要器械准备:门静脉穿刺系统,如 RUPS-100(Cook 公司)和 TIPSS1000;5F 血管鞘组、5F Cobra、单弯管、直头测孔导管或猪尾巴导管;超滑黑泥鳅导丝 0.035in(1in＝2.54 cm) Amplaz 超硬导丝,穿刺针等常规器材;球囊导管,包括 8 mm×40 mm、10 mm×40 mm 或 10 mm×60 mm;球囊压力泵;血管裸支架或覆膜支架;弹簧钢圈。其他尚需测压管(仪)、无菌辅料、高压造影连接导管、心电监护仪。

(2) 主要药品准备:局麻药如常用 2% 利多卡因;抗凝剂,常用肝素、低分子肝素钙;非离子型造影剂;镇静镇痛药物,如地西泮、盐酸哌替啶注射液等;溶栓剂,如尿激酶、重组人抗凝血酶原激活剂 r-tPA 等。同时备好多巴胺、肾上腺素、盐酸异丙嗪、地塞米松、巴曲酶(立止血)、血管扩张剂等抢救药物。

(三) 操作规范流程和要点

1. 门静脉显像方法

包括间接门静脉造影、肝脏增强 CT 检查、门静脉三维重建,推荐间接门静脉造影检查。

间接门静脉造影具体方法:患者仰卧位,心电监测,面罩或鼻导管给氧,常规消毒手术区域皮肤,右侧或左侧的颈部及腹股沟区皮肤铺无菌手术巾。选择腹股沟韧带中点下方 1.0～1.5 cm 处触摸到动脉波动最强点为穿刺点,2% 利多卡因局部麻醉。在拟穿刺点皮肤横切口 3 mm,进行股动脉穿刺。穿刺成功后引入导丝及 5F 血管鞘,退出内芯,保留肝素溶液,沿导丝送入 5F Cobra 导管,选择性插管至肠系膜上动脉,以备延时间接门静脉造影所用。通常延时 3～5 s,造影剂量为 6～8 ml/s,总量 25 ml。造影时机常选择在颈内静脉插管成功,RUPS100 穿刺系统导入肝右静脉后进行。此时造影有助于观察 RUPS-100 所处的肝静脉与门静脉的大致位置关系。

2. 颈内静脉穿刺

患者仰卧位,头偏向穿刺的对侧,通常选择右侧。2% 利多卡因局部麻醉,对于年老、儿童或疼痛耐受性差的患者可采用基础诱导麻醉下进行手术。选择穿刺点,以右侧胸锁乳突肌中点的外缘即胸锁乳突肌三角区的头侧为中心,或选择右下颌角下方 2.0～2.5 cm 处为宜,此穿刺点不易进入胸腔引起气胸。在拟穿刺点皮肤横切口 3 mm 后,充分扩张皮下通道,采用静脉穿刺针呈负压状态进针。穿刺针呈 30°～45°进针,进针深度 3～5 cm。穿刺成功后,将导丝送入下腔静脉,并用 10F 扩张鞘扩张局部穿刺通道,沿导丝引入 RUPS-100 穿刺系统,调整导丝进入肝右静脉,将穿刺系统选择性插入肝静脉,测量并记录游离肝静脉压。

需注意:当右侧颈内静脉狭窄闭塞或穿刺困难时,可选择左侧颈内静脉进行穿刺,穿刺方法及穿刺点选择同右侧颈静脉穿刺,在穿刺困难时可选择经股静脉穿刺导丝标记或 B 超引导下穿刺颈内静脉并进行下一步操作。

3. 门静脉穿刺

穿刺前根据 CT、MRI 或间接门静脉造影检查判断肝静脉、门静脉走形及位置关系。对门静脉增粗明显、肝静脉走行自然且可以准确判断相互关系者,可直接经肝静脉行门静脉穿刺。或以肝静脉内 RUPS100 的位置及间接门静脉造影显像对其分支的二维关系进行准确定位门静脉,塑型 RUPS100 导向器前端的角度,依据造影的定位行门静脉穿刺。

如经上法门静脉定位仍然困难,可经皮肝穿门静脉置入导丝或者猪尾巴管定位,避免盲目穿刺,否则有损伤肝实质、肝包膜下或腹腔出血、肝外穿刺等严重并发症。当肝静脉显示平直或肝静脉闭塞时,可以选择第二肝门附近的下腔静脉肝后段行门静脉穿刺。需注意:此时必须准确判断穿刺点有足够的肝实质包绕,否则会引起严重腹腔出血。

4. 建立门腔通道

从肝静脉穿刺门静脉成功后,通过"冒烟"(注入造影剂)判断所穿刺管腔是否为肝内门静脉分支。判断准确无误后,用 0.035 超滑泥鳅导丝调整进入门静脉主干至脾静脉或肠系膜上静脉。引入造影导管(猪尾或直测孔)至脾静脉,脾脏切除者导丝进入肠系上静脉,测量门、脾静脉压力并记录,进行直接门静脉造影(造影剂量为 6~8 ml/s,总量 15 ml),判断穿刺血管的位置及进针点,并了解食管胃底静脉曲张的位置、程度,有无脾肾分流道形成等,以备栓塞时用。送入超硬导丝至肠系膜上静脉,助手固定导丝,将 RUPS-100 鞘组推进至门静脉内,此时门腔静脉通道成功建立。

5. 曲张静脉栓塞

曲张静脉栓塞时机可在门腔静脉通道建立以后直接栓塞,也可以在支架置入后进行,推荐在门腔静脉通道建立后栓塞。依据直接门静脉造影判断食管胃底曲张静脉的位置、程度、直径,以便选择合适的导管及栓塞剂,并观察有无脾肾、胃肾分流形成,避免选择栓塞剂不当引起异位肺栓塞等严重并发症。

采用单弯导管或 Cobra 导管对胃冠状静脉、胃短静脉及所属食管胃静脉曲张静脉进行栓塞。常用栓塞剂推荐弹簧钢圈、组织胶(栓塞型)、无水乙醇、5% 鱼肝油酸钠和/或明胶海绵或聚乙烯醇颗粒,目前临床上多采用弹簧钢圈和或组织胶。

栓塞后换入造影导管再次测量门静脉和/或脾静脉压力,并进行准确记录。一般栓塞后门静脉压力较栓塞前压力升高 2~5 cm H_2O。对于异常脾肾、胃肾分流道的栓塞应着实慎重,可采用较大的弹簧钢圈进行,对分流道粗大者可经下腔

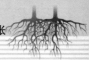

静脉-肾静脉途径用球囊封堵后再进行栓塞,并可留置球囊 24～48 h 后拔出。通过对曲张静脉或异常分流的栓塞可以减少分流量,有效增加肝脏的灌注,增加支架内血流,减少支架再狭窄和肝性脑病的发生。

6. 球囊扩张及支架置入

沿超硬导丝送入球囊导管(推荐球囊导管规格为 10 mm×40 mm、10 mm×60 mm),对分流道进行球囊扩张。由于肝硬化严重,有时在球囊扩张已达到工作压力,球囊充盈状态量好,但仍有球囊切迹时,持续 10 s 后,压力泵回抽,将球囊中点置入切迹明显处,再次进行扩张,持续 10 s,以达到有效扩张,避免支架置入后此处狭窄,引起局部涡流形成,引起支架功能失常。

球囊切迹明显时剪辑图像,结合球囊扩张时的切迹及血管造影选择合适的血管内支架,依据骨性标记精确定位后释放。一般推荐选用 TIPS 专用 Viatorr 支架,或直径 8～10 mm、长度 60～100 mm 的自膨式金属裸支架,裸支架内根据球囊扩张时定位肝实质部分释放覆膜支架。在置入金属支架后,再次行直接门静脉造影,了解支架位置及通畅情况,并观察曲张静脉的消失情况,必要时行支架内球囊扩张或曲张静脉再栓塞。再次测量门脾静脉压力及游离肝静脉压力,计算肝静脉压力梯度

(四) 并发症及防治措施

1. TIPS 操作相关并发症

最严重的 TIPS 操作相关并发症为误穿颈动脉造成的出血,肝动脉、肝内或肝外门静脉及肠系膜上静脉等血管壁撕裂伤造成的腹腔出血以及肝被膜穿刺伤造成的出血;还包括误穿入胆管或胆囊内形成门静脉胆管瘘或胆汁性腹膜炎,穿刺后感染或脓肿形成、赘生物感染、心律失常、造影剂过敏反应以及支架松动移位等。误穿主要与操作者的经验和技术有关。此外,部分患者的肝脏显著缩小,且伴发的张力性腹水使肝脏上移,也将增加穿刺门静脉造成血管壁撕裂伤出血的危险性。大多数出血是自限性的,有学者通过植入覆膜支架进行止血;大出血应密切观察,必要时开腹行修补术。为避免腹腔出血,穿刺门静脉应至少离门静脉分叉处 2 cm。手术相关的血源性感染,在进展期肝病的患者中以葡萄球菌及大肠埃希菌等革兰阳性细菌居多,而在胆道疾病的患者中多为肠道革兰阴性菌。一旦确诊,应立即给予抗生素治疗。

术后并发症最为常见的是肝性脑病、分流道或支架的狭窄阻塞,还包括急性右心衰、急性肝衰、溶血性贫血及手术感染等。

30%～50% 的患者在 TIPS 术后一年内会发生脑病,尤以术后 1 个月内显著增高。两项有关覆膜支架的研究提示肝性脑病发生率达 20%～40%,其中 3%～8% 会进展为难治性脑病。其主要发病机制可能与肠源性毒素吸收增加及术后血

氨过高有关。术后脑病的预测因素主要包括术前存在肝性脑病、术后门体压力梯度大于 12 mmHg、严重的肝病、非酒精性肝硬化、高凝状态、高龄、女性、支架直径、酗酒、机械通气及异常增高的血清肌酐。门体分流相关的脑病一般对标准治疗(乳果糖、限制蛋白摄入及消除诱发因素等)效果较好,可加用新霉素及甲硝唑等抗生素;对上述治疗均无效的难治性脑病,可采用缩小或阻塞分流道两种方法。将扩张的球囊置于分流道,造成分流道血栓形成,达到缩小分流道进而防治脑病,如果复发门脉高压或形成完全性血栓,应再次实施开通术,但除再发出血的危险外可造成致命性血流动力学改变。当前,肝移植被考虑为难治性脑病的最终治疗方法。

TIPS 分流道狭窄或闭塞可以发生于术后的任何时间,是 TIPS 术后静脉曲张再出血及腹水复发的主要原因。一般分为早期及中远期狭窄或闭塞,前者多与支架释放时未完全支撑肝实质部分分流道、支架释放后扭曲、成角使肝组织回缩、继发血栓形成有关;后者多与支架内假性内膜过度增生有关。分流道狭窄或闭塞的机制尚不明确,暂无有效的预防方法,因此,术后监测是必要的,直接门静脉造影与门体压力梯度的测量是术后评估门静脉系血管及分流道的最佳标准,但由于此技术的侵袭性及造影剂的使用,除术后短期评估以外,多采用彩色超声多普勒观察分流道情况。术后应于 7~14 天即开始监测,主要指标有分流道血流最大速度(正常为 60~220 cm/s)、门静脉主干血流最大速度及方向(正常为 >30 cm/s、向肝血流),并结合肝脏的整体情况做出判定。术后抗凝预防血管内膜增生及早期血栓形成是有效的,但对于既往频繁出血、INR>5 或无法监测凝血功能的患者来说,不提倡术后抗凝治疗。晚期的分流道狭窄或闭塞发生率高达 80%,覆膜支架有效地解决了上述问题(一年内分流道开通率可达 84%)。

(五) TIPS 技术成功标准和疗效评估

对于有经验的介入医生来说,TIPS 的手术成功率可达 90% 以上。根据美国肝病学会指南,TIPS 的技术成功主要是指分流道的建立以及门静脉压力梯度降至 12 mmHg 以下,然而根据我们的临床实践,这种情况下患者术后肝性脑病发生率将显著升高,故在支架的成功植入后术后门静脉压力梯度较术前降低 20%,即可被认为 TIPS 手术成功。临床成功主要是指门脉高压并发症的消除,其成功率可达 90%。

TIPS 术后死亡最常见的原因是肝衰竭及脓肿形成,而术后肝衰多发生在进展期肝病或全身状态较差的患者。因此,术前对患者肝功能及整体状态的评估是相当关键的。下面主要介绍 Child-Pugh、MELD 及 Emory 三项目前较为常用的评分标准。

Child-Pugh 评分在 1964 年由 Child 等提出,并于 1972 年由 Pugh 等修改,一直沿用至今。由于此评分标准的简易性,评估 TIPS 术后预后的方面得到了广泛的肯定;但近年来,有学者对 Child-Pugh 评分中两项主观性指标的准确性提出了质

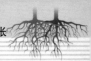

疑。2000年,Mayo医院及Emory大学分别提出了MayoTIPS评估模型(公式如下)及Emory评估模型,它们均是为评估TIPS后患者生存率而制定的。2001年,MayoTIPS评估模型经修改去除了肝硬化原因预测指标,改名为终末期肝病模型,目前广泛地地被用来评估肝移植选择患者。

MayoTIPS评估模型公式:

$$R=0.378\ln[总胆红素(mg/dl)]+1.12\ln[INR]+0.95\ln[血清肌酐(mg/dl)]+0.64[病因:胆汁性或酒精性0,其他1]$$

修改后的MELD评分公式:

$$MELD=9.57\ln[血清肌酐(mg/dl)]+3.78\ln[总胆红素(mg/dl)]+11.2\ln[INR]+6.43$$

表 2-10-1　Child-Pugh 评分标准

项目	分数		
	1	2	3
肝性脑病	无	Ⅰ-Ⅱ	Ⅲ-Ⅳ
腹水	无	可控制性	难治性
总胆红素(μmol/l)	<34	34~50	>50
白蛋白(g/L)	>35	28~35	<28
INR	<1.7	1.71~2.20	>2.20

表 2-10-2　Child-Pugh 分级及生存率

分数	分级	一年生存率	两年生存率	平均寿命	围术期死亡率
5~6 分	A	100%	85%	15~20 年	10%~20%
7~9 分	B	81%	57%	*	30%
10~15 分	C	45%	35%	1~3 年	82%

注:如采用凝血酶原时间(PT)替代国际标准化率(INR值),依次为<14 s,15~17 s,>18 s;或延长1~3 s,3~5 s,>5 s. * 适合肝移植评估。

表 2-10-3　Emory 模型评分标准

项　目	分　数
急诊 TIPS	2
ALT>100 IU/L	1
胆红素>3.0 mg/dL	1
TIPS 前肝性脑病	1

表 2‐10‐4 Emory 模型分级及相应生存率

分数	危险程度	一年生存率
0	低危	10%
1～3	中危	43%
4～5	高危	70%

比较上述三种评分模型对 TIPS 术后长期生存率的预测效果,Emory 评估模型效果最差,MELD 仅略微优于 Child-Pugh 评分。尽管 MELD 完全采用的是客观指标,却容易受非肝病因素的影响,总体看来,虽然 15%～20% 的患者生存情况 MELD 无法被准确地预测,但如能将更佳的肝肾功预测指标纳入公式,会进一步提高 MELD 的准确率。最近,有学者应用 MELD-Na 模型进行评估 TIPS 术后患者的预后,结果显示 MELD-Na 的预测生存的准确性优于单独 MELD 评分。

TIPS 将传统的外科分流模式改变为肝内分流模式,兼备创伤小、无需全身麻醉以及并发症少等优点。当前,TIPS 治疗曲张静脉再出血和难治性腹水的有效性与安全性已得到大量随机对照研究充分证实。相信随着 TIPS 技术的不断完善与门脉高压症的认识,肝肾综合征、肝肺综合征以及门静脉血栓形成等新的适应证将会得到进一步的证实。此外,虽然覆膜支架的应用已有效地解决了 TIPS 术后分流道狭窄或闭塞,但术后肝性脑病等其他并发症仍限制着 TIPS 更广泛的应用,改良穿刺和分流路径或限制分流的支架值得期待。

第十一节 护理原则

一、未出血期间的护理

1. 健康宣教及监督

门脉高压-食管胃静脉曲张患者多伴有慢性肝病肝硬化,因此建议对于患者要采取多种形式的健康宣教和监督,包括患者家属,收集患者及家属的需求与想法,给予针对性的建议与指导,引导患者正确对待疾病,克服生理和心理上的障碍,提高患者自身的生活质量,充分理解当前的社会-生物-医学模式,指导患者的自我监督与治疗,按时按医嘱就诊及治疗

2. 饮食调理

非出血期间应当给予患者正确的饮食指导,主张温度适宜的少渣饮食,建议饮食温度在 35 ℃～37 ℃,过热可能会是曲张血管过度扩张引发出血。告知患者

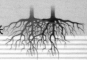

应当少食多餐、细嚼慢咽,防止胃食管急速扩张挤压诱发曲张血管出血。单次进食营养不宜过多,过多的营养物质可能诱使门静脉系统血容量突增,导致压力升高诱发出血。应当嘱咐患者避免使用易致出血的食物及药物,避免食用酒类及高蛋白高油脂等加重肝脏负担的食物。与患者强调饮食控制对疾病治疗的重要性,以达到最佳的治疗效果。

3. 合理休息

卧床休息可以增加肝脏供血量,促进肝细胞的修复和再生。肝硬化上消化道出血恢复期宜多卧床休息,保证足够的睡眠。切忌突然剧烈活动或感到疲劳。过度的体力劳动,或突然的发力可致腹内压陡然增高,易导致曲张静脉破裂出血。

4. 心理疏导

门脉高压-食管胃静脉曲张的患者通常病程长,病情容易有波动,部分患者可能反复入院治疗,易使患者心理常常处于应激状态,不利于患者的恢复。因此应当依据患者的个体情况进行个体化的心理疏导,介绍疾病与情绪的关系,合理安排生活,同时也应对患者身边的亲属进行心理指导,给予患者更好的心理环境,在身心最佳状态下进行治疗。

二、出血期间护理

1. 心理疏导

患者出现消化道出血时,均有紧张恐惧心理,故应恰当安慰患者及家属,抢救过程中保持镇静、自信、准确,操作娴熟,及时清理患者呕吐物及排泄物,保持口腔清洁,避免血腥味刺激引起再次呕吐,加重患者心理负担。讲解当前即将采取的治疗措施目的、方法和可能发生的反应,并交代注意事项及配合方法,使患者保持乐观情绪,主动配合才能达到最好的治疗效果。

2. 围术期护理

(1)术前准备:出血时建立通畅的输液、输血通道,配血,备好吸引器及吸氧设备,做好急救准备。嘱患者禁食,医护人员准备好各种抢救物品,制定好治疗方案及应急预案。

(2)术中准备:在有创操作及手术过程中密切观察患者的生命体征、面部表情及手势,如有异常及时发现并采取相应措施。操作完成后,观察生命体征。

(3)术后护理:在有创操作及手术后密切观察并记录意识、血压、脉搏、面色、肢温情况、引流情况、有无再次出血、出入液量。做好口腔护理,保持口腔清洁,避免口腔溃疡及肺部感染等并发症的发生。严密观察伤口有无渗血、腹腔引流管的引流量、性质、颜色,引流量应逐渐减少,颜色逐渐变淡。妥善固定各种管道,避免折叠、受压、扭曲、保持通畅。更换引流袋时注意无菌操作,防止液体反流。依据患者的恢复情况合理安排患者术后的饮食、活动。

3. 出院指导

出院前告知患者的后续随访及治疗方案,并帮助患者树立战胜疾病的信心,保持良好的心态。在病情稳定期间做到按医嘱用药物的同时,生活上要有规律,应做好自身的饮食管理,进易消化、易吸收饮食,要长期进软食,进食要做到细嚼慢咽。要注意观察排便情况,如发现黑便、头晕、心慌、出冷汗等情况要及时就诊。

附:典型病例

【例1】某患者,52岁男性,慢性乙肝病史30余年,1个月前曾有上消化道出血病史,Child-Pugh分级B级。入院后予以EIS治疗。

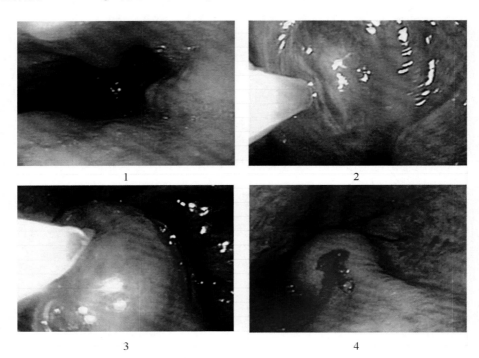

图2-11-1 EIS治疗病例

1. 胃镜下见食管下段静脉曲张;2. 将注射针插入曲张的静脉团中;
3. 注入硬化剂;4. 退针后注射后无活动性出血

【例2】某患者,61岁男性,慢性乙肝肝硬化40余年,近一年内有3次上消化道出血病史。本次因呕血入院,急诊行EVL治疗。

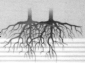

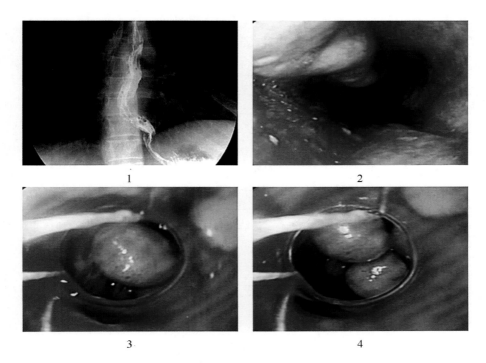

图 2 - 11 - 2

1. 入院前门诊上消化道钡餐提示食管下段多发串珠样充盈缺损；
2. 胃镜下见食管下段曲张静脉活动性出血；3. 准备行 EVL 治疗；
4. EVL 治疗后无活动性出血

参考文献

[1] Leslie H, Blumgart. 肝胆胰外科学. 第 4 版. 北京：人民卫生出版社，2010.

[2] 吴孟超，吴在德. 黄家驷外科学. 第 7 版. 北京：人民卫生出版社，2008.

[3] Michael J, Zinner, Stanley W. 腹部手术学. 第 11 版. 北京：科学出版社，2010.

[4] 中华医学会肝病学分会，中华医学会消化病学分会，中华医学会内镜学分会. 肝硬化门脉
　　高压食管胃静脉曲张出血的防治指南. 临床肝胆病杂志，2016，32(2)：203 - 219.

[5] de FRANCHIS R，Baveno VI Faculty. Expanding consensus in portal hypertension：report
　　of the Baveno VI Consensus Workshop：stratifying risk and individualizing care for portal
　　hypertension. J Hepatol，2015，63(3)：743 - 752.

[6] 沈敏，朱康顺，孟晓春，等. 门脉高压症食管静脉曲张的 CT 诊断及出血风险预测. 中华医学
　　杂志，2010，90(41)：2911 - 2915.

[7] 令狐恩强，冯佳. 位置、直径、出血风险在食管胃底静脉曲张破裂出血患者分型中应用初
　　探. 中华消化内镜杂志，2008，10(25)：507 - 511.

[8] 中华医学会消化内镜学分会食管胃静脉曲张学组. 消化道静脉曲张及出血的内镜诊断和
　　治疗规范试行方案(2009 年). 中华消化内镜杂志，2010，27(1)：1 - 7.

[9] 李敏然,徐小元.肝硬化门脉高压食管胃静脉曲张出血的防治研究.中华肝脏病杂志,2015,23(4):247－249.

[10] Groszmann RJ,Garcia-Tsao G,Bosch J,et al. Beta-blockers to prevent gastroesophageal varices in patients with cirrhosis. N Engl J Med,2005,353(21):2254－2264.

[11] Tripathi D,Stanley AJ,Hayes PC,et al. UK guidelines in the management of variceal haemorrhage in cirrhotic patients. Gut,2005,65(11):1680－1704.

[12] 奥曲肽全国协作组.两种剂量奥曲肽治疗食管、胃静脉曲张大出血多中心随机对照临床疗效观察.中华消化杂志,2005,25(1):37－40.

[13] 范春蕾,丁惠国.非选择性β受体阻滞剂预防肝硬化食管胃静脉曲张出血研究进展.中华医学杂志,2013,93(6):474－476.

[14] 中华医学会肝病学分会,中华医学会感染病学分会.慢性乙型肝炎防治指南(2015年更新版).临床肝胆病杂志,2015,31(12):1941－1960.

[15] 吴志勇.肝硬化门脉高压症外科治疗的合理选择.外科理论与实践,2009,14(1):1－3.

[16] Corley DA,Cello JP,Adkisson W,et al. Octreotide for acute esophageal variceal bleeding:a Meta-analysis. Gastroenterology,2001,120:946－954.

[17] Orloff MJ. Fifty-three years' experience with randomized clinical trials of emergency portacaval shunt for bleeding esophageal varices in cirrhosis:1958—2011. JAMA Surg,2014,149(2):155－169.

[18] Shi KQ,Liu WY,Pan ZZ,et al. Secondary prophylaxis of variceal bleeding for cirrhotic patients:a multiple-treatmentsMeta-analysis. Eur J CLin Invest,2013,43(8):844－854.

[19] Vorobioff JD,Groszmann RJ. Prevention of portal hypertension:from variceal development to clinical decompensation. Hepatology,2015,61(1):375－381.

[20] Rossle M. Tips:25 years later. J Hepatol,2013,59(5):1081－1093.

[21] Garcia-Tsao G,Sanyal AJ,Grace ND,et al. Prevention and management of gastroesophageal varices and variceal hemorrhage in cirrhosis. Am J Gastroenterol,2007,102(9):2086－2102.

[22] 李彦豪,何晓峰,陈勇.实用临床介入诊疗学图解.第3版.北京:科学出版社,2015.

（周华丁　马保金　王一飞　赖化平　孙　强　殷晓星　吴　鸣　王泽峰）

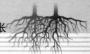

第三章 精索静脉曲张

第一节 流行病学

精索静脉曲张(varicocele,VC)是指精索内静脉蔓状静脉丛的异常伸长、扩张和迂曲。精索静脉曲张的发病率大约占男性群体的 $10\%\sim15\%$，大多见于青壮年，其中 $20\%\sim40\%$ 的患者系因不育而就诊。

精索静脉曲张发生于左侧较多，但是近年来发现双侧精索静脉曲张的发生率可高达 40% 以上。精索静脉曲张的发病率与年龄存在相关性，男性青春期前较少发生，而在青春期后随着年龄增长发病率逐年增高，可能与身体长高、睾丸体积增大以及睾丸血供增多有关。最近研究表明，青春期前儿童发生率为 $2\%\sim11\%$，青少年发生率为 $9.5\%\sim16.2\%$，青春期后期发生率约为 $9\%\sim26\%$。

第二节 解剖与病因

一、精索静脉解剖特点

精索静脉由精索内、精索外静脉及输精管静脉组成，三组静脉在阴囊内相互交通、盘曲，形成精索静脉丛。

睾丸、附睾静脉形成的蔓状静脉丛，于腹股沟管内汇成 $1\sim2$ 条精索内静脉，在腹膜后上行，左侧精索静脉呈直角进入左肾静脉。右侧精索静脉在右肾静脉下方大约 5 cm 处呈锐角进入下腔静脉，其中直接汇入右肾静脉者约占 $5\%\sim10\%$。

精索外静脉由提睾肌静脉组成，在腹股沟管外环处离开精索静脉丛，进入腹壁下静脉、腹壁上静脉、阴部浅静脉和阴部深静脉，最后汇入髂外静脉。输精管静脉在腹股沟管内环处随输精管进入盆腔，汇入髂内静脉。

二、病因分类

1. 原发性精索静脉曲张

原发性精索静脉曲张 90％为左侧病变，左侧精索静脉曲张发病率高的原因可能有以下几种：①左侧精索静脉比右侧长 8～10 cm，左侧精索静脉压大于右侧；②左侧精索静脉呈直角注入左肾静脉，直立位使该静脉回流阻力加大，易反流；③尸解资料表明，人类左精索静脉瓣缺乏率高达 40％，而右侧仅为 3％。这种因解剖学因素和发育不良所致的精索静脉曲张称之为原发性精索静脉曲张。

2. 继发性精索静脉曲张

腹膜内或腹膜后肿瘤、肾积水或异位血管压迫上行的精索静脉引起血液回流障碍，尤其在肾肿瘤，除本身机械性压迫外，还可发生肾静脉或下腔静脉癌栓，可导致单侧或者双侧精索静脉曲张。

第三节　病理生理学

一、精索静脉曲张发生机制

精索内静脉走行较长，如果存在静脉瓣发育不良、受损或关闭不全以及静脉壁平滑肌或弹力纤维薄弱等因素，可造成静脉内压增加，血液回流不畅，引起精索静脉曲张。

原发性精索静脉曲张 90％为左侧病变，左侧精索静脉曲张发病率高的原因为：①左侧精索静脉比右侧长 8～10 cm，左侧精索静脉压大于右侧；②左侧精索静脉呈直角注入左肾静脉，直立位使该静脉回流阻力加大，易反流；③尸体解剖资料表明，人类左侧精索静脉瓣缺乏率高达 40％，而右侧精索静脉瓣缺乏仅为 3％；④由于左肾静脉位于腹主动脉与肠系膜上动脉之间，左肾静脉静脉压升高可致左精索静脉压力也升高，此为"近端钳夹"现象；⑤右髂总动脉可压迫左髂总静脉，使左精索静脉部分回流受阻，此为"远端钳夹"现象；⑥左精索静脉可受到胀满的乙状结肠压迫；⑦精索静脉本身疾病，如提睾肌发育不良、精索筋膜松弛等。这种因解剖学因素和发育不良所致的精索静脉曲张称之为原发性精索静脉曲张，但其病因通常应考虑为多因素所致结果。

二、精索静脉曲张与不育

（一）发生原因

精索静脉曲张可影响生育，是导致男性不育的主要原因之一。在成年男性大约 40% 的原发性不育者和 80% 的继发性不育者患有精索静脉曲张。

目前对于精索静脉曲张引起不育的原因，尚未能完全研究清楚，可能与以下因素有关：①精索静脉内血液淤滞，使睾丸局部温度升高，生精小管变性，影响精子的发生；②血液滞留影响血液循环，睾丸组织内 CO_2 蓄积，影响精子的形成；③左侧精索静脉反流，随之带来肾上腺及肾脏的代谢产物如类固醇、儿茶酚胺等，可能引起血管收缩，造成精子过早脱落；④因两侧睾丸之间静脉血管的交通支非常丰富，左侧精索静脉血液中的一些物质也能影响对侧睾丸内精子的形成。

（二）病理改变

1. 组织病理变化

精索静脉曲张影响生育的因素有精索内静脉、睾丸及附睾的病理变化。有学者对精索内静脉的病变观察发现，血管内皮细胞变性、内膜增生，中膜和瓣膜平滑肌增生肥厚、瓣膜严重机化，从而造成血液淤滞。对睾丸损伤的病变观察发现，生精细胞脱落，造成间质水肿，进而导致间质小血管病变。对附睾病变的观察发现，间质水肿，造成上皮细胞变性，管腔上皮细胞表面刷状缘排列紊乱。

2. 免疫因素

近年来，研究证实精索静脉曲张不育与免疫因素有关。Colomb 等发现精索静脉曲张不育者外周血和精液中存在抗精子抗体 ASA，ASA 进入睾丸或附睾可干扰生精和精子的成熟过程，导致精子数目减少，或者黏附在精子膜上，引起精子的形态和功能的异常。

第四节　临床表现

一、病史

详尽了解病史对明确精索静脉曲张诊断及分型至关重要，尤其是应明确继发性病变的病因。原发性精索静脉曲张可有男性不育史；继发性精索静脉曲张可有肾脏肿瘤、肾积水等原发病史。

二、症状

精索静脉曲张主要症状为立位时患侧阴囊肿大,局部有坠胀、疼痛感,可向下腹部、腹股沟或腰部放射。上述症状多于劳累、久立后加重,平卧休息后减轻或消失。静脉曲张程度与症状可不一致,有时会伴有神经衰弱等症状。

三、体征

精索静脉曲张的体征主要是立位时可见一侧阴囊胀大,睾丸下垂,并可见或触及蚯蚓状曲张的静脉团。卧位或托起阴囊时,扩张的静脉团缩小,立位时再度充盈。继发性精索静脉曲张于立卧位时曲张的静脉团并不缩小,有时可触及肿大的肾脏。

第五节 诊断要点

一、体格检查

症状和体征明显的精索静脉曲张诊断相对较易。临床上根据精索静脉曲张程度将本病分为四级(见表3-5-1)。

表3-5-1 精索静脉曲张分级及要点

分级	主要体征
0级	无精索静脉曲张症状表现,Valsalva试验不能出现,经彩色多普勒检查可发现轻微的精索静脉曲张,静脉管径超过1.8 mm
1级	局部触不到曲张的静脉,但令患者屏气、增加腹压时可触及曲张静脉,这一检查方法称为Valsalva试验
2级	正常立位可触及曲张静脉,但不能看见
3级	患者站立时能看到扩张静脉在阴囊皮肤突现,如团状蚯蚓,容易摸到

原发性精索静脉曲张在平卧位可消失。若不消失应怀疑为继发性精索静脉曲张,此时应仔细检查同侧腰腹部,并行B超、静脉尿路造影(IVU)检查或CT、MRI检查,明确精索静脉曲张是否为腹膜后肿瘤或肾肿瘤压迫所致。

近年来国内外日益重视对亚临床型精索静脉曲张(subclinicalvaricocele,SVC)的研究。这类患者体检时不能发现精索静脉曲张,Valsalva试验也呈阴性,但经超声、核素扫描或彩色多普勒检查时可发现轻微的精索静脉曲张。关于亚临

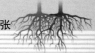

床型精索静脉曲张的诊断标准尚未统一,一般认为静脉管径≥1.8 mm 为亚临床型精索静脉曲张,≥2.2 mm 为临床型精索静脉曲张。

二、辅助检查

(一)影像学检查

1. 超声彩色多普勒超声检查

超声检查具有实时、高灵敏度、无创性等特点,不仅可观察精索静脉形态学的改变,了解声像图特征,检测其血流动力学的变化,同时可观察睾丸大小及其质地的变化,间接评估患者不育风险,且重复性好,已被广泛用于精索静脉曲张的诊断、随访及术前、术后的病情评估。精索静脉血液反流是精索静脉曲张的主要原因,因而发现反流是诊断精索静脉曲张的关键。超声检查可以实时观察精索静脉形态,测量曲张静脉内径、反流速度及反流时间等,为精索静脉曲张的诊断提供量化指标。

目前常用的精索静脉曲张超声诊断标准及分级根据临床及超声表现分为SVC 及临床型 VC1 级、VC2 级、VC3 级。SVC 是指临床触诊阴性而超声检查精索静脉内有血液反流;临床型精索静脉曲张是指临床触诊阳性且超声检查静脉管径≥2.2 mm。各级诊断指标见表 3-5-2。

表 3-5-2　超声诊断精索静脉曲张分级及标准

观察项目	SVC 级	临床型 VC1 级	临床型 VC2 级	临床型 VC3 级
平静呼吸时精索静脉内径(cm)	0.18~0.21	0.22~0.27	0.28~0.31	>0.31
Valsalva 试验时探及的反流持续时间(s)	1~2	2~4	4~6	>6

2. 红外线阴囊测温法

红外线阴囊测温法系无创性检查。研究表明,阴囊局部温度的高低与静脉曲张的程度成正比,但受到周围组织及环境温度影响较大,假阳性率高。

3. 精索静脉造影

精索内静脉造影是一种可靠的诊断方法,根据造影结果分为三级:①轻度:造影剂在精索内静脉内逆流长度达 5 cm;②中度:造影剂逆流至腰椎4~5 水平;③重度:造影剂逆行流入阴囊内。由于该检查属于有创性检查,技术要求高,限制了其在临床的应用。但精索内静脉造影有助于减少高位结扎手术的失败率,以及帮助分析手术失败的原因。

4. 睾丸体积测定

在可以获得精液分析前,睾丸体积变化情况可以作为预测生育功能指标之一,通常认为左右睾丸体积相差 10％～20％或者 2～3 ml 以上者有临床意义。与右侧睾丸相比,萎缩通常可以用萎缩指数评估,即:(右侧睾丸体积－左侧睾丸体积)/右侧睾丸体积;或运用睾丸体积差(TVDiff)类似于肾功能评估,即:TVDiff＝(右侧睾丸体积－左侧睾丸体积)/总睾丸体积。两个公式可以互换,即使是微小的睾丸体积差也可以很容易地从一种公式转换为另一种且具有近乎完美的精确度。测量睾丸大小有很多方法,包括视觉比较、尺测、Prader 模具、Takihara 模具以及超声等。多数学者认为,B超是测量睾丸大小最为准确的方法。泌尿外科医生可以综合考虑采取何种测量方法,但是极为重要的一点是,不能仅凭任何一次单一测定的数据作为评判手术治疗的参考。对于青少年而言,在整个青春期多时间点同种方法连续测量睾丸体积,可以获得极有临床指导意义的数据。

(二)实验室检查

1. 精液分析

根据美国泌尿外科学会以及美国生殖医学会的建议,对精索静脉曲张所致的不育患者至少应行 2 次精液分析。但是,有文献报道对于 3 级精索静脉曲张患者初次精液分析异常者是否进行第二次复查仍存在争议。连续精液分析异常伴或不伴睾丸萎缩,都是精索静脉曲张手术指征.但是青少年手淫取精可能存在一些生理及伦理上的问题,对于一些无法通过手淫取精法获得精液和排斥手淫取精法的患者,可以采用人工辅助取精技术,如阴茎震动刺激法(如电动按摩取精等)、经直肠电刺激取精术等方法获取精液。

如果通过上述方法仍无法获得精液或精液中无精子存在且强烈担心以后遇到生育问题的患者,还可采用外科取精术,具体术式包括附睾穿刺取精术、睾丸穿刺取精术或睾丸显微取精术。对有要求的患者可以通过精液冷冻保存技术长期保存生育能力。需注意的是,青少年的精液参数尚无统一标准,有研究分析对比了需冷冻精子保存生育能力的青少年和成年恶性肿瘤患者在治疗前的平均精子浓度、前向运动精子百分率,研究结果认为如果不考虑这些潜在疾病时,青少年一旦可以产生精子,其精液参数和成人基本相同。但此类患者潜在疾病对精液质量的影响程度能否作为健康青少年精液分析的标准,尚有待证实。

2. 精子抗体检测

对于因精索静脉曲张的不育患者建议行血清或精液精子抗体检测。

3. 激素水平测定

精索静脉曲张除导致不育外,有研究表明精索静脉曲张会损伤睾丸 Leydig细胞,减少睾酮的产生。多个研究证明精索静脉曲张伴性腺功能减退的患者,术

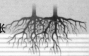

后睾酮水平明显改善。激素水平测定作为精索静脉曲张评估的一部分,有助于描述雄激素减少程度,同时筛查其他引起不育的潜在内分泌激素,包括总体和游离睾酮水平、促黄体生成素、促卵泡刺激素、催乳素、雌激素。

三、鉴别诊断

1. 丝虫性精索炎

有丝虫病流行区居住史,急性发作时阴囊剧痛并向下腹部及腰部放射,也可为钝痛及腰部不适,精索下端或输精管周围可出现硬结,有触痛。结节病理学检查可见虫体及嗜酸性粒细胞、淋巴细胞浸润的肉芽肿。

2. 丝虫性精索淋巴管曲张

有反复发作的丝虫性精索炎病史,阴囊部坠胀不适,活动后加剧,阴囊肿胀,精索增粗增厚、迂曲、扩张。精索下部有较细小的索团状肿块,活动及立位时明显,休息及卧位时缩小。早期透光试验阳性,慢性病例可为阴性。入睡后外周血可找到微丝蚴。

3. 输精管附睾结核

阴囊部坠胀不适,输精管增粗呈串珠状硬结改变,附睾尾部有不规则肿大、变硬,可触及硬结。部分患者附睾硬结与阴囊粘连并形成脓性窦道。

第六节 治疗方法

一、观察治疗

对于无症状或症状较轻的精索静脉曲张患者,建议采取非手术治疗,常用方法有阴囊托带、局部冷敷、避免过度性生活造成盆腔及会阴部充血等。轻度患者如精液分析正常,应定期随访1～2年;如出现精液分析异常、睾丸缩小、质地变软等情况时,应及时手术治疗。

二、手术治疗

(一) 手术适应证

症状严重、已经影响到生活和工作的精索静脉曲张患者或者经非手术治疗无效的患者,应进行手术治疗。精索静脉曲张的手术适应证一直是男科学领域争论的焦点。2008年Cochrane协作网的系统评价与2011年BaazeemA的Meta分析均发现,精索静脉曲张外科手术并不能改善配偶的妊娠率,手术仅可以改善精液的质量。因此，英国国家妇女儿童健康合作中心不建议对精索静脉曲张患者实施精索静脉结扎术（varicocelectomy，VAC）。但 Weedin 观察非梗阻性无精症患者的研究发现，对于非梗阻性无精症合并临床型精索静脉曲张的患者，手术治疗可改善精液质量与提高及时妊娠率。

2012 年 Cochrane 协作网更新文献后，发现对于不明原因不孕的夫妇，男方如患有精索静脉曲张，进行手术治疗可提高妊娠率。因此，2015 年欧洲泌尿外科指南（European Association of Urology，EAU）虽然认为精索静脉曲张的手术适应证仍不明确，但仍然建议伴有少精症、男性不育持续时间超过 2 年或不明原因不育的临床型精索静脉曲张患者进行手术治疗。但对于亚临床型精索静脉曲张，该指南仍不建议手术治疗。

青春期男性是一个特殊的精索静脉曲张人群，其就诊往往因体检发现精索静脉曲张或双侧睾丸大小不对称，而并非男性不育。Zhou 等对临床型精索静脉曲张的青春期男性患者的治疗方法相关文献进行了荟萃分析，发现 VAC 可改善患侧睾丸体积，但无法提高患者的精液质量。因此，《Campbell Walsh 泌尿外科学》则对伴有男性不育与精液异常的临床或亚临床型精索静脉曲张均建议进行手术治疗。而对于青春期男性，患者睾丸体积小于健侧的精索静脉曲张者亦建议进行手术治疗。

对于配偶不明原因流产、精液正常的男性是否需要行 VAC，目前存在极大争议。Mansour Ghanaie 等采用随机的方法对 136 名精液质量正常、配偶不明原因流产的男性进行了 VAC，随访 1 年后，其研究发现可显著改善精液质量、提高妊娠率、降低配偶流产率。一旦该结论证实，VAC 有望降低女性不明原因习惯性流产的发生率。但目前这项仅纳入 136 名患者的小样本研究，其结果仍有待进一步验证。

目前普遍接受的 VAC 治疗指征包括：①阴囊触诊时可以明确触及曲张静脉或者症状明显，查体发现睾丸明显缩小，即使已经生育，患者有治疗愿望也可以考虑手术。②合并男性不育，除外其他引起不育的疾病，女方生育能力正常者，无论曲张程度，均应及时手术。③临床观察发现，前列腺炎及精囊炎在精索静脉曲张患者中发病率明显增加，约为正常人的 2 倍，如两病同时存在，且前列腺炎久治不愈，可选择手术治疗。④青少年时期精索静脉曲张往往导致睾丸病理性改变，因此对于青少年期精索静脉曲张伴有睾丸体积缩小（患侧睾丸体积小于对侧 20% 以上）的患者，提倡早期手术治疗。⑤精索静脉曲张伴非梗阻性少精症的患者，一般主张同时行睾丸活检和精索静脉曲张手术，有助于术后实施辅助生殖技术。

（二）手术禁忌证

精索内静脉高位结扎禁忌证：有腹腔内感染和盆腔开放手术病史并广泛粘连者。

（三）手术方式

1. 开放手术

目前精索静脉曲张的外科治疗方法多样，包括开放手术、腹腔镜手术、经皮精索内静脉栓塞术、显微外科手术等。

（1）经腹股沟管精索内静脉高位结扎术：经腹股沟管精索内静脉高位结扎术因位置表浅、术野开阔、解剖变异较小、局麻下即可手术等优势而被广泛采用。传统的经腹股沟途径的 VAC 由于其结扎部位距离阴囊较近，该部位精索静脉蔓状静脉丛分支较多，很难彻底结扎。同时手术过程中极易损伤提睾肌动脉、输精管动脉，引起术后睾丸萎缩等并发症，而且复发率较高（13.3％），这些缺点限制了该术式的发展。

（2）经腹膜后精索内静脉高位结扎术：鉴于传统经腹股沟管精索内静脉高位结扎术存在的问题，1949 年 Palomo 改进了该术式，采用腹膜后高位精索内动静脉结扎术，取得了较好的效果，一定程度上减少了手术复发率，降低了并发症的发生率。经腹膜后精索内静脉高位结扎术主要有 Palomo 手术和改良 Palomo 手术。Palomo 手术同时结扎精索静脉内淋巴管，术后复发率较低，但术后容易出现鞘膜积液、阴囊水肿及无菌性附睾炎。而改良的 Palomo 手术仅结扎精索内动静脉，防止了淋巴回流障碍，减少了鞘膜积液的发生，而且改良术式的切口上移，可以避免损伤腹壁下动、静脉。

2. 腹腔镜手术

腹腔镜手术治疗精索静脉曲张具有效果可靠、损伤小、并发症少、手术视野清晰、恢复快、可同时处理双侧精索静脉曲张等优点，因此一般认为腹腔镜手术主要适用于双侧精索静脉高位结扎术、肥胖、有腹股沟手术史及精索静脉开放手术后复发的患者。经脐单孔腹腔镜是近年兴起的一种腹腔镜技术，Lee 与 Wang 等对传统腹腔镜与经脐单孔腹腔镜 VAC 进行了对比研究，均发现传统腹腔镜手术时间明显短于经脐单孔腹腔镜，但经脐单孔腹腔镜手术切口更为美观，在精液质量改善方面并无统计学差异。当然，腹腔镜手术也会造成一些腹腔并发症，如肠管、膀胱及腹腔内血管损伤。此外手术需要全身麻醉，也受到设备、治疗费用及术者水平的限制，在基层医院较难推广。

3. 显微外科手术

1990 年由美国康奈尔大学康奈尔医学中心改进的精索静脉曲张显微外科手术获得了良好的疗效。借助显微镜的立体视觉，可清晰辨认精索内动脉、静脉与淋巴管，并可在显微镜的辅助下分别游离血管与淋巴管，显著提高了精索静脉曲张治愈率，减少 VAC 术后并发症的发生。目前显微镜下精索静脉高位结扎术已成为主流手术。

Zhang 等研究了腹腔镜与显微外科 VAC 术后 6 个月的血流动力学改善情况，发现两种术式术后睾丸血液供应与精液参数均优于术前，显微外科手术在血流动力学改善方面优于腹腔镜手术。因此认为显微外科治疗精索静脉曲张效果最好、副作用最少，是精索静脉曲张的首选治疗方式。

显微精索静脉高位结扎术通常采用经腹股沟与腹股沟下入路。Gontero 的研究发现在腹股沟入路通常可发现 4.4 支精索静脉，而采用腹股沟下入路通常可发现 5.6 支精索静脉。经腹股沟入路与腹股沟下入路显微 VAC 复发率分别是 8%、14.9%。该研究认为经腹股沟入路进行显微 VAC 不仅易于暴露精索内动脉、静脉，可降低复发率。Pan 等研究发现经腹股沟入路与腹股沟下入路相比，除术后第一日经腹股沟入路疼痛更明显外，两种入路在复发率、术后妊娠率方面并无统计学差异。两项不同的研究得出不同结论，可能与手术者对于不同入路手术的方法掌握不尽相同所造成。精索静脉高位结扎术操作流程见图 3-6-1。

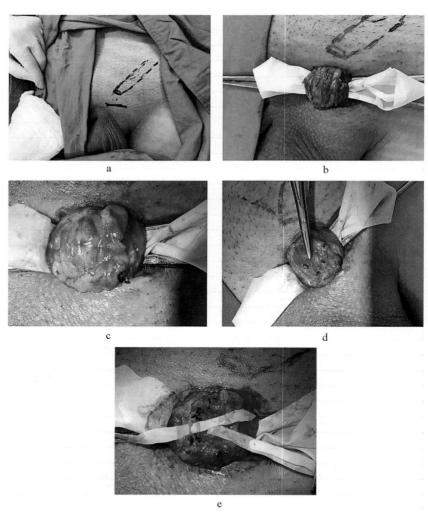

图 3-6-1　精索静脉高位结扎术操作流程

注：a 腹股沟处做标记；b 腹股沟下入路找到精索；c 辨认精索动静脉；d 辨认精索动静脉；e 结扎精索静脉

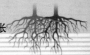

4. 精索静脉介入栓塞术

血管栓塞硬化是治疗精索静脉曲张一种新方法,可在局麻下进行手术,在静脉造影引导下进行顺行(经阴囊的蔓状静脉丛)或逆行(经股静脉)的血管栓塞硬化治疗。但约有 35% 的患者可能栓塞失败或出现复发,需进行其他外科手术。同时,由于精索静脉血流缓慢,在腹压增加时,精索静脉内血液逆流,具有栓子脱落的隐患。介入手术具有痛苦小、避免相应并发症等特点,但是受制于治疗费用较高、操作技术要求高等因素,该技术在我国还未广泛开展。

(四) 精索内动脉与淋巴管的保留

精索内包含精索内动脉、静脉与淋巴管。针对精索静脉曲张手术的理想效果是完全结扎精索内静脉,游离保留精索内动脉与淋巴管。由于精索内动、静脉较为细小,且精索内静脉往往有 4～6 支,肉眼不易辨认,因此传统的开放 VAC 往往采用集束结扎精索血管。

腹腔镜手术虽然有一定的视野放大效应,但由于操作不便,术者无法有效分离精索内动脉及淋巴管并加以保护。此外,由于精索内静脉分支较多、变异较大,术中往往出现结扎不完全甚至漏扎的现象,造成术后精索静脉曲张复发,或出现睾丸萎缩、鞘膜积液等并发症。Rizkala 采用腹腔镜 VAC 保留淋巴管与精索内动脉,研究发现,与普通腹腔镜 VAC 相比,保留淋巴管与精索内动脉的 VAC 鞘膜积液发生率明显降低,但精索静脉曲张复发率明显上升(6%),如仅保留淋巴管而不保留精索内动脉,精索静脉曲张复发率可下降至 1.3%。但是腹腔镜手术效果与手术者的技术熟练程度有关,如过度追求保护精索内动脉而漏扎精索内静脉,则易导致术后复发率提高。

显微外科 VAC 术中寻找睾丸动脉与精索内淋巴管是该术式的关键步骤与难点。动脉的搏动是辨别动脉的主要依据。除此之外,通常还可借助于细针型多普勒超声探头辨认睾丸动脉。2 项研究均发现采用血管多普勒超声辅助的显微外科 VAC 可显著节约手术时间,提高精索内动脉与静脉的发现率,改善精液参数。但血管超声多普勒的应用并无法增加淋巴管的发现率,也无法改善妊娠率。

精索内淋巴管保留对于降低术后睾丸鞘膜积液的发生率至关重要。但由于精索内淋巴管较为细小,且色泽透明,肉眼极难分辨。Schwentner 采用显微外科 VAC 结合术中手术区域注射淋巴管显影剂可有效提高术中精索内淋巴管的辨认。与单纯应用显微外科 VAC 相比,该方法可将术后鞘膜积液的发生率由 16%～20% 降至 0。

总之,为了减少精索静脉复发以及各种并发症的发生率,手术当中应尽量完全结扎精索内静脉,游离保留精索内动脉与淋巴管。

三、药物治疗

精索静脉曲张为男性青壮年多发性疾病,临床上多数文献报道以手术治疗为主,部分采用药物治疗。

1. 复合肉碱

肉碱一般指左旋肉碱和乙酰左旋肉碱,它们是人体自身产生的物质,主要承担两方面的生理功能:一方面转运脂肪酸线粒体 β 氧化过程中的重要因子,参与能量代谢;另一方面通过降低活性氧和抑制细胞凋亡来增加细胞的稳定性。精子于附睾内成熟,需要雄激素、肉碱、甘油磷酸胆碱、唾液酸等获得运动及受精的能力。左旋肉碱可以促进精子的成熟和运动,还可增加前列腺素 E_2 的浓度,提高精子的数量。治疗精索静脉曲张多采用复合肉碱制剂(商品名勃锐精),2 袋/次(每袋含左旋肉碱 10 mg,乙酰左旋肉碱 5 mg),口服,每天 2 次,连续口服 4~6 个月。

2. 氯米芬和人绒毛促性腺激素

氯米芬是非甾体类雌激素受体拮抗剂,竞争性结合下丘脑、垂体部位的雌激素受体,以减弱体内正常雌激素的负反馈效应,纠正性腺轴系统失衡状态。氯米芬可以使内源性 GnRH、FSH 及 LH 分泌增加,促进生精功能;还可增加间质细胞对 LH 的敏感性。氯米芬治疗精索静脉曲张剂量范围为 12.5~40 mg/d,常用剂量为 25 mg/d,口服给药。实验证明,使用剂量超过 200 mg/d 可以明显抑制精子的形成。

有研究证实,经腹股沟管高位结扎术后联合应用人绒毛促性腺激素(HCG)和氯米芬的疗效明显优于单纯手术治疗。HCG 1 000 U/次,肌内注射,每周 3次,总剂量 30 000 U;氯米芬 25 mg/d,30 天为 1 个疗程,用药 25 天,停药 5 天,连用 1 个疗程。

3. 中医药治疗

(1) 伸曲助育汤:伸曲助育汤以制香附、荔枝核、当归、白芍、赤芍、枳实、青皮、陈皮、炙甘草为主要药物,具有疏肝调气、理气止痛等作用,联合 VAC 可以明显改善精索静脉曲张伴不育患者的精子密度、活力、活动率,以及降低畸形率、缩短液化时间。剂量:一日一剂,饭后分两次服用,1 个月为一疗程,一般需 3 个疗程。

(2) 通精灵:组方为柴胡、红花、当归尾、五加皮、枸杞子、续断、怀山药、覆盆子各 10 g,煅龙骨、丹参各 30 g,五味子 6 g,黄芪、川牛膝各 15 g。湿胜者加用萆薢、徐长卿;久病重用丹参,后期损及肾精加鹿角霜、肉苁蓉,为祛瘀通络强精之中药,能促进睾丸血液循环,改善睾丸缺血缺氧,促进睾丸生精,使精子数量升高,提高精子活动率。

（3）其他中药治疗：补中益气汤、益肾通络颗粒、中药生精冲剂等对精索静脉曲张也有一定的临床效果，但需更多临床研究进一步验证。

第七节　手术并发症及处理

1. 阴囊水肿或睾丸鞘膜积液

阴囊水肿或睾丸鞘膜积液是 VAC 最常见的并发症，其原因为与精索内静脉伴行的淋巴管在手术过程中受损，导致淋巴液外渗，而静脉已被结扎，回流受阻，严重者可发生睾丸鞘膜积液。VAC 术后阴囊水肿或睾丸鞘膜积液发生率约为 3%～40%。一项 Meta 分析发现，显微外科 VAC 阴囊水肿或睾丸鞘膜积液发生率为 0.4%，开放性腹膜后入路 VAC 阴囊水肿或睾丸鞘膜积液发生率为 8.2%，腹腔镜手术 VAC 阴囊水肿或睾丸鞘膜积液为 2.8%，开放性腹股沟入路为 7.3%。

处理措施：患者术后可以穿弹力内裤托高阴囊，以利静脉回流，减轻睾丸疼痛。

2. 睾丸萎缩

开放性手术难以避免睾丸动脉损伤，引起睾丸血供减少，发生缺血性萎缩。但是大多数学者认为，在精索内动脉、输精管动脉及提睾肌动脉三者之间存在丰富的吻合支，睾丸动脉误扎后也可以保证睾丸充足的血供。故 VAC 术后睾丸萎缩的发生率大约为 0.2%。

3. 神经损伤

经腹股沟入路手术容易损伤髂腹股沟神经、生殖股神经、精索上及精索下神经。腹腔镜手术容易造成生殖股神经损伤，发生率大约为 2%～9%，一般出现于术后 0～10 天，表现为大腿前内侧及切口前外侧的麻木。髂腹股沟神经、精索上及精索下神经损伤主要出现于显微外科手术。多无需特殊处理，一般术后平均 8个月可自行恢复。

4. 急性附睾炎

急性附睾炎的发生与睾丸动脉损伤有关，睾丸及附睾缺血缺氧，易于发生感染。临床表现为患侧阴囊肿胀、触痛、附睾重大，边界不清。

处理措施：早期先行抗感染治疗，局部冰袋冷敷，晚期热敷。急性期注意卧床休息、避免性生活。若内科治疗无效，发生化脓性附睾炎，可考虑行睾丸切除。

5. 网膜及阴囊气肿

网膜及阴囊气肿主要见于腹腔镜 VAC 手术，表现为局部捻发感。

处理措施：给予持续低流量吸氧，一般 1～3 天可缓解。

6. 其他并发症

术后腰背痛、睾丸疼痛也较为常见，可能由于术中过分牵拉精索；较少见的并发症可有腹腔与盆腔脏器损伤，股动、静脉损伤。

处理措施：腰背痛、睾丸疼痛一般可自行缓解，严重时可酌情对症处理。出现盆腹腔脏器和股血管损伤时应即时手术探查修补，避免严重后果。

第八节　护理原则

1. 术后护理

VAC 患者术毕安返病房后，采取去枕平卧位 6 h，头偏向一侧，禁饮、禁食 6 h。术后间隔 1h 给予持续血压、脉搏、呼吸、血氧饱和度监测。如有异常，及时通知医生。

术后给予患者持续低流量吸氧 6 h，以提高动脉血氧分压，防止呼吸性酸中毒发生。

术后 6h 肠道功能恢复后可进食少量流质饮食，如无恶心、呕吐、腹胀等现象可逐步过渡到普通饮食，但应忌食辛辣、刺激食物。鼓励患者进食粗纤维、高蛋白、维生素丰富、易消化的食物。多饮水，以保持大便通畅，预防便秘，避免排便时用力牵拉伤口疼痛。

嘱咐患者避免感冒引起咳嗽导致牵拉伤口。

2. 出院指导

VAC 术后患者出院时应做好健康教育指导，叮嘱患者 1 个月内避免进行剧烈运动、重体力劳动及性生活，可穿弹力内裤托高阴囊。

保持良好的生活方式，禁烟酒，少食辛辣、刺激性食物，多吃蔬菜水果。

嘱咐患者如出现伤口或局部异常情况，及时来院复诊。术后 3 个月复查精液常规检查。

参考文献

[1] Al-Kandari A M, Shabaan H, Ibrahim H M, et al. Comparison of outcomes of different varicocelectomy techniques: open inguinal, laparoscopic, and subinguinal microscopic varicocelectomy: a randomized clinical trial. Urology, 2007, 69(3): 417 - 420.

[2] Chrouser K, Vandersteen D, Crocker J, et al. Nerve injury after laparoscopic varicocelectomy. J Urol, 2004, 172(2): 691 - 693, 693.

[3] Kocvara R, Dolezal J, Hampl R, et al. Division of lymphatic vessels at varicocelectomy leads to testicular oedema and decline in testicular function according to the LH-RH

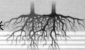

analogue stimulation test. Eur Urol,2003,43(4):430-435.

[4] Thomas J C,Elder J S. Testicular growth arrest and adolescent varicocele:does varicocele size make a difference? J Urol,2002,168(4 Pt 2):1689-1691,1691.

[5] Nussinovitch M,Greenbaum E,Amir J, et al. Prevalence of adolescent varicocele. Arch Pediatr Adolesc Med,2001,155(7):855-856.

[6] Kass E J. Adolescent varicocele. Pediatr Clin North Am,2001,48(6):1559-1569.

[7] Misseri R,Gershbein A B,Horowitz M, et al. The adolescent varicocele. II:the incidence of hydrocele and delayed recurrent varicocele after varicocelectomy in a long-term follow-up. BJU Int,2001,87(6):494-498.

[8] Pintus C,Rodriguez M M,Manzoni C, et al. Varicocele in pediatric patients:comparative assessment of different therapeutic approaches. Urology,2001,57(1):154-157.

[9] Akbay E,Cayan S,Doruk E, et al. The prevalence of varicocele and varicocele-related testicular atrophy in Turkish children and adolescents. BJU Int,2000,86(4):490-493.

[10] Skoog S J,Roberts K P,Goldstein M, et al. The adolescent varicocele:what's new with an old problem in young patients? Pediatrics,1997,100(1):112-121.

[11] Bigot J M,Le Blanche A F,Carette M F, et al. Anastomoses between the spermatic and visceral veins:a retrospective study of 500 consecutive patients. Abdom Imaging,1997,22(2):226-232.

[12] Feneley M R,Pal M K,Nockler I B, et al. Retrograde embolization and causes of failure in the primary treatment of varicocele. Br J Urol,1997,80(4):642-646.

[13] 李桂民,沙英智,姜红春,等. 复合肉碱治疗精索静脉曲张性不育. 中国现代药物应用,2009,3(7):124-125.

[14] 官毅,郑新民,郑航,等. 勃锐精治疗弱精子症疗效观察. 医学新知杂志,2006,16(2):87-89.

[15] 房磊臣,丘彦,幸贵邦,等. 左旋肉碱和乙酰左旋肉碱联合治疗严重少弱精子症患者成功妊娠1例. 中华男科学杂志,2006,12(11):1041,1043.

[16] 吴阶平. 吴阶平泌尿外科学. 济南:山东科学技术出版社,2009.

[17] 孙光,那彦群,叶章群等. 中国泌尿外科疾病诊断治疗指南. 北京:人民卫生出版社,2013.

[18] Lomboy J R,Coward R M. The Varicocele:Clinical Presentation, Evaluation, and Surgical Management. Semin Intervent Radiol,2016,33(3):163-169.

[19] Baazeem A,Belzile E,Ciampi A, et al. Varicocele and male factor infertility treatment:a new meta-analysis and review of the role of varicocele repair. Eur Urol,2011,60(4):796-808.

[20] Weedin JW,Khera M,Lipshultz LI. Varicocele repair in patients with nonobstructive azoospermia:a meta-analysis. J Urol,2010,183(6):2309-2315.

[21] Cantoro U,Poito M,Muzzonigro, G. Reassessing the role of subclinical varicocele in infertile men with impaired semen quality:a prospective study. Urology,2015,85(4):826-830.

［22］柳良仁,杨博. 精索静脉曲张外科治疗进展. 西部医学,2016,28(2):285－287.

［23］Nork JJ,BergerJH,CrainDS,etal. Youth varicocele and varicocele treatment:a meta-analysis of semen outcomes. Fertil Steril,2014,102(2):381－387.

［24］Pan F,PanL,ZhangA,etal. Comparison of two approaches in microsurgical varicocelectomy in Chinese infertile males. Urol Int,2013,90(4):443－448.

［25］Wang J,XiaSJ,LiuZH,etal. Inguinal and subinguinalmicrovaricocelectomy,the optimal surgical management of varicocele:a meta-analysis. Asia J Androl,2015,17(1):74－80.

（撒应龙　冯　超　顾　杰）

第四章　痔

第一节　定义与分类

　　痔又称痔疮、痔核,其传统概念是直肠下端黏膜下、肛管和肛缘皮肤下静脉丛淤血、扩张、迂曲所形成的柔软静脉团。目前多数学者认为痔是肛垫的病理性肥大、移位及肛管皮下血管丛淤滞形成的团块。其临床特点是便血、疼痛、坠胀、肿块脱出和异物感。

　　痔是常见病、多发病,男女老少皆可发病,故古有"十人九痔"之说,其中 20 岁以上的成年人最为多见。研究表明,肛肠疾病的发病率为 59.1%,其中痔的发病率为 46.26%,占肛肠疾病的 87.25%,内痔是肛肠疾病中最常见的疾病。

　　根据发病部位的不同,痔分内痔、外痔和混合痔三类。内痔是发生在齿线以上,直肠末端黏膜下的直肠上静脉丛淤血、扩张、迂曲形成的柔软静脉团。外痔是发生于齿线之下,直肠下静脉丛扩大曲张,或痔外静脉丛破裂,或反复炎症结缔组织增生而成。混合痔是直肠上、下静脉丛同时淤血、扩张、迂曲,相互沟通吻合而形成的静脉团。

第二节　解剖与病因

一、肛门直肠解剖特点

1. 直肠

　　直肠是消化道的末端,为乙状结肠的延续部分,全长约 12～14 cm,其上接乙状结肠,下终于齿线,与肛管连接,其上下两端缩窄,中部肠腔扩大,形成直肠壶腹。壶腹前壁向前膨出,与肛管形成近 90°直角,称肛直角。直肠上 2/3 前面与两侧有腹膜遮盖,并向前反折形成直肠膀胱陷凹或直肠子宫陷凹。直肠两侧上 1/3 有腹膜遮盖,中 1/3 前面腹膜向前反折成为直肠膀胱陷凹或直肠子宫陷凹,下 1/3

无腹膜覆盖。

直肠起源于内胚层,表层为黏膜,受植物神经支配,无疼痛感觉。直肠有三个横的半月形的黏膜皱襞,襞内有环肌纤维,此皱襞称直肠瓣。直肠充满粪便时皱襞即消失。它的主要作用是粪便通过时防止粪便逆行。上瓣在左,距肛缘10 cm;中瓣在右,距肛缘7～8 cm,相当于腹膜反折平面;下瓣在左,距肛缘5.0 cm。

直肠下端缩窄,黏膜折成6～10个纵行皱折,称为直肠柱或肛柱,它长约1～2 cm,位于截石位3、7、11点处有痔上动脉的终末支及伴随静脉丛,形成母痔区。两个直肠柱下端之间有半月形皱襞,叫肛瓣。肛门瓣与直肠柱底之间形成向上开口的袋状间隙,叫肛隐窝或肛窦。肛隐窝底部有肛腺开口,此处常积存粪屑,易致损伤或发生感染,引发肛隐窝炎,进而导致肛门直肠周围脓肿、肛瘘等疾病。

2. 肛管

肛管是消化道的终端,长约3～4 cm,上接直肠,下端止于肛门缘,肛管周围无腹膜覆盖,有内外括约肌环绕。肛管表层为皮肤,上部为移形上皮,下部为鳞状上皮,其起源于外胚层,受脊神经支配,对刺激非常敏感。肛管的外口又称肛门,平时由于外括约肌收缩,紧闭成一前后纵裂。如松弛时其直径约为3 cm。肛门周围的皮肤常因肛门皮肤皱缩肌的收缩而形成许多放射形皱折。

3. 肛瓣

肛瓣与直肠柱的基底在直肠与肛管的连接处形成一条不整齐的交界线,呈锯齿状,称齿线。齿线上有2～6个三角形乳头状突起,称肛乳头。齿线是胚胎期内外胚层交界处,齿线上下的组织结构明显不同,齿线是皮肤与黏膜之交界线,齿线上是黏膜,齿线下是皮肤;齿线上的神经支配是植物神经支配,无痛觉,齿线下的神经支配是脊神经支配,痛感明显;齿线上的动脉是直肠上、下动脉管,其直肠上静脉丛与回流入门静脉,齿线下的动脉是肛管动脉,其直肠下静脉丛回流入下腔静脉,因此说齿线附近是门静脉和腔静脉吻合处;齿线上部淋巴向上回流,汇入盆腔淋巴结,齿线下的淋巴向下回流,经大腿根部汇入腹股沟淋巴结。

齿线是临床的重要标志线,约85%的肛门直肠疾病发生在此附近,先天发育缺陷所致形成的肛门闭锁或肛门狭窄,亦发生于此。

4. 肛垫

肛垫,又称肛门衬垫、肛管血管衬垫,位于直肠、肛管结合处,为局部增厚的肛管内黏膜及黏膜下组织,有些国外学者其称为痔区、柱区或肛门海绵体。其富含血管、结缔组织、纤维肌性组织(Trietz肌)以及特殊感觉上皮(ATZ上皮)。Trietz肌呈网状结构缠绕痔静脉丛,将肛垫牢固地固定于内括约肌上,协助括约肌封闭肛门。

5. 肛门直肠肌肉

肛门直肠肌肉主要分为肛门外括约肌、肛门内括约肌、肛提肌、联合纵肌和肛管直肠环。外括约肌由三个环形肌束组成,即皮下部、浅部、深部。内括约肌下缘与外括约肌皮下层的交接处有一括约肌间沟,称肛门白线,直肠指检时能扪及此线,临床上用来定位内外括约肌的分界处。外括约肌的深浅二部围绕直肠纵肌及肛门内括约肌并联合肛提肌的耻骨直肠肌,环绕肛管直肠连接处,组成一肌环,称为肛管直肠环。手术时切断该环将引起肛门失禁。

二、发病原因

痔的病因尚未完全清楚,主要与解剖学因素、遗传因素、地理因素、饮食因素、妊娠与分娩、便秘、肠道炎症、年龄等密切相关。目前较为认同的学说有传统的静脉曲张学说和现代的肛垫下移学说。前者认为痔的形成主要由静脉扩张淤血所致;后者认为痔的形成主要由肛垫移位及病理性肥大所致,或是肛垫支持组织变性的结果等。

此外,尚有学者提出痔的发生与肛管狭窄、细菌感染、括约肌功能下降、痔静脉泵功能下降、直肠肛管压力失衡等有关学说,还有待进一步研究证实。

第三节　病理生理学

一、内痔

1. 根据痔的部位分类

内痔表面为直肠黏膜所覆盖。根据痔发生的部位,分为原发性内痔(母痔)及继发性内痔(子痔),主要与血管分支有关。

(1)原发性内痔:直肠上动脉主要的终末分支分布在直肠下端右前、右后及左侧的直肠黏膜柱中,此3处并行的直肠上静脉丛易于扩张、迂曲和充血,形成原发性内痔,即发于膀胱截石位的3、7、11点处的内痔为原发性内痔。

(2)继发性内痔:发生在膀胱截石位的3、7、11点处之外其余部位的内痔,均称为继发性内痔。继发性内痔常与母痔相连。母痔及子痔均可脱出肛门外,呈梅花状者称环状痔。如内痔脱垂,水肿,不能回纳,称嵌顿性内痔。如有血循环障碍,称绞窄性内痔。临床以便血、痔核脱出、肛门不适感为主要临床特点,常见并发症有下血、嵌顿、贫血。

2. 根据症状严重程度分期

Ⅰ期内痔的痔核较小,不脱出;以便血为主,排便时粪便带血,或滴血,量少。肛镜见直肠下端黏膜呈质软、红色的结节及团块状突起。

Ⅱ期内痔的痔核较大,排便时可脱出肛外,便后可自行回纳,便血或多或少,呈滴血或喷射状,量较多。

Ⅲ期内痔的痔核大,呈灰白色,便时痔核经常脱出肛外,甚至行走、咳嗽、喷嚏、站立时也会脱出,不能自行回纳,需用手推回,或平卧、热敷后才能回纳;便血少或无便血。

Ⅳ期内痔即嵌顿性内痔。平时或腹压稍大时痔核脱出,手托亦常不能回纳,痔核经常在肛外,易感染,形成充血、水肿、糜烂和坏死,疼痛剧烈。

二、外痔

外痔根据临床症状、病理特点及其发生发展过程不同,可分为静脉曲张性外痔、血栓性外痔、结缔组织性外痔、炎性外痔四种。

1. 静脉曲张性外痔

静脉曲张性外痔是指痔外静脉丛发生扩大、曲张,在肛缘形成圆形或椭圆形的柔软团块。在排便时或久蹲,腹压增高后,肿块增大,可伴有坠胀感,疼痛不明显,按压后肿块可缩小、变软或消失。

2. 血栓性外痔

血栓性外痔是指痔外静脉丛的静脉炎导致静脉血栓形成,或因用力排便或剧烈活动而使肛缘的静脉破裂出血,血液凝结于皮下,血栓形成而致的圆形肿物。好发于肛门外截石位 3、9 点,以中年男性居多。多因便秘时排便用力或劳累过度,而后肛门部突发剧烈疼痛,局部肿胀,并在肛缘皮下出现青紫色肿块。肿块初期尚软,逐渐变硬,分界清晰,触痛明显。如发病在 1～2 天疼痛不减轻者则需切除血栓或切除痔核。如在发病后 3～4 天后疼痛逐渐减轻,肿块缩小变软,常可经对症治疗而吸收消退。

3. 结缔组织性外痔

结缔组织性外痔是由急、慢性炎症反复刺激,使肛缘的皮肤增生、肥大而成,痔内无曲张静脉丛。多见肛门边缘处赘生皮瓣,逐渐增大,质地柔软,一般无疼痛,不出血,仅觉肛门有异物感。如发生于截石位 6、12 点处,多伴有肛裂;发于 3、7、11 点处,多伴有内痔;赘皮呈环形或形如花冠状者,多见于经产妇。

4. 炎性外痔

炎性外痔是指肛缘皮肤破损或感染,出现红肿、渗出或破溃,疼痛明显的肛缘外肿物。

三、混合痔

混合痔表面同时为直肠黏膜和肛管皮肤所覆盖,多发于肛门截石位 3、7、11 点,兼有内痔、外痔的双重病理改变和症状。内、外痔相连,无明显分界。

第四节　临床表现

一、内痔

1. 症状

（1）便血：便血是内痔最常见的早期症状之一。初起多为无痛性、间隙性便血，大便时或大便后肛门出血，血色鲜红，血量多少不等，不与粪便相混或便上带血，或手纸带血，或滴血，或喷射状出血；便后出血自行停止。饮酒、过劳、过食辛辣食物、便秘、粪便干燥、腹泻等常为出血诱因，或使症状加重。少数患者因长期反复便血，导致严重贫血。

（2）痔核脱出：内痔痔核渐大，因受粪便压迫，与肌层分离，向下延伸，腹压增高或大便时可脱出肛门外。初起表现为排便时脱出，排便后自行回纳。后期则脱出肛门外而不能自行回纳，需用手推回，或平卧数小时方可回纳，甚者在用力、行走、咳嗽、喷嚏或下蹲时均可脱出，且多伴直肠黏膜脱垂。有时因脱出的内痔炎症水肿，被痉挛的肛门括约肌勒住于肛门外，发生血栓、嵌顿或绞窄坏死，形成青紫色痔块。可伴有剧烈疼痛、坐卧不安、发热、大便秘结等症状，并可继发肛周脓肿。

（3）疼痛：单纯内痔并无疼痛，一般仅有肛门沉重坠胀感或大便不爽异物感。若内痔脱出肛外，不能复回，则疼痛加重。但当内痔进一步发展形成血栓、水肿、炎症、嵌顿、坏死，则疼痛剧烈，坐卧不安。

（4）肛门潮湿与瘙痒：内痔脱出常使直肠黏膜受到刺激，产生炎症性渗出，使分泌物增多，肛门括约肌松弛时可随时流出，刺激肛周皮肤引起瘙痒，并可引发肛周湿疹。

（5）大便秘结：患者常因便时恐惧出血而人为地控制排便，造成习惯性便秘，再因便秘而大便干燥又极易擦伤痔核表面黏膜而出血，形成恶性循环。

2. 体征

痔核脱出时可见痔核呈暗紫色，有活动性出血点。肛管直肠指诊检查可触及柔软、表面光滑、无压痛的颗粒状结节。肛门镜检查可明确内痔的部位、大小、数目及痔核表面黏膜有无出血、水肿及糜烂等。一般可见齿线上黏膜有大小不等的结节突起，质软，色红，或黏膜变厚，肿块表面糜烂、渗出，呈暗紫色或深红色，并有少量分泌物。

二、外痔

1. 症状

（1）肛门部不适或异物感：多见于结缔组织性外痔。肛门边缘处赘生皮瓣，便后肛门不易擦净,平素自觉肛门坠胀不适及有异物感,常伴肛门皮肤瘙痒、潮湿。

(2)肿胀:多见于炎性外痔及血栓性外痔。肛缘赘皮呈椭圆形或环状不规则肿胀,表面色稍暗,并伴肛门坠胀。

(3)疼痛:多见于炎性外痔及血栓性外痔。肛缘赘皮肿大,或肛缘皮下突起肿块,疼痛剧烈,排便、坐下、行走甚至咳嗽等动作均可使疼痛加剧。

(4)肛缘肿块:多见于静脉曲张性外痔。肛门周围皮下静脉曲张,呈椭圆形或长形,触之柔软,平时不明显。在排便时或增加腹压后肿物体积增大且呈暗紫色,可伴有坠胀感,疼痛不明显,经按揉后肿物可缩小变软或消失,如引起水肿时则有疼痛。

2. 体征

结缔组织外痔可见肛缘不规则赘皮突起。血栓性外痔可见肛缘暗紫色肿块突起,表面水肿,质硬,触痛明显。

三、混合痔

混合痔患者的病程往往较长,多达几年甚至几十年,常反复发作,同时兼有内痔外痔的症状和体征,如便血及肛门部肿物(皮赘、静脉团、血栓、水肿等),肛门坠胀,异物感或疼痛,伴有局部分泌物、瘙痒等。

查体可见肛门在齿线上下同一方位出现团块状肿物,内痔与外痔相连吻合为一体,无明显分界,括约肌间沟消失。用力排便或负重等致腹压增加,可一并扩大隆起。内痔部分较大者,常可脱出肛门外。

第五节　诊断要点

痔的诊断主要根据病史及肛门视诊、直肠指检、肛门镜检查等检查。首先做肛门视诊,除Ⅰ期内痔外,均可在肛门视诊下见到。对有痔核脱垂者,最好在蹲位下用力屏气或排便后立即观察,可清楚见到痔核的大小、数目与部位。直肠指检多无异常发现,对了解直肠内有无其他病变,如直肠癌、直肠息肉有一定意义。肛门镜检查了解痔核的状况及直肠黏膜有无充血、水肿、糜烂、溃疡及肿块等情况,是确诊的重要手段。

一、内痔

(1)好发于截石位的3、7、11点处。

(2)有典型的便血(便中带血、滴血或喷射状出血),血色鲜红。排便或腹压增加时,肛内有块物脱出,便毕可自行缩回或需用手回纳。患者常伴有大便秘结,内痔持续脱出时有分泌物溢出,并可有肛门坠胀感。

(3)肛门镜检查在齿线上方可见直肠黏膜隆起、充血,甚者可见黏膜表面糜烂及活动性出血点。

二、外痔

(1)自觉肛门坠胀,有异物感为主,伴肛周潮湿、瘙痒。

(2)局部检查发现:结缔组织性外痔可见肛门边缘处赘生皮瓣,质地柔软;静脉曲张性外痔可见皮下局部有椭圆形或长形肿物,触之柔软;血栓性外痔可见肛缘皮肤表面有一暗紫色圆形硬结节,边界清楚,触痛;炎性外痔局部红肿、渗出或破溃,疼痛明显。

三、混合痔

(1)有反复发作病史。

(2)多发生于截石位3、7、11点处,以11点处最多见,内、外痔相连,无明显分界,括约肌间沟消失。

(3)大便时滴血或射血,量或多或少,色鲜,便时常有肿物脱出,能自行回纳或需用手法复位。若合并感染则会出现嵌顿、肿痛。

四、鉴别诊断

痔的症状与许多直肠、肛周疾病相近,故做好鉴别诊断尤为重要,尤其是容易与直肠癌混淆,如对慢性痔患者满足于原有诊断,极易漏诊误诊。常见鉴别诊断疾病有如下几种:①直肠癌:多见于中老年患者,粪便中混有脓血、黏液、腐臭的分泌物,便次增多,有里急后重便意,晚期患者大便变细。指检可触及菜花状块状物,或凹凸不平溃疡,质地坚硬,不能推动,触之易出血,常伴有肠腔狭窄。②直肠息肉:多见于儿童,便血、肿物脱出为主,但多无射血、滴血现象。脱出的息肉一般为单个,圆形,色红,有蒂,质坚实,表面光滑。③直肠脱垂:多见于老年人及儿童。脱出物呈圆柱状或圆锥状,表面光滑,为环形黏膜皱襞,黏膜松弛而重叠,质软,色鲜红,无静脉曲张,一般不出血,脱出后有黏液分泌。④肛乳头肥大:呈锥形或鼓槌状,灰白色,表面为上皮,质地中等偏硬,一般无便血,常有疼痛或肛门坠胀,过度肥大者,便后可脱出肛门外,常与内痔并存。⑤肛裂:以周期性疼痛为主,便血色鲜红,量少,多伴有便秘。局部检查可见6点或12点有梭形溃疡。⑥下消化道出血:溃疡性结肠炎、克罗恩病、直肠血管瘤、直肠憩室病、家族性息肉病等都常有不同程度的便血,需做乙状结肠镜、纤维结肠镜检查或X线钡剂灌肠造影才能鉴别。

第六节　治疗方法

痔的治疗目的重在消除、减轻症状。在痔病变初期或无症状的痔无需治疗，只需注意调控饮食，忌酒和辛辣刺激食物，增加纤维性食物摄入，养成良好的大便习惯，保持大便畅通，便后清洗肛门，保持肛门周围清洁，预防并发症的发生。只有当痔并发出血、脱垂、血栓形成或嵌顿等情况时，才需治疗。痔的治疗手段很多，但以非手术疗法为主，应采取个体化原则，根据病情选择使用。经非手术治疗无效，或不宜行非手术治疗者，可行手术治疗。

一、内痔

（一）非手术疗法

1. 肠功能调节

保持大便通畅，改变用力屏气排便的习惯。便秘者要找出病因针对性处理。对慢性便秘患者，建议多食水果及谷类食物，增加纤维性食物摄入，必要时给予缓泻剂，设法通过饮食调节来建立通畅排便。

2. 注射疗法

注射疗法适用于Ⅰ、Ⅱ、Ⅲ期内痔，混合痔的内痔部分，内痔兼有贫血者，内痔不宜手术者。禁忌证：对外痔、内痔伴肛门周围急慢性炎症或腹泻；内痔伴有严重肺结核或高血压、肝、肾疾病或血液病患者；因腹腔肿瘤引起的内痔和临产期孕妇等禁用。

根据注射药物的药理作用不同，注射疗法分为硬化萎缩和坏死枯脱两种。前者以内痔产生无菌性炎症，通过纤维化、萎缩达到治愈；后者以内痔坏死脱落，疮面经组织修复后达到治疗目的。

由于坏死枯脱疗法术后常有大出血、感染、直肠狭窄等并发症，故目前临床上普遍采用硬化萎缩法。常用药物有消痔灵注射液、5％鱼肝油酸钠、5％～10％苯酚甘油、4％～6％明矾液、聚桂醇注射液等。消痔灵注射法是目前治疗内痔较好的注射方法，具体操作步骤如下：

第一步为痔核上方的痔上动脉区注射。用1∶1浓度（即消痔灵液用1％普鲁卡因稀释一倍）注射1～2 ml。

第二步为痔黏膜下层注射。用1∶1浓度前述药液在痔核中部进针，刺入黏膜下层后行扇形注射，使药液尽量充满黏膜下层血管丛中。注入药量多少的标志以痔核弥漫肿胀为度，一般为3～5 ml。

第三步为痔核黏膜固有层注射。当第二步注射完毕，缓慢退针，多数病例有落空感，可作为针尖退到黏膜肌板上的标志，此时注药1～2 ml，以注药后黏膜呈水泡状为宜。

第四步为洞状静脉区注射。用1∶1浓度前述药液在齿状线上0.1 cm处进针，刺入痔体的斜上方0.5～1 cm呈扇形注射，一般注药1～3 ml。

四个步骤每次注射总量15～30 ml。注射完毕，肛内置入凡士林纱条，外覆纱布，胶布固定。

操作注意事项：①注意把握注射深度：注射过浅易引起黏膜溃烂，过深易引起肌层维织发生硬化，发生化学性炎症、水肿甚至坏死。②避免注入静脉内：如药液不慎注入静脉内，可引起头晕、恶心反应。③进针接近齿线，药液易渗出齿线之下，引起外痔肿胀坏死；且进针针头勿向各方乱刺，以免过多损伤痔内血管。④注毕退针时，再注一些药液，以防针孔出血。⑤如有多处病变，注射时先选择较小的痔核，以利操作。

3. 红外线凝固法

本方法治疗机制是利用红外线的效应使蛋白质凝固，痔核黏膜与其上方的组织粘连以固定肛垫，减轻脱垂。本法适用于Ⅰ、Ⅱ期内痔。

4. 激光疗法

激光能穿透组织，利用光学效应可使痔核组织变形、凝固、纤维化及萎缩，达到治疗目的。适用于Ⅰ、Ⅱ、Ⅲ期内痔，混合痔的内痔部分。

5. 冷冻疗法

利用液氮冷冻可使痔核冻结、坏死、脱落，从而达到痊愈目的。本方法适用于Ⅰ、Ⅱ期内痔。

6. 微波治疗

利用微波的效应使组织凝固坏死、周围小血管痉挛及血管内皮破坏而形成血栓，而达到痊愈目的。本方法适用于Ⅰ、Ⅱ、Ⅲ期内痔，混合痔的内痔部分。

7. 铜离子电化学治疗

利用铜离子引起局部血管变化，形成痔核内毛细血管血栓，使血管闭塞，从而达到止血和痔核萎缩的治疗目的。本方法适用于Ⅰ、Ⅱ、Ⅲ期内痔，混合痔的内痔部分。

8. 肛管扩张术

肛管扩张术由英国学者Lord首创，他认为痔的存在与下端直肠及肛管出口处狭窄有关，主张用扩肛术治疗，以降低肛管压力并使排便通畅，不再发生静脉丛充血，减轻痔的症状。在全麻下扩肛到8指。但本方法容易出现血肿及排气排便，暂时性或长期失禁等并发症。适用于肛管高压者或疼痛剧烈，如内痔嵌顿、绞窄等情况。

9. 西药治疗

口服药物主要是改善静脉张力的药物,可选择药物有地奥司明,2~4片,每日2次,口服;草木犀流浸液片(商品名消脱止-M)2~4片,每日3次,口服;七叶皂苷钠片(商品名迈之灵),1~2片,每日2次,口服。局部用药包括栓剂、膏剂等,如复方角菜酸酯乳膏(商品名太宁栓)。

10. 中医药治疗

(1) 内治:适用于Ⅰ、Ⅱ期内痔;或内痔嵌顿伴有继发感染;或年老体弱;或内痔兼有其他严重慢性疾病不宜手术治疗者。辨证施治如下:

【风伤肠络证】大便带血、滴血或喷射状出血,血色鲜红,或有肛门瘙痒等;舌质红,舌苔薄白或薄黄,脉浮数。治宜清热凉血祛风。方选凉血地黄汤或槐花散加减。

【湿热下注证】便血色鲜,量较多,肛内肿物外脱,可自行回缩,肛门灼热;舌质红,舌苔黄腻,脉弦数。治宜清热利湿止血。方选脏连丸加减。

【气滞血瘀证】肛内肿物脱出,甚或嵌顿,肛管紧缩,坠胀疼痛,甚则肛缘水肿、血栓形成,触痛明显;舌质红或暗红,舌苔白或黄,脉弦细涩。治宜清热利湿,祛风活血。方选止痛如神汤加减。

【脾虚气陷证】肛门坠胀,痔核脱出,需手法复位,便血鲜红或淡红;面白少华,神疲乏力,少气懒言,纳少便溏;舌质淡,边有齿痕,舌苔薄白,脉弱。治宜补中益气,升阳举陷。方选补中益气汤加减。

(2) 外治:适用于各期内痔,常用方法有外敷、湿敷法、熏洗法、塞药法、枯痔钉疗法。

外敷法适用于痔以及痔术后。具有清热解毒、活血化瘀、消肿止痛、收敛止血、祛腐生肌等作用的药物敷于患处。根据不同病情可选用油膏或散剂,如消痔膏、金黄膏等。

中药湿敷法适用于血栓性痔、炎性外痔、嵌顿痔以及肛门术后开放性创口,对内痔脱出和出血的疗效不佳。具有清热解毒、活血化瘀、消肿止痛、收敛止血、祛腐生肌等作用的药物湿敷于患处。根据不同病情可选用油膏或散剂,如消痔膏、金黄膏等。

熏洗法适用于各期内痔及术后。以具有活血止痛、收敛消肿等作用的药物加水煮沸,先熏后洗,或用毛巾蘸药液趁热湿敷患处,冷则更换。常用五倍子汤、苦参汤等。

塞药法适用于各期内痔及术后。将具有清热解毒、行气活血、消肿止痛、收敛止血等的药物制成栓剂,塞入肛门内。如马应龙痔疮栓等。

枯痔钉(散)疗法适用于Ⅱ、Ⅲ期内痔及混合痔的内痔部分。有枯痔钉疗法和枯痔散疗法。枯痔钉疗法将枯痔钉插入痔核内,使痔核产生无菌性炎症反应,纤维组织增生或干枯坏死,从而使痔核萎缩或脱落,达到治疗目的。枯痔散疗法将枯痔散敷于脱出肛外的内痔痔核表面,能使痔核干枯坏死,达到痔核脱落痊愈的目的。因所用药物大都具有较强的腐蚀作用,治疗时应避免伤及周围的正常组织。本方法具有疗效可靠、操作简单、痛苦少等优点,但对纤维化的Ⅲ期内痔疗效较差。并发症有括约肌坏死、感染、疼痛、出血等。对各种急性疾病,严重的慢性疾病,肛门直肠急性炎症,腹泻,恶性肿瘤,有出血倾向者禁用。此法目前已较少使用。

(二)手术疗法

1. 结扎疗法

在痔核根部用粗线等结扎,阻断血液循环,使痔核缺血、坏死、脱落,以达到治愈目的的手术方法,适应于各期内痔或混合痔的内痔部分。禁用于:肛门周围有脓肿或湿疮者;内痔伴有痢疾或腹泻患者;因腹腔肿瘤引起的内痔;内痔伴有严重肺结核、高血压、肝脏、肾脏疾患或血液病的患者;临近分娩期的孕妇。结扎疗法分单纯结扎法、贯穿结扎法、胶圈套扎法、结扎注射法等。

(1)单纯结扎法:适用于Ⅰ、Ⅱ期内痔。操作时可用双套结结扎法,用7号丝线,做成瓶口结扣住痔核根部,渐抽渐紧,可见痔核变深紫色,将线头绞紧,线头留在肛外,以胶布粘住贴在肛边,已扎住的痔核推进肛门复位,外覆纱布。

(2)贯穿结扎法:适用于Ⅱ、Ⅲ期内痔,对结缔组织性内痔更为适宜。操作时用血管钳钳夹痔核基底部,以带双股缝线的缝针,贯穿痔核的根部,将两线交叉,行"8"字形结扎,亦可采用"回"字形结扎法,用剪刀修除一部分已结扎的痔核,一般不超过痔核的1/2,然后将结扎的痔核推回肛内复位。注意事项:①缝针穿过痔核基底部时,不可穿入肌层,否则结扎后可引起肌层坏死,发生肛周脓肿。②结扎时宜扎紧,否则影响痔核脱落日期,一般在术后7天左右脱线,此时宜减少活动,防止出血。③嘱患者术后当天最好不要大便,如便后痔核脱出时,应立即将痔核送回肛门,以免发生水肿,增加疼痛。④结扎后存留在肛外的线端不宜过长,并嘱患者不可牵动,以免引起疼痛或出血。

(3)胶圈套扎法:适用于Ⅱ、Ⅲ期内痔及以内痔为主的混合痔。套扎的方式有血管钳胶圈套扎法、负压吸入胶圈套扎法、器械胶圈套扎法(以手枪式套扎器为主)。本方法优点是操作简便,往往在局麻下单人便可以完成。但是其缺点主要为术后痔核坏死脱落时可能引起出血,应引起重视。

(4)结扎注射法:在已结扎的痔核中注射硬化萎缩剂,既可加速痔核之坏死,又使已结扎的痔核发生凝固,当痔核脱落时,可减少出血的机会。

2. 内痔切除术

适用于Ⅱ、Ⅲ期内痔。对肛门周围有急性感染,有严重心、肝、肾疾病或血液病患者禁用。手术将内痔切除缝合,达到治愈目的。

3. 痔环形切除术

适用于严重的环形内痔伴有直肠黏膜脱垂患者。其特点是可一期将环形的痔核完整地切除,黏膜断端对位缝合。但该手术创面较大,失血量多,易引起感染、肛门渗液、黏膜外翻、肛门狭窄等并发症,故应慎重使用。

4. 吻合器痔上黏膜环切术(procedure for prolapse and hemorrhoids,PPH)

本术式适用于Ⅱ～Ⅲ期内痔、环状痔和部分Ⅳ期内痔。1998 年由意大利学者 Longo 首次提出,是环状切除直肠下端肠壁的黏膜及黏膜下组织,套入肠吻合器,在切除的同时对远近端黏膜进行吻合固定,上提了脱垂的内痔和黏膜,即肛垫。该术式具有手术时间短、术后疼痛轻、恢复快等优点,但应重视术后尿潴留、术后吻合口感染、小腹坠胀等后遗症。对女性患者如术中操作不当还会造成直肠阴道瘘等严重不良反应。

5. 选择性痔上黏膜切除吻合术(tissue-selecting therapy stapler,TST)

选择性切除痔核上方的黏膜及黏膜下层,使脱垂的肛垫回位,在上提肛垫、阻断血供的同时,保留了痔核间正常黏膜组织,减少了钛钉的植入数量。TST 术既吸收了中医分段切除保留黏膜桥的长处,又保留了 PPH 术悬吊的优点,具有术中出血少、术后肛门疼痛、水肿、排尿困难发生率低,吻合口狭窄的发生率显著降低等优势。

6. LigaSure 痔切除术(LigaSure hemorrhoidectomy,LH)

适用于各种孤立的Ⅱ～Ⅲ期内痔及外痔的切除手术。使用 LigaSure 血管闭合系统直接进行痔疮切除,手术中可闭合直径 7 mm 以内的任何动、静脉。具有术后疼痛小、住院时间短、伤口愈合快等优点。

7. 多普勒超声引导下痔动脉结扎术

适用于Ⅰ、Ⅱ期内痔。这种方法 1995 年由 Morinaga 首先报道。该方法是通过特制多普勒探头定位痔动脉后将缝线结扎该动脉,直至多普勒信号消失。该疗法具有无痛、有效且并发症发生率低等优点,但对较大痔核或脱垂为主的痔核效果欠佳。近年来有人对该方法进行改良,当痔动脉结扎后其远端痔核明显时可用该结扎线连续贯穿缝合,固定该痔核,既可以阻断痔核的血供又有固定痔核防止脱出的作用。近年来,有学者将本术式用于高龄、体弱或伴有严重贫血等痔病患者,近期疗效满意。

二、外痔

(一)非手术疗法

1. 中医治疗

(1)内治:①湿热下注证:多见于炎性外痔。肛缘肿物肿胀、疼痛、咳嗽、行走、坐位均可使疼痛加重,溲赤,便秘。舌质红,舌苔薄黄或黄腻,脉滑数或浮数。

治宜清热利湿、祛风活血。方选止痛如神汤加减。②血热瘀阻证：多见于血栓性外痔。肛缘肿物突起，疼痛剧烈难忍，肛门坠胀，局部可触及硬结节，其色暗紫。伴口干，烦热，便秘。舌质紫，舌苔淡黄，脉弦涩。治宜清热凉血，消肿止痛。方选凉血地黄汤加减。③气滞血瘀证：肛缘肿物突起，排便时可增大，有异物感，可有胀痛或坠痛，局部可触及硬性结节。舌质紫暗，舌苔薄黄，脉弦涩。治宜理气化瘀。方选活血散瘀汤加减。

（2）外治：①外敷法：将具有清热解毒、活血化瘀、消肿止痛等作用的药物敷于患处。根据不同病情可选用油膏或散剂，如消痔膏、金黄膏等。②熏洗法：适用于外痔肿痛者。将具有活血止痛，收敛消肿等作用的药物加水煮沸，趁热先熏后洗，或用毛巾蘸药液趁热湿敷患处，冷则更换。常用五倍子汤、苦参汤等。

（二）手术疗法

1. 外痔单纯切除术

适用于单发的静脉曲张性外痔、结缔组织性外痔反复感染、赘皮外痔较大和炎性外痔。禁用于环状外痔，肛门周围有急慢性炎症，伴有腹泻患者；伴有严重肺结核、高血压、肝脏、肾脏疾患或血液病的患者；临近分娩期孕妇。

操作方法：患者取侧卧位或截石位。局部消毒铺巾，局麻。用组织钳提起外痔组织，以剪刀环绕其痔根四周做一梭形切口，切口上端必须指向肛门中心呈放射状，再用剪刀分离皮下曲张的静脉团及增生的结缔组织，将皮肤连同皮下组织一并切除，创面开放或对位缝合。术后用纱条填塞创面。

2. 外痔静脉丛剥离术

适用于静脉曲张性外痔、环状结缔组织性外痔和环状炎性外痔。禁用于：肛门周围有急慢性炎症；伴腹泻者；伴严重肺结核、高血压、肝脏、肾脏或血液系统疾病者；临近分娩期孕妇。

操作方法：患者取侧卧位或截石位。局部消毒铺巾，局麻。用组织钳提起外痔组织，在痔中心自下缘至齿线做一纵行"V"字形切口，再用剪刀分离皮下曲张的静脉丛，将皮肤及皮下组织一并切除，用凡士林纱条纳敷创面引流，无菌纱布包扎。每天便后用1∶5 000高锰酸钾溶液坐浴，更换敷料。注意在相邻手术区域间应尽可能保留皮肤桥，并适当延长切口，保持引流通畅，以免形成环形瘢痕，导致术后肛门狭窄。

3. 血栓性外痔剥离术

适用于血栓性外痔，痔核较大、血栓不易吸收，炎症局限者。如伴有静脉曲张者可合并采用静脉丛剥离法以防止术后复发。操作时，在肿块中央做放射状或梭形切口，用止血钳将血栓分离，并摘除，然后修剪伤口两侧皮瓣，使创口敞开，或缝合1～2针。如伴有静脉曲张者可合并采用静脉丛剥离法以防止术后复发。

三、混合痔

（一）非手术疗法

分别参照内痔、外痔治疗原则。

（二）手术疗法

1. 外痔剥离内痔结扎术（外剥内扎术）

外剥内扎术即外痔部分解剖剥离和内痔部分钳夹缝扎，适用于各型混合痔。1919 年由 Miles 提出，1937 年由 Milligan 和 Morgan 改进了手术方式，即 Milligan-Morgan 术。

操作方法：患者取侧卧位或截石位。局部消毒铺巾，局麻。外痔边缘做"V"字形皮肤切口，在皮下静脉丛与括约肌之间剥离曲张的静脉团和增生的结缔组织至齿状线下 0.3 cm，用弯止血钳夹住内痔基底部，在钳下用 7 号丝线双重结扎或"8"字贯穿结扎，将外痔连同已被结扎的内痔残端切除。依同法处理其他痔核。

2. 分段外剥内扎术

适用于环状混合痔。基本的操作方法同外痔剥离内痔结扎术，同时手术时应结合环状混合痔的自然形状划分为若干个区域，采用分区域分别施行外痔剥离内痔结扎术，区域之间尽可能保留正常皮肤和黏膜组织，结扎的痔核应尽可能避免处于同一平面上。适当延长其外围的创面，以减少张力，保持引流通畅。如肛周创面皮肤完好，较为松弛者，可予以部分对位缝合，3～5 天后拆线，可减少疼痛，加速愈合。术后排便应控制在每日 1～2 次，并调整为成形软便，既可缓解疼痛，又可进行早期的扩肛。

3. 其他手术方法

其他混合痔手术方法还包括：外痔切除缝合内痔结扎术，采用外痔切除连续缝合内痔结扎术治疗；外切内注结扎术，适用于混合痔，由"外剥内扎术"演化改进而来，外痔部分切除和内痔部分结扎并注射硬化剂。

第七节　手术并发症及处理

一、疼痛

1. 发生概况

疼痛是痔术后的主要并发症之一。由于肛门部位神经丰富，感觉十分敏感，在手术后常常出现较剧烈的疼痛，甚至持续较长时间，其疼痛程度与手术操作、创伤的大小、术后肛门内括约肌痉挛以及患者的精神状态、疼痛耐受程度、术中麻醉、术后镇痛、粪便刺激、局部换药等因素有关。轻者仅感觉局部轻微痛不适,对全身无明显影响;重者坐卧不安、呻吟、大汗,影响饮食和睡眠。疼痛性质有胀痛、灼痛、坠痛或跳痛等,可为持续性或间歇性。一般术后 24～48 h 内较重,以后逐渐缓解,但受到刺激或损伤时如排便、换药等,可使疼痛一时性加剧。术后创面局部发生充血水肿,因炎症刺激,患者自觉肛门部下坠不适或有胀满感,因下坠往往引起便意而使排便次数增多,有时则欲便不解或有里急后重感。

2. 预防措施

术后疼痛预防措施:①术前做好患者的思想工作,向患者说明术中及术后可能会出现的一些反应,解除患者顾虑,消除紧张情绪,与医护人员密切配合;②手术结束前,可在肛门局部注射长效止痛剂,以减轻术后疼痛;③术后及时解除便秘症状,排便前温水坐浴,有助于松弛括约肌,缓解排便时疼痛;④术后疼痛可因粪便或局部换药的机械刺激而加重,在排便或换药前 30 min 可让患者口服或外用止痛药物,可较好缓解疼痛。

3. 处理措施

术后疼痛的处理措施:①轻度疼痛者,可给予口服复方对乙酰氨基酚片等;中度以上疼痛者,可口服布桂嗪(强痛定)、曲马朵等;②必要时可安置镇痛泵,能持续、有效缓解术后疼痛,也可利用不同种止痛药物协同作用以达到充分镇痛的效果;③封闭治疗:手术后用 1‰普鲁卡因 10 ml 或 1‰利多卡因 10 ml 于长强或承山穴,或中髎或下髎封闭(每侧 5 ml);④酌情镇静:影响睡眠时可口服阿普唑仑(佳静安定)0.4 mg 或肌注苯巴比妥钠 0.1 g 等。

二、排尿困难

1. 发生概况

术后排尿困难是指患者术后各种因素引起的排尿不畅或不能自行排尿,甚至出现尿潴留,是痔术后较常见的并发症。多发于手术后当天,亦有持续数天者。主要与麻醉影响、手术刺激、肛门疼痛、术前或术中输液过多以及患者的精神状态、术后排便不畅、既往有其他疾病(泌尿系统疾病、中风、糖尿病、重症肌无力、脊髓损伤等)有关。临床常表现为排尿困难,下腹胀满,或尿频、尿急、排尿困难等。

2. 预防措施

术后排尿困难的预防措施:①做好患者的思想工作,解除顾虑,消除紧张情绪,选择合适的环境排尿;②对伴有前列腺增生或尿道狭窄者,术前应做相应的治疗。指导患者术前或术后当天的 12 h 内要限制饮水,造成轻度失水状态;③选择适宜有效的麻醉方法,确保肛门括约肌充分松弛,手术动作轻柔细致,减少损伤;④术后早期下床活动,6 h 不能自行排尿,伴下腹部胀满不适,应及时采取利尿措施。

3. 处理措施

术后排尿困难的预防措施：①一般可给予膀胱区热敷，用温水冲洗会阴部或听流水声诱导反射排尿。②疼痛引起的排尿障碍可用镇痛药，如果肛门直肠敷料填塞过紧，可取出或减少敷料，以达到减轻尿道的压迫。③在脐下四横指正中区进行指压按摩或针刺足三里、中极、关元、气海三阴交。或口服盐酸坦索罗辛缓释胶囊等选择性 α_1 肾上腺素受体阻滞剂，以降低尿道、膀胱颈口平滑肌站立，改善排尿障碍。④促进排尿，可肌肉注射呋塞米或新斯的明 0.5 mg 肌内注射促进排尿，或针刺三阴交、关元、中极，留针 15～30 min。⑤如上述方法无效，可行无菌性导尿术，留置导尿管。

三、出血

1. 发生概况

术后出血是痔手术后最严重最危险的并发症，根据出血发生时间可分为原发性出血与继发性出血。原发性出血指手术后 24 h 内发生的出血，主要与手术操作不当，如内痔结扎不牢而脱落；内痔结扎时缝针贯穿过深，伤及肌层血管；手术切除范围大，手术中小血管暂时收缩出血不明显，未及时处理；肛门填塞物过松或脱落，疮面压迫不紧而引起疮面渗血等有关。

继发性出血是指手术后 24 h 后发生的出血，主要与内痔枯萎脱落时，可出现创面渗血，甚至小动脉出血；疮面继发感染；痔核内注射药物浓度过高、剂量多大、部位过深，引起组织坏死和出血，局部检查或处理时方法不当，造成组织撕裂出血。如有全身性疾病，如血液病、凝血机制障碍等患者，可引起术后出血，临床表现为便血或伤口出血。

2. 预防措施

术后出血的预防措施：①术前应对患者的凝血功能及全身脏器功能全面评估，排除手术禁忌证；②术中严格遵守操作规程，彻底止血，是预防原发性出血的关键；③术后肛门放置填塞物，加压疮面以胶布固定；④术后防止创面感染，嘱患者术后勿过度活动，尤其在术后 7～14 天的内痔脱落期；⑤保持大便畅通，避免因粪便干燥排便时引起出血。

术后出血的处理措施：①少量出血，可更换敷料后重新加压包扎，或局部使用明胶海绵、肾上腺素等止血；②严重渗血或有搏动性出血，应及时实施止血术，进行缝扎彻底止血；③大量出血或创面糜烂、脆性较大无法缝合，或出血点一时不易找到，可在出血部位上方缝扎其小动脉，或注射硬化剂，或用肛管、三腔气囊等局部直接压迫止血；④必要时可应用全身治疗，如口服云南白药、维生素 K_4 等止血药，或肌肉注射或静脉滴注氨甲苯酸注射液等；⑤对因感染而出血，或大量出血者，应积极抗感染治疗；出血量较多或引起出血性休克者，应同时积极抗休克、补充血容量。

四、发热

1. 发生概况

发热是手术后最常见的症状。主要与术后组织损伤，或应用硬化剂注射后产生的吸收性发热；术后疮口感染，或合并呼吸道、泌尿道感染，或输液反应、血液病等有关。

2. 防治措施

痔手术后出现发热，除加强观察外，一般无需特殊处理。可给予冰袋或乙醇擦浴物理降温，或用解热镇痛药物。如为感染性发热，可应用抗生素治疗或内服清热解毒中药。

五、局部水肿

1. 发生概况

手术后水肿在嵌顿痔术后发生率最高，主要与创缘微循环障碍，手术创伤，术后局部感染等有关。

2. 防治措施

出现水肿，局部可用高渗葡萄糖水或高渗生理盐水湿敷，或用芒硝等清热利湿消肿的中药熏洗、坐浴，外敷消痔膏，或进行红光、激光、微波治疗。如肿胀伴血栓形成，可切开减压，或去除血栓。

第八节 护理原则

在治疗痔病的护理过程中，应强调整体护理和突出痔病专科特色相结合的原则，既要做好痔病的专科护理，又要重视心理护理。

一、专科护理

主要是针对痔，做好健康宣教及指导。如嘱咐患者改善饮食结构，增加纤维性食物和水分的摄入，忌酒和辛辣、刺激性强食物及炙烤、坚硬的食物；养成良好的生活习惯，避免久站久坐，避免临厕用力努挣和久蹲；保持大便畅通，每次便后清洗肛门，保持肛门周围清洁；注意观察有无大便出血及痔核脱出情况，如有出血，应记录出血性质、出血量等，如痔核脱出，应了解痔核能否自行回纳；坚持适度的活动，加强肛门功能锻炼，如提肛运动等；如有引起腹压增高的慢性咳嗽、习惯性便秘等，应及时积极治疗等。

二、心理护理

为患者创造一个舒适的病房环境与人际关系环境;进行针对性的健康教育,提高患者的认知水平,如各种检查及治疗的目的和意义,介绍痔病的相关知识,目前常用的方法及效果,让患者有充分的心理准备及应对措施,消除患者的负面情绪影响,提高机体的耐受性;运用心理暗示疗法,介绍已治疗成功及具有良好适应能力的患者与患者交流,增强战胜疾病的信心;痔病患者由于部位特殊,在检查治疗时应注意隐私保护。

术前向患者说明术中及术后可能会出现的一些反应,解除患者顾虑,消除紧张情绪,与医护人员密切配合;指导练习手术卧位及练习卧床排尿,指导患者学会准确的深呼吸、咳嗽、咳痰、翻身及肢体运动的方法并训练;做好肠道及饮食的准备。术后护理向患者解释术后恢复过程中可能出现的疼痛、出血、排便疼痛、肛门功能恢复等问题及应对措施;解释排便过程中的不适感及处理方法;教会排便后熏洗、坐浴等方法;介绍术后换药的目的、意义、方法及感受;痔病术后脱核期,应向患者交代可能出现的症状及其预防方法,如卧床休息、避免剧烈活动、保持大便畅通;正确指导术后饮食。

参考文献

[1] 张延龄,吴肇汉. 实用外科学. 第 3 版. 北京:人民卫生出版社,2012.

[2] 吴孟超,吴在德. 黄家驷外科学. 第 7 版. 北京:人民卫生出版社,2008.

[3] 陆德铭,陆金根. 实用中医外科学. 第 2 版. 上海:上海科学技术出版社,2010.

[4] 徐伟祥,曹永清. 实用中医肛肠病学. 上海:上海科学技术出版社,2014.

[5] 金定国,金纯. 肛肠病中西医治疗学. 上海:上海科学技术出版社,2014.

[6] 王沛,张耀圣,王军. 今日中医外科. 第 2 版. 北京:人民卫生出版社,2011.

[7] 唐汉钧. 中医外科临床研究. 北京:人民卫生出版社,2009.

[8] 宾东华,李逵,王爱华,等. 痔病发病相关因素的对照研究及预防探讨. 湖南中医杂志,2015,31(6):14 - 15,22.

[9] 李东冰. 外科技术发展对痔诊断、治疗的影响. 中国临床医师,2014,42(5):1 - 4.

[10] 杨光,钱海华. 痔的外科治疗进展. 医学综述,2015,21(6):1036 - 1038.

[11] 孙浩博,孟庆辉,李龙,等. TST 治疗痔的临床疗效. 中国普外基础与临床杂志,2016,23(6):727 - 731.

[12] 姚敬,佟大年. 吻合器痔切除术与 LigaSure 痔切除术疗效比较的 Meta 分析. 中国现代普通外科进展,2014,17(11):877 - 880,885.

[13] 鲁林源,朱赟,孙琼. 胶圈套扎术治疗内痔的疗效分析. 世界中西医结合杂志,2011,6(11):953 - 955.

[14] 张玉波,龚海峰,薛春凯,等. 弹力线套扎吻合器与胶圈套扎吻合器治疗痔病患者的对比研究. 临床外科杂志,2017,25(4):272 - 274.

[15] 秦澎湃,黄斌,王业皇,等.多普勒超声引导下痔动脉结扎术治疗痔病的评价.现代中西医结合杂志,2014,23(19):2107-2109.

[16] 曹科,韩宝,徐慧岩,等.消痔灵注射结合外剥内扎术治疗环状混合痔的临床研究.北京中医药,2013,32(5):328-330.

[17] 薄彪,于振国,杨凌洪,等.痔上黏膜环切钉合术治疗痔的临床疗效观察.中华普外科手术学杂志,2013,7(1):67-69.

[18] 刘扬,刘青,杨润清,等.PPH联合外剥内扎术及皮桥整形术治疗重度环状混合痔的临床疗效观察.中国普通外科杂志,2015,24(2):297-299.

[19] 王萌,洪阳春,李珍.3种术式治疗重度内痔疗效对比研究.甘肃中医药大学学报,2017,34(1):54-57.

[20] 黄斌,秦澎湃.多普勒引导痔动脉结扎治疗痔病的研究近况.中国普外基础与临床杂志,2014,21(1):117-120.

[21] 葛春超.内痔注射术加外剥内扎术治疗环状混合痔疗效分析.中国实用医药,2017,12(1):70-72.

[22] 雷庆军,张毅强,王益,等.吻合器痔上黏膜环切订合术联合聚桂醇硬化剂注射治疗重度痔:86例疗效分析.中国现代手术学杂志,2017,21(1):22-26.

[23] 潘友珍,周丽波,郑振麟.分段外剥内扎改良术治疗环状混合痔62例临床症状及体征评价.上海中医药大学学报,2017,31(1):34-37.

[24] 丁超,王琛.混合痔手术治疗的研究进展.中国当代医药,2017,24(14):12-14.

[25] 周昊,董青军,曹永清.消痔膏贴敷疗法治疗嵌顿痔的临床观察.上海中医药大学学报,2017,31(2):44-47.

[26] 郭其乐,何巧飞,罗卢华,等.中医药防治混合痔术后并发三大主症的研究进展.世界中西医结合杂志,2013,8(12):1280-1283.

[27] 尤伟方,王会,郭艺,等.中药坐浴治疗痔疮术后并发症临床疗效的Meta分析.云南中医药杂志,2017,38(2):17-20.

[28] 陈伟伟,欧强,伍跃麒,等.中药熏洗为主治疗痔术后水肿研究进展.湖南中医杂志,2014,30(2):152-154.

[29] 杜燕红,赵宏.外痔切除缝合内痔结扎术治疗混合痔100例临床观察.结直肠肛门外科,2012,18(2):102-104.

[30] 林玉强,马荣.提肛运动在痔吻合器痔上黏膜环切术术后肛门坠胀治疗中的作用.中国医药导报,2014,11(11):34-37.

[31] 龙庆,李艳,李俊,等.针刺下髎、长强穴治疗混合痔PPH术后肛门坠胀临床观察.中国针灸,2016,36(6):603-606.

[32] 陈诗伟,郭倩.痔术后尿潴留的研究概况.湖北中医药大学学报,2014,16(3):117-120.

[33] 高宗跃,周晓丽.消痔灵联合肾上腺素治疗内痔出血患者的临床疗效.中成药,2016,38(7):1468-1472.

[34] 罗玉华.术前心理访谈对重度混合痔患者焦虑、抑郁心理状态及术后疼痛的影响.结直肠肛门外科,2017,23(2):244-246.

[35] 陆凤英,梁翠琼.护理干预对痔疮术后排尿排便困难的效果分析.实用临床护理学杂志,2017,2(23):69-78.

（阙华发　牟大鲲　焦　健）

第五章　盆腔静脉淤血综合征

第一节　病因与病理

一、定义

盆腔静脉淤血综合征(pelvic congestion syndrome，PCS)是指性腺、臀或子宫周围静脉的反流或梗阻产生的慢性盆腔疼痛，有时与会阴或外阴静脉曲张相关。

二、病因

Richet 于 1857 第一次描述了盆腔淤血综合征临床表现，并且 Taylor 于 1949 证实了盆腔淤血综合征患者存在盆腔静脉曲张。统计发现30%的慢性盆腔痛患者与 PCS 有关，患者的特征是排尿困难症状，痛经，性交疼痛。患者除了相当多的身体疼痛和不适之外，还带有心理负担，经常伴随着焦虑、压力和抑郁程度的增加而出现 PCS 加重。PCS 患者年龄主要从 20 岁到 45 岁不等，大多数出现在 30～40 岁。遗传或种族偏好尚不清楚。但是家族史、多胎都是风险因素。

雌激素是血管扩张剂，孕激素拮抗雌激素，导致盆腔血管平滑肌收缩。雌激素水平下降，氧化亚氮释放增加，导致血管平滑肌舒张，从而导致静脉曲张。盆腔静脉曲张经历了血管内膜和中层的纤维化、平滑肌增生和毛细血管内皮的增生。孕期妊娠黄体和胎盘产生的大量雌、孕激素使盆腔静脉极度扩张充血，故 PCS 常见于多次妊娠的女性。

三、发病机制

卵巢和子宫静脉由内髂静脉和性腺静脉排出。髂内静脉在髂内动脉中后内侧，后入髂外静脉，形成髂总静脉。它的支流分为顶叶和内脏。顶叶支流是臀上、坐骨、骶、升腰椎和闭孔静脉。内脏支流有阴部内静脉、痔中静脉，以及男性的膀胱前列腺丛男性、女性的子宫性腺阴道丛。在 27％的 PCS 病例中，髂内静脉通过

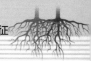

两个分开的躯干引流。极少的时候可以直接流入下腔静脉，形成丰富的吻合静脉丛与卵巢、子宫、膀胱、直肠、外阴神经丛（见图 5-1-1）。

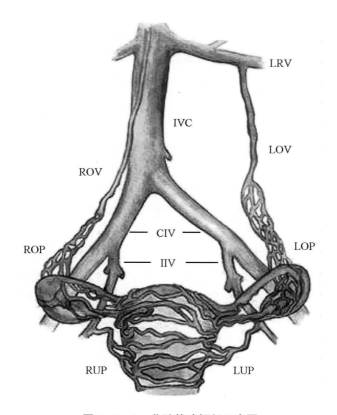

图 5-1-1 盆腔静脉解剖示意图

注：CIV：髂总静脉；IIV：髂内静脉；IVC：下腔静脉；LOP：左卵巢丛；LOV：左卵巢静脉；LRV：左肾静脉；肺，左子宫丛；ROP：右卵巢神经丛；ROV：右卵巢静脉；RUP：右子宫丛。

［引自：Diagnosis and treatment of the pelvic congestion syndrome. O'Brien MT et al. J Vasc Surg Venous Lymphat Disord. (2015)］

大多数女性在腰椎 4 的水平，两或三条静脉汇聚形成单一的卵巢静脉，左卵巢静脉引流入左肾静脉，而右卵巢静脉直接进入下腔静脉。在多达 10% 的妇女中，右侧卵巢静脉也可能流入右肾静脉而不是下腔静脉。研究表明，正常的卵巢静脉平均直径小于 5 mm，静脉内有 3 个瓣膜，主要在远端第三处。Ahlberg 等发现 15% 的右侧卵巢静脉和 6% 左侧卵巢静脉没有静脉瓣。在那些卵巢静脉有静脉瓣的人群中，其 40% 的左侧卵巢静脉瓣和 35% 的右侧卵巢静脉瓣功能异常。

四、临床分型

PCS 的诊断主要是临床诊断，往往是从影像学提示静脉功能不全或阻塞的连接消除过程推导。目前对临床表现和血流动力学的病理生理研究结果的基础上，已确认盆腔静脉循环障碍的4种主要类型：外阴静脉曲张合并盆腔充血症状；髂内静脉及其属支隔离不足；性腺静脉回流，并通过左肾静脉受压梗阻性流出（即胡桃夹综合征）。最常见的是性腺静脉静脉瓣功能减退。

盆腔静脉瓣膜功能不全的原因尚不清楚，尽管激素因素被认为起着重要作用。在怀孕期间，雌二醇能抑制血管收缩并诱导子宫增大，选择性地扩张卵巢和子宫静脉，增加对瓣膜的压力。多产的妇女更容易患盆腔静脉功能不全。相反，血管收缩剂在通过改善静脉回流、减轻静脉压的PCS症状显示出一定的疗效。研究显示，对PCS患者注射双氢麦角碱导致的盆腔静脉直径减少35％，可缓解疼痛。

第二节　流行病学

PCS是一种妇女较常见疾病，对健康相关的生活质量、工作效率造成重要影响。国内外文献报道了PCS的流行病学特征，大多数研究受到样本量和检查手段的限制，主要依据临床表现进行的流行病学调查。调查结果显示，育龄妇女的PCS患病率在14％～24％之间，约14％的妇女一生中至少经历过一次PCS。

调查还观察到PCS患者常伴随心理和生理障碍，其中最普遍的心理障碍是抑郁，发生率在25％～50％；其他依次为焦虑（10％～20％）、多重心理障碍（20％～30％）和躯体障碍（10％～20％）。巴西的一项研究提示，PCS患者的焦虑发生率达73％，抑郁发生率达40％。英国的一项研究也提示，31％的PCS患者表现出焦虑。32％的PCS患者存在身心健康和睡眠质量的问题。

一些关于PCS的卫生经济学方面的研究显示，PCS也消耗大量的医疗资源。在美国，每年约有8亿8150万美元医疗费用用于支付PCS患者的健康保险支付，患者自付的医疗费用和旷工费用约为20亿美元。PCS产生的卫生经济学影响主要来自两方面，一方面是13％～32％的PCS患者丧失工作机会，另一方面是45％～64％的PCS患者产生不孕症的治疗费用。当然，也有其他经济成本，包括女性减少作为其承担家庭职责发挥作用衍生的成本。

Latthe等综述2004年有关女性非周期性盆腔痛、性交疼痛和痛经的文献，研究结果发现，18～50岁美国女性中，15％的人持续3个月以上的非周期性盆腔痛；12～70岁的英国女性中，24％的人有持续3个月以上的非周期性盆腔痛；泰国、印度和巴基斯坦的PCS发生率分别为5.2％、3.2％和8.8％。这项研究资料数据来于7个基于人口、9个基于健康研究中心、2个特异人群的研究，人口特征真实程度是资源分配和卫生保健规划中必须考虑的问题。此外，这些基本的流行病学数据可以较好地监测疾病负担的趋势。

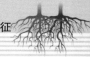

第三节　临床表现

PCS 主要临床表现为慢性、迟钝的下腹痛,常伴性交疼痛,膀胱痛和尿急感。盆腔痛通常平卧位可减轻,站立位或腹内压增加时加剧,如在妊娠期和月经前期多疼痛加重,性交疼痛或性交期间疼痛加重并不少见。盆腔淤血所致其他症状是非特异性的,程度不同,可能因疼痛放射到下肢而影响行走,也可能出现嗜睡、抑郁或焦虑、阴道分泌物增加、痛经、外阴区肿痛、腰骶部神经病变、直肠肛周不适等,以及非特异性胃肠道症状。查体可见外阴静脉曲张和宫颈疼痛肿胀等体征。

尽管 PCS 是血管疾病,但在就诊血管外科之前,PCS 患者通常会就诊于妇科门诊或其他专科门诊并接受相关治疗,由于非血管外科医师对本病缺乏足够认识,故 PCS 患者的求医之路往往漫长而曲折。需与 PCS 鉴别诊断的疾病主要包括盆腔炎、子宫内膜异位症、盆腔肿瘤、间质性膀胱炎以及炎性肠病。

第四节　诊断要点

学者们普遍认为 PCS 是卵巢静脉曲张引起。卵巢静脉系统的逆行血流和(或)静脉瓣膜功能异常导致盆腔静脉系统的压力增高。但并非所有患者都有盆腔静脉扩张的客观证据,这与 PCS 卵巢静脉直径的诊断标准有关。在一些患者,卵巢静脉没有或只有轻微的来自其他盆腔静脉起的症状。对于临床怀疑 PCS者,选择适宜的影像学技术有非常重要的诊断意义,用以确定盆腔静脉曲张,确定是否有深静脉闭塞或其他导致慢性盆腔疼痛的疾病。

1. 超声检查

阴道超声是诊断的 PCS 患者的金标准。妇科患者通常接受经阴道超声检查,较经腹部超声可提供更好的盆腔静脉丛声像图,可以显示 PCS 患者是否存在其他疾病可能,且不受患者体质或肠道积气的影响。

PVR 在评估 PCS 患者盆腔静脉回流严重程度,有两个明显的因素:第一是解剖异常的客观测量标准;第二是否有静脉曲张,如果有曲张则需评估静脉曲张的范围有多大。目前有人提出"静脉区域"的概念。经阴道超声检查可以发现左右两侧的卵巢静脉回流和相关分支,每侧卵巢静脉及其相关支流占一个区域。由于经阴道探头靠近静脉,可以很轻易观察到反流在髂内静脉及其相关的支流。髂内静脉及其每一个属支都可以算作一个静脉区。因此,能够客观观察反流程度等级为 1～4 个区域。然而,由于静脉回流与属支的血容量有关,因此回流的数量和所填充的静脉属支的数量之间存在着一定的关系。目前还没有明确的测量方法可以精确地量化,因此必须对静脉回流区中的无反流、轻度反流、中度反流或严重反流作出判断。

在血管外科或其他专科就诊的 PSC 者,多行腹部超声检查。经腹超声能更好地评价在肾静脉或髂总静脉的水平静脉的状态。超声技术都可以在患者站立/直立位进行。在相同的方式,下肢静脉曲张的患者躺平,腿静脉就不会有回流,同样的问题发生在盆腔静脉。在患者平躺时体位时,超声、CT 或 MRI、MRV 等影像技术对盆腔静脉直径的测量不可能代表患者直立位置的盆腔静脉直径。因此,当患者出现 PCS 的症状时,双功能超声检查是诊断最佳检查组合(见图 5－4－1)。绝大多数患者经过经阴道超声检查发现至少一个髂内静脉有反流,这种反流通常是在阴部或闭孔静脉。Holdstock 方法需要患者的头位行左侧 45°,允许盆腔静脉重力回流,并由患者做 Valsalva 动作。Valsalva 动作对评估盆腔静脉曲张有重要意义,可增加静脉充盈,以更好识别盆腔静脉曲张,甚至可提示轻度曲张的盆腔静脉丛。

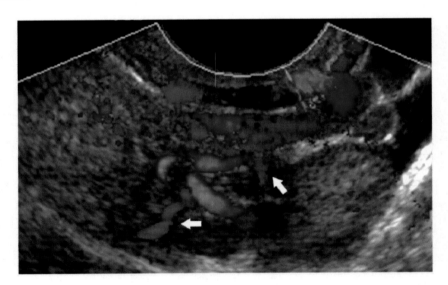

图 5－4－1　盆腔瘀血综合征患者的盆腔静脉
注:箭头指示弯曲和扩张彩色多普勒超声检查
［引自:Diagnostic imaging of pelvic congestive syndrome. Arnoldussen CW, de Wolf MA, Wittens CH. Phlebology. 2015 Mar;30(1 Suppl):67 - 72.］

2. CT 和磁共振成像检查

CT 和 MR 都提供盆腔血管系统的横断面成像,对盆腔血管和周围组织可以提供更详细的疾病和解剖学描述,确定病变位置和范围,有助于制定相应的治疗方案。

　　盆腔静脉曲张是被认为子宫周围、卵巢静脉的轨迹弯曲的管状结构血管直径扩大。在腿部静脉曲张延伸例通过盆底入腹,这些可以从内侧大腿静脉血管的起点之后,这有助于确定介入过程中需要治疗的主要静脉。

　　此外,CT、MRI 亦可显示胡桃夹现象,即左肾静脉受压的主动脉和肠系膜上动脉近端部分之间,可以形成一个锐角,导致左肾静脉梗阻和继发引起卵巢静脉流出阻力增加。迄今尚无被普遍认可的胡桃夹综合征或髂静脉闭塞的诊断标准,对于可疑髂静脉梗阻患者需要动态造影评估。

　　CT 和 MRI 对髂静脉检查通常可识别左髂总静脉闭塞(May-Thurners 综合征,见图 5-4-2)。髂静脉闭塞可能是盆腔静脉功能不全的重要原因,因为血流通过盆腔(通常是左向右);此外它也可以引起深静脉瓣膜功能不全。

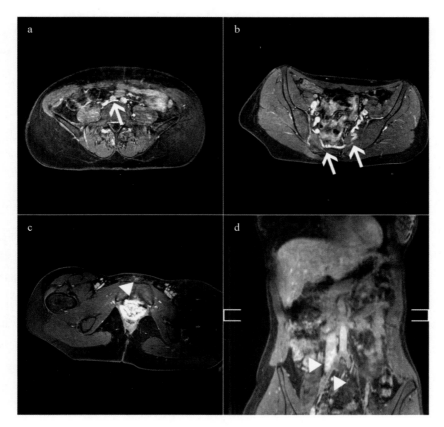

图 5-4-2　May-Thurners 综合征的对比增强磁共振造影

　　注:a 右侧髂总动脉压迫左侧髂总静脉(箭头所示);b 在骶前神经丛的水平形成扩张和
　　　　侧支循环(双箭头所示);c 在盆底的水平形成扩张和侧支循环(箭头所示);d 髂总
　　　　静脉冠状位重建(双箭头所示)

〔引自:Diagnostic imaging of pelvic congestive syndrome. Arnoldussen CW, de Wolf MA, Wittens CH. Phlebology. 2015 Mar;30(1 Suppl):67~72.〕

所有的影像学术可以识别可疑盆腔静脉曲张,即使标准不同(各技术对卵巢静脉直径的截止值不同)。

报道,盆腔炎和子宫内膜异位症会引起慢性盆腔疼痛,但并没有常规纳入PCS的成像方案,因为它们需要不同的检测技术(而不是侧重于可视化血管系统)最重要的标准对于不同的成像技术。

3. 腹腔镜检查

患者通常在 Trendelenburg 体位,由于气腹腹正压,它往往会压迫盆腔静脉。任何静脉,腹膜后或位于骨盆深不被发现,特别是如果有脂肪组织的存在,可以干扰诊断,因此,腹腔镜诊断的 PCS 只能是描述性诊断,而非客观诊断依据。

4. 静脉造影检查

静脉造影以前被认为是静脉曲张的"金标准",因为静脉造影异常在双下肢静脉曲张出现之前出现。然而,它已经逐步由静脉多普勒超声检查替代,很少有专家会使用静脉造影诊断下肢静脉反流性疾病。出于同样的原因,盆腔静脉造影已被其他无创技术取代,如 CT、MRI、MRV 扫描等。

第五节　治疗方法

一、保守治疗

PCS 治疗原则主要是缓解盆腔疼痛。目前已有广泛的治疗方法,从物理锻炼、心理治疗,到盆腔静脉或左肾静脉的修复手术。临床实践表明,75%的患者仅需保守治疗。保守治疗的适应证为:有 PCS 的临床表现;盆腔超声、盆腔静脉造影、子宫静脉造影、盆腔静脉 CT 和腹腔镜检查证实盆腔静脉和性腺静脉曲张,且盆腔静脉曲张范围和性腺、子宫或宫旁静脉的直径无显著相关性。保守治疗后盆腔、子宫静脉造影的静脉直径变化与各种药物减轻患者盆腔疼痛效果无相关性。

(一)药物治疗

1. 非甾体类药物

非甾体类药物(NSAIDs)对缓解盆腔静脉淤血有缓解症状的作用,但对其病因无影响。虽然起效快,但镇痛效果短暂,且长期用药有较多不良反应,包括胃肠道症状、胃肠道出血、造血功能抑制、粒细胞缺乏等。使用这类药物的最佳方式是直肠栓剂。非阿片类镇痛药治疗的持续时间有限(5~7 天)。

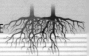

2. 氢化麦角碱衍生物

双氢麦角碱于20世纪80年代被用于下肢静脉曲张的治疗。它是α受体阻滞剂，导致静脉收缩，可以导致颈内、外动脉收缩。Schuller等的研究表明，双氢麦角碱、曲克芦丁具有类似疗效。Reginald、Stones等研究了静脉注射双氢麦角碱(1 ml)治疗女性盆腔静脉淤血和盆腔疼痛，并利用超声和盆腔静脉造影观察，显示子宫、宫旁的21%～35%静脉出现狭窄，治疗10天后95%的患者盆腔疼痛明显缓解。然而，此研究报道未说明疗效持续时间和药物不良反应发生情况。

PCS应用静脉活性药物治疗效果已经得到了许多研究者的认可，这主要鉴于对盆腔静脉曲张和下肢静脉曲张共同的发病机制，包括家族史、组织缺氧，血管内皮功能障碍，白细胞攻击，静脉瓣膜失效和静脉主干静脉扩张。微粉化的黄酮类化合物已被证明是对于88%～100%的盆腔静脉曲张患者非常有效。Serfaty等研究发现微粉化的黄酮类化合物，如爱脉朗、Ardium、Arvenum 500、Capiven、地奥司明、Detralex、Flebotropin、Variton、Venito等，可以缓解盆腔疼痛和改善盆腔器官静脉血流，治疗2～4周后患者疼痛程度显著降低，并且盆腔静脉曲张和盆腔静脉血液淤积程度减轻。这类药物的不良反应发生率极低，不超过5%，包括在上腹部疼痛、恶心、荨麻疹、中度腹泻，这些症状在停药后自然缓解。

3. 性激素治疗

PCS应用性激素治疗的原理是性激素失衡。PCS通常发生在首次或多次妊娠和分娩者，这与血液中黄体酮水平大幅增加有关。下肢静脉曲张也常发生在妊娠和分娩后。然而，激素类药物并不是用来治疗下肢静脉曲张疾病的。

在现有的文献中尚无令人信服的证据表明PCS患者的黄体酮和雌二醇水平升高。但有三项RCT研究证实了醋酸甲羟孕酮的功效，以及戈舍瑞林植入和皮下植入在PCS患者治疗中的应用。Soysal等发现使用醋酸甲羟孕酮和戈舍瑞林治疗的可以减轻PCS患者的临床症状。Farquhar等报道，6个月的心理治疗联合醋酸甲羟孕酮治疗，对于73%的PCS患者有效。但上述研究未提供激素治疗过程中不良事件发生率和严重程度的观察结果。这些药物不仅会影响女性的激素状态，而且导致深静脉血栓形成的潜在风险。此外，在研究中发现激素治疗导致闭经，同时抑制排卵。使用这些治疗方法剥夺了女性的基本生理功能——生殖能力，因此对于育龄妇女应谨慎选择激素治疗，可能是不恰当的，应仔细权衡利弊。但尽管如此，一些作者提出的激素治疗对于伴有卵巢功能障碍、痛经或子宫内膜异位症的PCS患者来说是合理的。

4. 精神药物

治疗精神疾病的药物被广泛用于治疗PCS。其治疗机制是基于应激反应和神经末梢突触前神经递质的再摄取能力，因为降低大脑内β和5-羟色胺受体的功能活动。Sator K等研究表明，长期使用加巴喷丁(gabapentin)和阿米替林

(mitriptyline)可减轻 PCS 患者症状。加之此类患者常常伴随抑郁、焦虑等心理障碍,使用精神药物治疗似乎是合理的。

(二)压力疗法

压力治疗已成功地用于治疗慢性和急性静脉曲张多年。研究表明,尽管单纯盆腔静脉曲张患者使用 2 级弹力袜无效,但当同时伴随下肢静脉曲张时,联合沿用 2 级弹力袜和弹力短裤是适宜的。

PCS 的保守治疗方法的选择取决于多种因素。但值得一提的是,PCS 是盆腔静脉瓣膜功能不全引起的血管病变,并伴有异常血液回流,因此血管活性药物应被视为病因治疗唯一选择。然而,约三分之一的 PCS 患者保守治疗无效,主要与盆腔静脉瓣膜功能不全有关,这种情况下不应浪费时间、精力和经费长期使用药物治疗,应尽早采取外科治疗手段。

二、外科治疗

(一)静脉栓塞治疗

Edwards 等于 1993 首先报道卵巢静脉栓塞的病例,该技术已经被广泛应用并相对成功,成为继发于卵巢和盆腔静脉曲张的 PCS 患者的主流治疗手段。

自 Edwards 等之后,Sichlau 等于 1994 年报道卵巢静脉栓塞复发患者的治疗。Cordts 等报道 9 例 PCS 接受卵巢静脉栓塞治疗,89% 的患者在症状缓解后的 2 年随访中复发。有趣的是,没有公布的数据显示单侧和双侧卵巢静脉栓塞术的结果差异有显著统计学意义。41 例采用碘化油作为栓塞剂,结果近 60% 患者的总缓解症状与双侧及单侧卵巢静脉栓塞之间的结果并无差异。研究者使用最常用的视觉模拟疼痛量表评估栓塞治疗前后症状的严重程度,56 例表明疼痛平均减少 65%。对于外阴及下肢静脉曲张患者合并盆腔曲张静脉栓塞治疗的研究表明,合并外阴静脉曲张的盆腔静脉治疗效果更好。

经导管栓塞治疗卵巢和盆腔静脉曲张的技术很简单。股静脉或右颈内静脉入路,6F 导管引导进入下腔静脉。对于左侧或右侧卵巢静脉的评估可使用 Cobra 导管或 Sim Ⅰ型导管。利用滑行线和滑动导管行卵巢静脉插管。使用反向体位注射 10 ml 对比剂造影剂,功能不全的卵巢静脉会出现静脉扩张和造影剂回流进入盆腔。注意导丝及导管应沿卵巢静脉在盆腔边缘。造影剂反流到盆腔静脉,通过盆腔静脉判断下肢或外阴静脉曲张。

对卵巢静脉或髂静脉主干栓塞治疗可采用弹簧圈栓塞治疗。一般先放置线圈,然后用凝胶线圈促进静脉血栓形成,髂内静脉可辅助应用硬化剂。弹簧圈栓塞治疗的一个主要缺点是线圈异位,甚至进入肺循环。有报道 2% 的患者如髂内

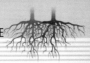

静脉直径大于 12 mm,则增加这种并发症的风险。为了防止弹簧圈异位肺动脉,其直径至少应大于左髂内静脉直径 30% 或 50%。其他并发症包括卵巢静脉穿孔、腰痛、术后发热和穿刺点血肿。

PCS 女性患者盆腔静脉曲张使用硬化剂治疗有效。在欧洲使用硬化剂(十四烷基硫酸钠液或泡沫)一般注入 3 或 4 ml。硬化剂沉积在盆腔段静脉更有效。来自美国的研究报告提示,使用泡沫硬化剂用于外阴和卵巢静脉曲张效果更好。

综上,尽管有大量关于经导管卵巢静脉栓塞术的文献,但这些研究仅限于样本较小的临床研究或回顾性研究,治疗成功率在 47%～94% 不等,平均随访 12～36 个月。

(二) 外科手术

外科手术仍然是被认为是 PCS 一个可以接受的治疗方法。如 PCS 患者有药物或是介入治疗禁忌证,是外科手术治疗适应证。卵巢反流手术可缓解 PCS 患者症状,但是有瘢痕形成、手术并发症、延长住院时间和延长愈合时间等缺点。Rundqvist 等报道了使用左侧卵巢静脉腹膜外切除术治疗 PCS,在严格选择适应证的患者中,这种手术方法可以使三分之二的 PCS 患者症状改善。Gargiulo 等对经 23 例行腹腹腔镜卵巢静脉结扎的 PCS 患者进行为期 1 年的追踪随访,结果显示患者盆腔症状完全缓解。由于这项技术涉及空肠旁窝后腹膜及内侧左半结肠切开后腹膜覆盖主动脉下的卵巢静脉,故其缺点是存在手术并发症的风险,如深静脉血栓形成、腹膜后血肿、麻痹性肠梗阻和肠粘连引起的机械性肠梗阻等。

参考文献

[1] Park SJ, Lim JW, Ko YT, et al. Diagnosis of pelvic congestion syndrome using transabdominal and transvaginal sonography. Am J Roentgenol,2004,182:683 - 688.

[2] Perry CP. Current concepts of pelvic congestion and chronic pelvic pain. JSLS,2001,5: 105 - 110.

[3] O'Brien MT1, Gillespie DL. Diagnosis and treatment of the pelvic congestion syndrome. J Vasc Surg Venous Lymphat Disord,2015,3(1):96 - 106.

[4] Alhalbouni S1, Hingorani A, Shiferson A, Gopal K, Jung D, Novak D, Marks N, Ascher E. Iliac-femoral venous stenting for lower extremity venous stasis symptoms. Ann Vasc Surg,2012,26:185 - 189.

[5] Neglén P, Thrasher TL, Raju S. Venous outflow obstruction:An underestimated contributor to chronic venous disease. J Vasc Surg,2003,38(5):879 - 85

[6] Soysal ME, Soysal S, Vicdan K, Ozer S. A randomized controlled trial of goserelin and medroxyprogesterone acetate in the treatment of pelvic congestion. Human Reproduction, 2001,16:931 - 9

［7］ To T，Stanojevic S，Moores G，et al. Global asthma prevalence in adults：Findings from the cross-sectional world health survey. BMC Public Health，2012，12：204.

［8］ Romao AP，Gorayeb R，Romao GS，et al. High levels of anxiety and depression have a negative effect on quality of life of women with chronic pelvic pain. International Journal of Clinical Practice，2009，63：707－711.

［9］ Banerjee S，Farrell RJ，Lembo T. Gastroenterological causes of pelvic pain. World Journal of Urology，2001，19：166－172.

［10］ Zondervan KT，Yudkin PL，Vessey MP，et al. The community prevalence of chronic pelvic pain in women and associated illness behaviour. The British Journal of General Practice：The Journal of the Royal College of General Practitioners，2001，51：541－547.

［11］ Vincent K. Chronic pelvic pain in women. Postgraduate Medical Journal，2009，85：24－29.

［12］ Wan-Yin S，Jian-Ping G，Wen-Sheng L. Left ovarian vein dilation or pelvic congestion syndrome secondary to abdominal aortic dissection：incidental findings on CT angiography Clinical Imaging，2015，39：480－483.

［13］ Asciutto G，Asciutto KC，Mumme A. Pelvic venous incompetence：reflux patterns and treatment results. Eur J Vasc Endovasc Surg，2009，38：381－386.

［14］ Koc Z，Ulusan S，OguzkurtL. Right ovarianveindrainagevariant：isthere a relationship with pelvic varices? Eur J Radiol，2006，59：465－71.

［15］ Rastogi N，Kabutey NK，Kim D. Incapacitating pelvic congestion syndrome in a patient with a history of May-Thurner syndrome and left ovarian vein emboliazation. Ann Vasc Surg，2012，26（5）：732. e7－732. e11.

［16］ Whiteley MS. Objective measurements of pelvic venous reflux and stratificationof severity of venous reflux in pelvic congestion syndrome due topelvic venous reflux. Curr Med Res Opin，2017，19：1－3.

［17］ Schuller-Petrovic S，Wolzt M，Bohler K，et al. Studies on the effect of short-term oral dihydroergotamine and troxerutin in patients with varicose veins. Clin Pharmacol Ther，1994，56：452－9.

［18］ Langeron P. Congestion pelvic syndrome，pelvic veins（varicocele）：hemodynamic，pathogenetic and clinical problems. Phlebologie Annales Vasculaires，2000，2：155－159.

［19］ Hnatek L. Therapeutic potential of micronized purified flavonoid fraction（MPFF）of diosmin and hesperidin in treatment chronic venous disorder. Vnitr Lek，2015，61：807－814.

［20］ Farquhar CM，Rogers V，Franks S，et al. A randomized controlled trial of medroxyprogesterone acetate and psychotherapy for the treatment of pelvic congestion. Br J Obstet Gynaecol，1989，96：1153－1162.

［21］ Jackson JL，O'Malley PG，Kroenke K. Antidepressants and cognitive－behavioral therapy for symptom syndromes. CNS Spectr，2006，3：212－322.

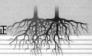

［22］ Clark M. Compression bandages：principles and definitions. In Calne S(Ed). EWMA Position document. Understandin Compression Therapy. London：MEP Ltd，2003：5-7.

［23］ Edwards RD，Robertson IR，MacLean AB. Case report：pelvic pain syndrome successful treatment of a case by ovarian vein embolization. Clin Radiol，1993，47：429－431.

［24］ Sichlau MJ，Yao JS，Vogelzang RL. Transcatheter embolotherapy for the treatment of pelvic congestion syndrome. Obstet Gynecol，1994，83(Pt 2)：892－896.

［25］ Basile A，Marletta G，Tsetis D. The Amplatzer vascular plug also for ovarian vein embolization. Cardiovasc Intervent Radiol，2008，31：446－447.

［26］ RundqvistE，Sandholm LE，Larsson G. Treatment of pelvic varicosities causing lower abdominal pain with extraperitoneal resection of the left ovarian vein. Ann Chir Gynaecol，1984，73：339－341.

［27］ Gargiulo T，Mais V，Brokaj L. Bilateral laparoscopic transperitoneal ligation of ovarian veins for treatment of pelvic congestion syndrome. J Am Assoc Gynecol Laparosc，2003，10：501－504.

（边 疆 童剑倩）

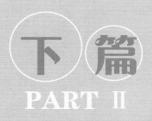

下篇
PART II

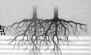

第六章 下肢静脉系统解剖特点

第一节 下肢浅静脉系统

一、大隐静脉及其属支

1. 解剖特点

大隐静脉（great saphenous vein）收集足、小腿和大腿内侧部以及大腿前部浅层结构的静脉血，全长约 76 cm，起自足背静脉网内侧份，经内踝前方1 cm上行至小腿前内侧，沿小腿内侧伴随隐神经上行，绕股骨内侧髁后方约 2 cm，进入大腿内侧部，在此处大隐静脉与股及其属支与小隐静脉、深静脉有广泛的穿通支吻合。进入大腿后与内侧皮神经伴行，再沿内侧上行，并逐渐转前方，最后于耻骨结节下外方 3~4 cm 穿隐静脉裂孔汇入股静脉，其汇入点称隐股点。隐神经为分布于小腿前内侧区的一条皮神经，在小腿上部隐神经居静脉后方，在小腿下部则绕至静脉前方。见图 6-1-1。

汇入股静脉前，大隐静脉收纳 5 条属支：①腹壁浅静脉（superficial epigastric vein）：引流腹壁下部的浅静脉血液；②旋髂浅静脉（superficial iliac circumflex vein）：收纳腹壁下部和股上部、外侧部的浅静脉血液；③阴部外静脉（external pudendal vein）：收纳外阴部的浅静脉血液；④股外侧浅静脉（superficial lateral femoral vein）：收纳股外侧的浅静脉血液；⑤股内侧浅静脉（superficial medial femoral vein）：收纳股内侧的浅静脉血液。上述

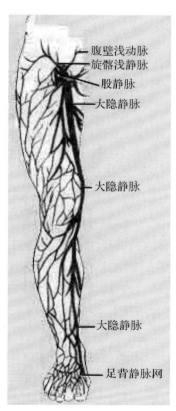

腹壁浅动脉
旋髂浅静脉
股静脉
大隐静脉

大隐静脉

大隐静脉

足背静脉网

图 6-1-1 大隐静脉走行及分布示意图

5 条属支相互之间有侧支吻合,所以当大隐静脉曲张行高位结扎时,需将隐静脉裂孔附近的所有属支分别切断结扎,以避免术后复发。

据文献统计,上述 5 条属支注入大隐静脉大概有 6 种类型,按出现共干比例依次为:①旋髂浅、腹壁浅和股外侧浅静脉共干,占 25.6%;②旋髂浅、腹壁浅和阴部外静脉均为单干,占 18.36%;旋髂浅与股外侧浅静脉共干,腹壁浅与阴部外静脉共干者占 10.14%;④旋髂浅、腹壁浅静脉共干,占 9.66%;⑤腹壁浅和阴部外静脉共干,占 8.7%;⑥旋髂浅与股外侧浅静脉共干,占 7.33%。见图 6 - 1 - 2。

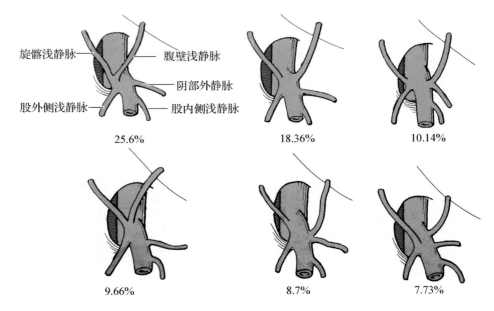

图 6 - 1 - 2　大隐静脉属支类型

大隐静脉内有较多静脉瓣,从内踝至隐股点大隐静脉的瓣膜数为 4～16 个,平均 8 个,其中以大隐静脉注入股静脉开口处的最为恒定,占 89.80%。静脉瓣呈二瓣型袋状,通常两瓣相对,以保证静脉血向心流动,同时防止血液向末梢部逆流。大隐静脉与深静脉之间有许多交通支,以大腿下 1/3 和小腿上、中 1/3 处最为多见(本章第三节详述)。

2. 血流动力学特点

下肢静脉回心血量中,浅静脉系统占回心血量的 10%～15%,深静脉系统占 85%～90%。下肢骨骼肌收缩、舒张产生的泵作用,静脉瓣由近及远的协调开放、关闭,使肌肉间的深静脉及肌肉内静脉血液,向心回流,大隐静脉内的血液通过主干和交通支汇入下肢深静脉,向心回流。

由于血柱的重力作用,在人静息站立时将会形成对下肢深浅静脉的压力,腹腔内压力增加可使下肢深静脉血液回流阻力进一步增加，血流减慢甚至逆流。深静脉血液逆向压力，越过腹股沟韧带平面后，将作用于股隐静脉瓣（股静脉入口处的大隐静脉瓣）等下肢静脉瓣。股隐静脉瓣位置最高，斜向下内侧，位置表浅，不受肌肉保护，抗逆向压力较差，极限压力为 180～260 mmHg，整个大隐静脉中 4～16 对静脉瓣抗逆向压力的能力为 100～200 mmHg。

二、小隐静脉及其属支

1. 解剖特点

小隐静脉（small saphenous vein）收集足、小腿外侧部以及小腿后部浅层结构的静脉血，起自足背弓的外侧端，通过足外缘，绕过外踝后方，上行至小腿后面，走在皮下蜂窝组织中，先沿跟腱外缘行进，继至跟腱与腓肠肌浅面，在小腿后面正中线上行，至小腿上部腘窝下角穿过深筋膜（有的至腘窝才穿过深筋膜），上升一段后汇入腘静脉，上段通过腓肠肌的两头之间，最终汇入腘静脉，此处的体表投影位置多位于腘窝皮肤横纹之上 2.5 cm 处。

小隐静脉的下段有腓肠神经伴行，上段紧邻胫神经的内侧或外侧。有的小隐静脉不穿过深筋膜或者仅有一小的分支穿过深筋膜，主干在皮下组织中上行至股部后内面，汇入大隐静脉的终末部；有的小隐静脉虽然穿过深筋膜，但不汇入腘静脉或者仅有一小的分支汇入腘静脉，主干上行至股部汇入股深静脉。小隐静脉有 7～8 个静脉瓣，靠近入腘静脉处静脉瓣比较恒定。见图 6-1-3。

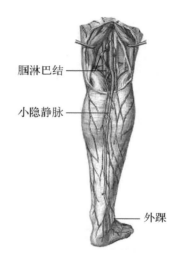

腘淋巴结

小隐静脉

外踝

图 6-1-3　小隐静脉走行示意图

2. 血流动力学特点

下肢骨骼肌收缩、舒张产生的泵作用，静脉瓣由近及远的协调开放、关闭，使肌肉间的深静脉及肌肉内静脉血液向心回流，小隐静脉内的血液通过主干汇入腘静脉、通过交通支汇入小腿深静脉向心回流。小隐静脉注入腘静脉，由于股静脉、腘静脉内静脉瓣的保护作用，不直接受血柱重力和逆向压力的影响。

第二节　下肢深静脉系统

一、解剖特点

1. 分布与走行

下肢深静脉系统包括小腿的胫前静脉、胫后静脉、腓静脉、胫腓静脉干；腘窝处的静脉；大腿的股浅静脉、股深静脉和股总静脉。见图 6 - 2 - 1。

（1）小腿的深静脉：主要由胫前静脉、胫后静脉、腓静脉和胫腓静脉干构成，它们常常成对并与同名动脉伴行。胫前静脉起始于足背静脉网，伴随胫前动脉上行于小腿前外侧，接收与同名动脉分支伴行的静脉属支。成对的胫前静脉常各自汇入胫腓静脉干，胫腓静脉干延续为静脉，也可先汇合成一短的胫前静脉干再汇入胫腓静脉干。无论何种情况，它们都会在胫骨近端的后方穿骨间膜从内侧向中部汇入胫腓静脉干。胫后静脉引流足底静脉弓和浅静脉网的静脉血，伴随胫后动脉走行于小腿后部，接收与同名动脉分支伴行的静脉属支。在近端两条胫后静脉汇合成一条短的胫后静脉干，同样成对的腓静脉汇合成一条腓

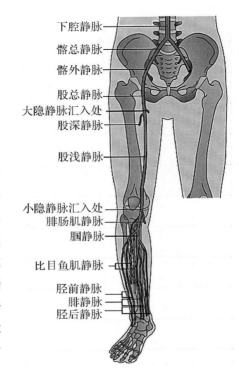

下腔静脉
髂总静脉
髂外静脉
股总静脉
大隐静脉汇入处
股深静脉
股浅静脉

小隐静脉汇入处
腓肠肌静脉
腘静脉

比目鱼肌静脉
胫前静脉
腓静脉
胫后静脉

图 6 - 2 - 1　下肢深静脉系统
分布示意图

静脉干。两条静脉干在腘窝汇合成胫腓静脉干，胫腓静脉干接收胫前静脉汇入后延续为腘静脉。胫后静脉和胫腓静脉干的汇合有很多变异。腓静脉与腓动脉伴行，腓静脉接收包埋在比目鱼肌中的一些静脉。小腿的骨骼肌静脉引流小腿骨骼肌静脉血，其管腔有的很粗大，超声声像图足以显示。值得重视的是，腓肠肌静脉和比目鱼肌静脉是小腿骨骼肌静脉丛血栓的好发部位。腓肠肌静脉位于腓肠肌的中部头内，引流入腘静脉或胫后静脉；比目鱼肌静脉或窦位于比目鱼肌内，且位于胫骨的后方、中部。这些静脉内径可以达 1 cm 甚至更粗，引流入胫后静脉或腘静脉。

（2）股静脉：股静脉由股浅静脉、股深静脉和股总静脉构成。股浅静脉为腘

静脉的延续,自收肌腱裂孔开始上行并穿过收肌管,上行与股深静脉汇合后移行为股总静脉。约25%的人股浅静脉为双支。股浅静脉位于股动脉的后外侧,为大腿主要的回流静脉。由于它表面没有肌肉组织,因此位置表浅,尤其是近端。股深静脉由伴随穿动脉的相应静脉属支汇合而成,并通过这些属支向下与腘静脉、向上与臀下静脉沟通,旋股内、外侧静脉亦汇入其中,位于股深动脉前方,在腹股沟韧带下方7～8 cm处与股浅静脉汇合成股总静脉。股总静脉在大腿的上部由股浅静脉与股深静脉汇合而成,上行至股三角的尖处位于股动脉的后方,在股三角内上行至腹股沟韧带逐渐转至动脉的内侧并移行为髂外静脉。

股(浅)静脉除收集与股(浅)动脉分支伴行的静脉属支外,大隐静脉作为浅静脉系统的一部分,从股总静脉的前内侧汇入。股深静脉由3～4条穿静脉汇合而成,通过这些穿静脉可形成臀下静脉与股静脉的吻合,以及腘静脉与股静脉之间的侧支吻合。旋股内、外侧静脉常不注入股深静脉而直接注入股(浅)静脉。

2. 下肢静脉主要瓣膜

深、浅静脉及交通静脉内都有很多瓣膜,一般多位于静脉的主要分支的远心侧,其功能是保证静脉血单向回流。静脉瓣膜是由静脉内膜皱襞形成,多数为两个相对应且对称的瓣叶,即双瓣型。每个瓣叶有游离缘和附着缘。在双瓣型中,游离缘和附着缘的交界处即为两个瓣叶的交会点。瓣膜附着缘近端的静脉膨大部分为静脉窦。在正常情况下,血液向心回流时,瓣膜贴附于静脉壁上,静脉通畅无阻。当站立或其他原因引起静脉压力增高时,在逆向血流的冲击下,两瓣叶张开,游离缘靠拢,阻止血液逆流。此时,静脉窦膨大,状似竹节。

下肢深静脉瓣膜多位于静脉分支汇合处的远心端,较为恒定的瓣膜有:股静脉内含有3～4对静脉瓣,最恒定的瓣膜位于通常在股深静脉汇入处的下方;股浅静脉的第二对瓣膜多位于第一对瓣膜下方约10 cm处;股总静脉内多为一对瓣膜,位于股总静脉的近心端;腘静脉内多有2对瓣膜。其他静脉内的瓣膜数目较多且不恒定。

下肢静脉瓣膜不同于心瓣膜,它的活动受多种因素影响。下肢静脉血的向心回流,除胸腔吸气运动和心脏舒张期产生的负压吸引等作用外,主要依靠小腿肌肉泵的挤压作用,并借助静脉瓣膜的单向开放功能,从而使血液由远端向近端、由浅静脉向深静脉流动。瓣膜的单向开放功能具有重要意义,它有效地防止了小腿肌肉舒张时血液的倒流,保证了人体直立位时的血液回流。通过体外力学测试,股浅静脉位置最高的一对瓣膜承受压力最强,可承受350～420 mmHg逆向压力。在浅静脉系统中,以隐股静脉瓣膜(即大隐静脉汇入股总静脉前的一对瓣膜)承受压力最强,但仅为180～250 mmHg,其下方的瓣膜渐弱。

二、血流动力学特点

下肢静脉系统是血液从毛细血管床回心的通道,起着血液向心回流的通路、贮存血量、调节心脏流出道及皮肤温度等重要生理功能。静脉系统内压力低,血流速度慢,血容量大,静脉系统占全身血量的64%,因此又称为容量血管。下肢静脉血流能对抗重力作用向心回流,静脉血流始终保持向心方向,主要依靠以下的调节机制:

1."肌泵"的作用

下肢进行正常肌肉活动时,骨骼肌的收缩对肌肉间和肌肉内的静脉产生挤压,使静脉向心回流。另一方面,因为静脉内存在瓣膜,使静脉系统的血液只能向心回流而不能倒流。肌肉舒张时,肌肉内外间隙增大,静脉压力降低,产生抽吸作用使更多的血液流入,这段静脉充盈,肌肉再次收缩,将这段静脉血液挤向心脏。因此,骨骼肌和静脉瓣膜共同对静脉血液回流起"泵"作用,称为"肌肉泵"或"外周心脏"。如果肌肉不做节律性舒缩,而是持续收缩状态,则静脉持续受压,静脉回流减少,不利于全身血液循环。一旦静脉处于反流和高压情况下,造成血流动力学改变,引起下肢肌肉病理改变,肌肉泵处于超负荷-功能衰退-加重静脉高压情况下,加重静脉高压瘀血状态。

2.体位的变化

体位影响静脉压,在静息态仰卧位时仅12~18 mmHg,坐位时升至56 mmHg,立位时高达90 mmHg。下肢活动时,小腿肌泵每次收缩排血量30~40 ml,使肌肉组织血容量降低50%,足部静脉压下降60%~80%。因此,长时间静息坐、立位,下肢远侧的静脉处于高压与淤血状态。当人体从卧位变为立位时,身体低垂部分静脉因跨壁压增大而扩张,容纳的血量增多,可比在卧位时多容纳400~600 ml血液。这一变化相当于失去相当量的血液,导致暂时回流血液减少。

3.心脏的收缩力

心脏收缩时将血液射入动脉,舒张时则可从静脉抽吸血液,如果心脏收缩力量强,射血时心室排空较完全,在心舒张期心室内压就较低,对心房和大静脉内血液的抽吸力量就较大。右心衰竭时,右心射血力量明显地减弱,心舒期右心室压力较高,血液淤积在右心房和大静脉内,因此中心静脉压升高,不利于下肢静脉血液回流,患者可出现下肢浅表静脉怒张、肝充血肿大、下肢水肿等体征。左心衰竭时,左心房和肺静脉压升高,造成肺淤血和肺水肿

4.呼吸变化

呼吸运动对静脉血回心起重要作用。正常胸腔内压是负压,低于大气压,因此胸腔内静脉跨壁压变化大,经常处于充盈扩张状态。吸气时,胸腔容积增大,负

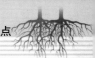

压增大,有利于右心房及腔静脉扩张,静脉压力降低,促进外周静脉血液回流。呼气时,胸腔容积减小,负压也减小,不利于右心房和浅静脉扩张,减少了外周血液回流。另外,呼吸运动影响腹腔内压力变化。吸气时,膈肌收缩,腹腔内容积减小,压力升高,压迫后腹膜的静脉,使静脉压力升高,促进静脉血液回流和瓣膜关闭作用。呼气时,膈肌舒张,腹腔内容积增大,腔内压力减小,有利于下腔静脉扩张,静脉内压力减小,促进外周静脉血液回流。

下肢静脉疾病的血流动力学主要变化是主干静脉及皮肤毛细血管压力增高。前者引起静脉曲张,后者引起毛细血管扩大和毛细血管周围炎症及通透性增加;纤维蛋白原、红细胞等渗入组织间隙及毛细血管内微血栓形成;由于纤溶活性降低,渗出的纤维蛋白积聚并沉积于毛细血管周围,形成阻碍皮肤与皮下组织摄取氧气和其他营养物质的屏障。皮肤和皮下组织因氧气和营养物质的缺乏,代谢率降低,导致皮肤色素沉着、纤维化、皮下脂质硬化和皮肤萎缩,最后形成静脉性溃疡。

三、静脉曲张的解剖学原因

1. 髂静脉长期受压

左右两侧的髂总静脉在第 5 腰椎水平脊柱右侧合成下腔静脉。右侧髂总静脉几乎与下腔静脉成一条直线,而左侧髂总静脉越过第 5 腰椎与下腔静脉汇合时几乎呈直角,腹主动脉位于脊柱前方偏左下行,在第 4 腰椎下缘分为左右髂总动脉,右侧髂总动脉跨过左髂静脉前方,左髂总静脉跨过第 5 腰椎时需要跨过腰骶部的生理性前突。因此,左侧髂总静脉受到前方的右侧髂总动脉压迫和脊柱向前的推挤作用,构成了左髂总静脉的解剖学基础。另外,右侧髂外静脉先沿着髂外动脉内侧后沿着动脉后方上行,在骶髂关节之间与髂内静脉汇合,右髂总静脉短而直,行走于动脉后方,此段静脉也易受动脉压迫。若腹主动脉存在解剖异常时,如分叉位置过高,其分支后的右髂总动脉对其后方的下腔静脉末端或分叉处压迫,从而引起下腔末端的狭窄。髂静脉长期压迫后会发生一系列的病理变化,受压静脉水肿,管壁增厚。当髂静脉严重受压后,会导致管壁完全闭塞,血流阻力增加,血流缓慢,血栓形成,进而出现浅静脉扩张等一系列病理生理改变。

2. 腘静脉陷迫

腘静脉陷迫可单独发生或与 10% 的腘动脉陷迫并存,腓肠肌内侧头的解剖异常是腘血管陷迫最常见的病因,骨肿瘤和纤维筋膜肥大也可导致孤立的腘静脉陷迫。典型患者往往是有慢性静脉疾病的年轻成人,包括下肢肿胀、静脉曲张、皮肤变化,也有少部分患者以下肢静脉血栓形成为主要表现。

第三节　下肢交通支及穿通支静脉系统

一、命名溯源

对于连接深静脉和浅静脉两大静脉系统之间的静脉，其解剖学和临床的定义与命名一直存在分歧，形成一些意义欠标准的习惯称谓，可造成错误的理解，但临床上至今仍在沿用。为此国际上曾多次举办学术会议来统一分歧意见，如1979年Korb举行的一次主题为穿通静脉的国际研讨会上曾表述：从此以后，一提到穿通静脉（Venaperforans），应理解为穿透筋膜、将深静脉与浅筋膜静脉建立连接的静脉系统，生理状态下应为由浅向深的血流方向（May，1981年）。本次会议也仅缓和此前的一些争议，并未从根本上解决各学派之间的对立观点。但在国际性通信交流中这种混乱会造成很大的误解，为避免此类情况的发生，改用了最新发布的命名系统（Gloviczki等，2009年）。我国论著及文献多采用此类命名系统。

二、走行与分布

1. 交通支

交通支系指浅静脉之间连接的静脉而言，大、小隐静脉有两个主要交通支，位于小隐静脉中、上段。小隐静脉与后弓支静脉也会出现交通支，在跟腱外边横过，并与后弓穿通支相连。大隐静脉与前、后弓之间也有交通支。见图6-3-1。

2. 穿通支

下肢穿静脉（perforating vein），亦称为穿支（perforating branch），是浅、深静脉之间的交通血管，见图6-3-1。按照解剖部位分述如下：

（1）足部的穿通静脉：足部的穿通静脉可根据部位分为足背组、足底组、足内侧组和足外侧组4组。位于第一趾骨间隙中的具有大小相对固定的穿通静脉将足背静脉弓与足部深静脉相连接。在踝部，穿通静脉集中存在于前、内、外侧，故又分为踝前侧组、踝内侧组和踝外侧组。

（2）小腿的穿通静脉：①小腿内侧组穿通静脉：这是一组具有临床意义的穿通静脉，又可进一步分为胫旁组和胫后组。胫旁穿通静脉行于胫骨的内侧面，将大隐静脉主干（或属支）与胫后静脉相连接，大致与临床上位于胫骨中份及远端部分的 Boyd 静脉相当。胫后穿通静脉又称 Cockett 静脉，连接后副大隐静脉与胫后静脉。也可按与内踝的距离划分为：<6 cm、6～13.5 cm 及 13.6～18.5 cm 三组，上组穿通静脉穿入比目鱼肌的部位临床上也称为比目鱼肌点。距内踝位置更高的穿通静脉，因其位于距足底上方24 cm，故称之为"24 cm 穿通静脉"。②小腿前

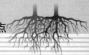

组穿通静脉：位于胫骨侧缘，组成来自胫前静脉的大隐静脉前方汇入血流，其间间隔距离不固定，可为 2～5 cm。③小腿外侧组穿通静脉：通过该组穿通静脉，将腓静脉与侧静脉丛相连接。④小腿后区的穿通静脉：主要有腓肠肌内侧穿通静脉、腓肠肌外侧穿通静脉、头间穿通静脉（亦称 May 穿通静脉，穿出部位位于小腿肚中线处）、足跟旁穿通静脉。其中足跟旁穿通静脉最有临床意义，它是沟通小隐静脉和腓静脉的穿通静脉，位于跟骨结节上方约 5 cm 处，其上即 12 cm 穿通静脉。

（3）大腿的穿通静脉：大腿的穿通静脉中以腹股沟区（尤其是股管部位）的穿通静脉最具临床意义。这些穿通静脉将大隐静脉与股静脉连接起来，其中最重要系位于距离髌骨上方 16～20 cm 区域的穿通静脉，亦称中收肌管穿通静脉（midhunter-canal perforating vein），其通过侧支与大、小隐静脉的血供区域和深静脉系统相连接。股管部位的穿通静脉可分布于大腿内侧任一高度，但大多数位于中上 1/3 处。临床上下肢静脉曲张治疗后，常可因这些穿通静脉而复发。相反，分布于大腿外侧的穿通静脉则无明确的临床意义。

正常情况下，穿静脉的功能是将浅静脉系统的血流向深静脉引流，其内的静脉瓣使得静脉血保持从浅静脉到深静脉这一个方向流动。穿静脉瓣膜功能不全将导致静脉血液从深静脉向浅静脉逆流，引起踝部肿胀、浅静脉曲张、皮肤色素沉着、增厚和慢性静脉溃疡等临床症状。

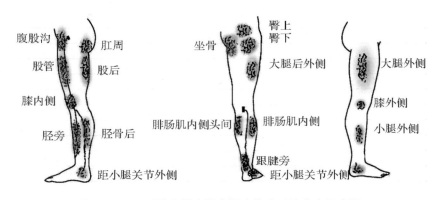

图 6-3-1　下肢交通支及穿通支静脉系统分布示意图

参考文献

[1] 吴阶平，裘法祖. 黄家驷外科学. 6 版. 北京：人民卫生出版社，2002：880-881.

[2] 刘树伟，李瑞锡. 局部解剖学. 8 版. 北京：人民卫生出版社，2013：255-256.

[3] 杨牟，张居文. 下肢静脉疾病诊断与治疗. 北京：人民卫生出版社，2013：5-10.

[4] 唐杰，温朝阳. 腹部和外周血管彩色多普勒诊断学. 3 版. 北京：人民卫生出版社，2007.

[5] 张绍祥，张雅芳. 局部解剖学. 3 版. 北京：人民卫生出版社，2005.

[6] Kasperczak J，Ropacka-Lesiak M，Breborowicz HG. Definition，classification and diagnosis

of chronic venous insufficiency-part Ⅱ. Ginekol Pol,2013,84(1):51-55.

[7] Stücker M，Moritz R，Altmeyer P，et al. New concept:different types of insufficiency of the saphenofemoral junction identified by duplex as a chance for a more differentiated therapy of the great saphenous vein. Phlebology,2013,28(5):268-274.

[8] 杨牟,张居文.下肢静脉疾病诊断与治疗.北京:人民卫生出版社,2013.

[9] Cavezzi A，Labropoulos N，Partsch H，et al. Duplex ultrasound investigation of the veins in chronic venous disease of the lower limbs—UIP consensus document. Part Ⅱ. Eur J Vasc Endovasc Surg,2006,31(3):288-299.

[10] 彭裕文.局部解剖学.7版.北京:人民卫生出版社,2008.

[11] Bassett LW，Ullis K，Seeger L，et al . Anatomy of the hip:correlation of coronal and sagittal cadaver cryo micro-sections with magnetic resonance imaging . Surg Radiol Anat, 1991,13(4):301-306

[12] Hudelmaier M，Glaser C，Englmeier KH，et al . Correlation of knee-joint cartilage morphology with muscle cross-sectional areas vs anthropometric variables . Anat Rec, 2003,270(2):175-184.

[13] 霍芊竹,代远斌,黄淑君.下肢主要静脉的应用解剖及其临床意义.重庆医科大学学报, 2009,33(10):1411-1414.

（辛跃杰　孙宝华　方　伟　房福元）

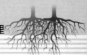

第七章 下肢静脉曲张的病理生理

第一节 病因及发病机制

一、发病原因

根据病因,可将下肢静脉曲张分为原发性、继发性和先天性三类,以原发性居多(约占 66%),继发性约占 25%,先天性不足 1%,其他不明原因者约占 8%。

导致下肢静脉曲张的因素:①下肢静脉反流:由静脉瓣膜功能不全引起的血液逆流导致下肢静脉高压。静脉瓣膜功能不全可以由先天性瓣膜结构及关闭功能异常、原发性下肢浅静脉瓣膜或深静脉瓣膜功能不全、继发性静脉瓣膜功能不全(如下肢深静脉血栓形成后瓣膜功能不全)等因素导致。②下肢静脉回流障碍:因先天性或后天性因素导致近端静脉阻塞造成的回流障碍所致静脉高压,包括布加综合征[Budd-Chiari syndrome,BCS)、下腔静脉综合征等,也可以由盆腔肿瘤、妊娠期子宫压迫髂外静脉等原因导致下肢静脉回流障碍。先天发育异常导致下肢静脉回流障碍,常见于髂静脉压迫综合征(也称 Cockett 综合征或 May-Thurner 综合征)、先天性静脉畸形骨肥大综合征[亦称 K-T 综合征(Klippel-Trenaunaysyndrome,KTS)]等;还有可能同时存在反流和阻塞两种病理因素,如下肢深静脉血栓形成后综合征(postthromboticsyndrome,PTS)。③遗传因素:虽然目前还未发现明确的遗传特定因素,但家族聚集现象表明与遗传因素有关。

二、发病机制

迄今为止,病因及发病机制尚未完全明确,多数学者认为下肢静脉曲张是多因素发生发展的结果,但静脉解剖结构及血流动力学的改变在其中起着重要作用。近年来关于本病的发病机制,亦有部分分子细胞学和基因检测层面的研究。

（一）静脉解剖结构异常

1．静脉壁薄弱

静脉壁结构包括内膜、中膜和外膜。内膜由内皮细胞和内膜下层组成，中膜含有平滑肌细胞和结缔组织网，外膜主要为结缔组织。静脉壁薄，含有的肌细胞及弹力纤维较少，但富含胶原纤维，对维持静脉壁强度起着重要作用。正常的大隐静脉应有数个瓣膜，才能防止来自于下腔静脉（没有瓣膜）和髂静脉（只有一个瓣膜）的血液逆流。静脉壁结构异常主要是胶原纤维减少、断裂等，使静脉壁失去应有的强度而扩张。扩张的管腔内血液淤滞，导致静脉内压力升高，瓣窦处的扩张导致静脉瓣膜无法紧密关闭，发生静脉瓣膜相对关闭不全，引起血液倒流。静脉壁薄弱和静脉瓣膜缺陷相互作用，导致静脉内压力持久升高，是引起慢性下肢静脉疾病各种病理生理改变的重要因素。

下肢静脉主要由血管平滑肌细胞（VSMC）、血管内皮细胞（EC）和细胞外基质（ECM）等三部分组成，正常情况下管壁厚度一致，血管壁的功能由三者共同维持。一旦三种管壁构成成分发生不同程度的改变，极有可能出现下肢静脉曲张，而曲张静脉的管壁厚薄不一也证实了这一推论。

（1）血管平滑肌细胞（VSMC）的变化：血管平滑肌细胞主要位于大隐静脉中膜，内膜和外膜也有分布。位于中膜的大量平滑肌细胞，呈长梭形，位于中央，呈环形层状排列，主要由5～10层组成，夹以大量胶原纤维、弹性纤维；内膜则由少量纵行平滑肌细胞，内皮细胞和胶原纤维构成；而外膜由少量纵行平滑肌细胞与疏松结缔组织构成。正常静脉管壁三层中平滑肌细胞均有分布，其骨架蛋白 a-actin 分布于平滑肌细胞胞浆内，与平滑肌走行一致、均匀且排列规则。电镜下可见平滑肌细胞排列规则，细胞核成熟，胞质内富含大量肌丝，含少许粗面内质网和线粒体。胶原纤维亦分布于三层膜中。在中膜，胶原纤维分布于平滑肌细胞之间，排列规则，外膜分布广泛，呈网状。VSMC 在超微结构上有收缩型和合成型两种表型。正常大隐静脉 VSMC 以收缩表型为主，收缩型 VSMC 胞质内具有大量肌束丝，而粗面内质网、线粒体、核糖体等合成细胞器和高尔基体含量则较少，其主要功能是维持血管壁张力。合成型 VSMC 胞质内的成分跟收缩型大致相反，合成细胞器含量丰富，而肌束丝含量极少，其主要功能是分泌基质蛋白。曲张的大隐静脉可见中膜 VSMC 形态不规则，排列紊乱，肌纤维间可见空泡样变性；内膜平滑肌细胞多呈增生改变，外膜平滑肌细胞则有肌团样增生改变。电子显微镜下观察超微结构示胞核皱缩，胞质增多，胞质中粗面内质网、核糖体、高尔基复合体及线粒体丰富，肌丝很少，呈合成表型，使静脉壁收缩力降低，静脉易于扩张。因此，在相关的心血管系统诸多疾病中，血管活性和（或）血管构型皆会发生明显变化，而血管 VSMC 是决定血管活性和血管构型的重要因素之一，血管壁增厚主

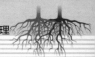

要源于 VSMC 肥大、增生、移位及其产生和分泌的细胞外基质(ECM)增多等。

（2）内皮细胞(EC)的变化：EC 形成血管的内壁，是血管管腔内血液及其他血管壁的接口，是血管壁组织和血液之间的第一道屏障，它不仅能完成血浆和组织液的代谢交换，并且能合成和分泌多种生物活性物质，如一氧化氮(NO)和前列环素(PGI)，血管收缩物质如内皮素(ET)等血管扩张物质，血管舒张、收缩因子的相对平衡对维持正常的血管壁张力至关重要。另外，EC 膜上存在血管紧张素Ⅰ转化酶，能使血管紧张素Ⅰ转化为血管紧张素Ⅱ而具有强烈的缩血管效应。由此，EC 保证血管正常的收缩和舒张，起到维持血管张力，调节血压以及凝血与抗凝平衡等特殊功能，进而保持血液的正常流动和血管的通畅。完整内皮细胞化是最好的抗凝剂，表面血管内皮组织是天然的抗凝血组织，内皮细胞膜上有天然的抗凝血成分，比如肝素、PGI、NO 等。EC 一旦因为慢性静脉功能不全引起的一系列病理生理改变而发生损伤，可造成血管舒张和收缩因子的失衡，并激活其膜上血管紧张素Ⅰ转化酶的活化，从而造成静脉血管的损害。Aguo 等在其研究当中也证实，EC 的损害促进了下肢静脉曲张的发生发展。

（3）细胞外基质(ECM)的变化：ECM 在维持血管壁完整性和调节细胞稳定方面有重要作用，主要包括胶原、蛋白聚糖、糖胺多糖、弹力纤维和糖蛋白等五大成分，这些物质构成复杂的网架结构，支持并连接组织结构，调节组织的发生和细胞的生理活动。目前对曲张静脉壁结构成分的研究主要集中在胶原及弹力蛋白上，因为前者决定了静脉壁的抗张强度，后者对维持静脉壁的弹性有重要作用。电镜观察到曲张的大隐静脉胶原纤维在管壁全层都有增生，严重者呈胶原化。弹性纤维全层均少见。胶原纤维呈增生改变，可见大量粗细不均纤维形成，排列紊乱；弹性纤维则呈现崩解表现，这种变化明显地减弱了静脉管壁的弹性。Parra 等认为结缔组织代谢及酶活性的改变参与了静脉扩张、迂曲的变化；Gandhi 等的研究结果表明，ECM 的代谢紊乱可能是静脉曲张的原发病因。

2. 静脉瓣膜异常

静脉瓣膜在防止血液反流尤其是近端静脉血回流中起着非常重要的作用，而远端静脉管壁的增厚则在一定程度上弥补了瓣膜小而薄的缺点，从而对抗了越来越大的血柱压力。若静脉瓣膜因某种原因发生功能不全，将有部分静脉血液反流并淤滞于静脉管腔。

静脉瓣膜功能不全可由瓣膜本身的病变、静脉壁结构改变以及静脉管壁扩张导致，由静脉瓣膜功能不全引起的血液反流是导致下肢静脉高压的主要原因。静脉瓣膜本身的病变可有三种类型：先天性，如小瓣膜、裂孔、缺如等；继发性，如血栓形成使瓣膜破坏；原发性，长期逆向血液冲击，使瓣膜逐渐变薄、伸长、撕裂，最后发生增厚、萎缩。深静脉瓣膜功能不全时，下肢血液排空后又迅速被动脉供血及反流的血液填充，导致站立后静脉压迅速升高并维持在一个较高的水平，常见于原发性深静脉瓣膜功能不全和继发于深静脉血栓形成后的深静脉瓣膜破坏。浅静脉瓣膜功能不全,特别是浅、深静脉系统汇合处瓣膜功能不全,如隐-股静脉瓣和隐-腘静脉瓣,可使高压静脉血液从深静脉反流至浅静脉系统,导致静脉高压和静脉曲张。交通静脉瓣膜功能不全时,深静脉的高压血流可通过交通静脉反流至浅静脉系统,并可将腓肠肌收缩时产生的高压直接传递给浅静脉。静脉反流也可来源于静脉的属支,研究表明,19.9%的属支存在反流的情况,其中大隐静脉属支占65%,小隐静脉属支占19%,混合型占7%。

关于大隐静脉瓣膜功能不全的产生机制有两种解释:一是向远端渐进性发展机制,认为股总静脉功能不全和隐股静脉交界处的瓣膜功能丧失导致大隐静脉瓣膜功能不全;二是向近端渐进性发展机制,认为首先远心段大隐静脉发生瓣膜功能不全,然后渐渐向近心端大隐静脉发展。这可以很好地解释临床上观察到大隐静脉节段性瓣膜功能不全的现象。

(二)浅静脉压力升高

腓肠肌泵是指一层筋膜鞘包饶深静脉和下肢肌肉,形成一密闭腔室,当肌肉收缩时,深静脉容积被挤压,压力瞬间上升推动血液回流,这种机制称为肌肉泵。小腿的肌群中含有大的静脉(可作为泵腔),当下肢肌肉收缩时,位于肌肉内和肌肉间的静脉受到挤压,故静脉回流加快;另一方面,因深静脉和交通支内有瓣膜存在,使静脉内的血流只能向心回流,骨骼肌和静脉瓣膜协同对静脉回流起着"泵"的作用。现已知的腿部静脉肌肉泵至少有三种功能:①腿部静脉肌肉泵构成了名副其实的周围型心脏,Christopoulos等报告,正常肢体腓肠肌泵收缩一次可排出60~90 ml血液,小腿血液回流超过心脏单独活动所能达到的静脉血液回流的50%以上;②肢体肌肉泵的节律性活动亦使约200 ml的血液再分配,主要分配到肺血管床;③减少下肢组织液的蓄积。

作为静脉血液回流的始动与主要因素,腓肠肌泵发生功能不全,如合并静脉瓣膜功能不全,肌泵活动降低静脉压的作用被削弱,如合并交通静脉瓣膜功能不全,腓肠肌收缩产生的高压静脉血可反流至浅静脉系统及皮肤微循环系统,必将引起下肢静脉血的淤滞与静脉高压,从而引发一系列的病理变化。腓肠肌泵功能不全被认为是静脉曲张发生过程中的一个重要环节,大量相关文献报道了静脉曲张患者腓肠肌泵的病理变化,然而腓肠肌泵发生功能不全的始动因素尚不清楚。

正常大隐静脉壁由近端向远端相应地逐渐增厚,平滑肌增多,皱褶加深加大,中膜平滑肌由纵变环,从而在结构上适应静脉腔内压力由近端向远端的逐步升高。由于重力的关系,同一肢体不同部位的大隐静脉管壁部位承受压力不同,越低承受的压力越大。这种压力对静脉壁的改变是否有影响?王成洪等分别取大腿根部、膝关节下方、内踝上方的大隐静脉做病理观察,结果发现,三个不同部位

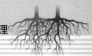

静脉壁病理改变程度和性质并无明显差异，似乎重力对静脉壁的病理改变无明显影响。也有研究发现，静脉高压通过影响细胞外基质的代谢致使血管重塑。

（三）发病机制的新认识

1. 肥大细胞（MC）浸润

近年来对 MC 的认识有了较大进展，认为 MC 浸润在静脉曲张的发病中起作用，且是通过释放介质作用的，但其具体环节仍不清楚。MC 普遍存在于结缔组织，包括血管壁中，它产生、储存和释放各种血管活性物质，包括组胺、血小板活化因子（PAF）、白三烯、前列腺素、类胰蛋白酶、胃促胰酶和多种细胞因子。组胺能使局部的血管通透性增加及血管平滑肌细胞增殖；类胰蛋白酶分裂肽键和酯键导致局部血管损伤及血管壁的软弱而引起静脉曲张的形成；胃促胰酶是目前已知最强有力的血管紧张素 I（Ang I）转换酶，而血管紧张素 II（Ang II）可促进 VSMC 的增殖。MC 释放的细胞因子与炎性细胞的增生、分化、迁移、趋化及活化有关，这些细胞因子可促进 T 细胞及其他白细胞分泌细胞因子，放大生物学作用，这种现象称为 MC-白细胞因子级联效应。Yamata 等研究下肢静脉曲张中 MC 的浸润，结果发现曲张静脉组 MC 数明显高于对照组。袁平等也有相似的研究结果报道。

2. 基因与细胞凋亡

有研究表明大隐静脉曲张发病过程中伴有多种分子生物学改变，多种基因参与了这一疾病过程，这对探讨其发病机制有着广泛的临床意义。杨军等采用基因芯片技术筛选大隐静脉曲张发生、发展过程中的差异表达基因，结果表明：曲张大隐静脉瓣膜区中有上百个基因发生了分子生物学改变，总计有 168 个差异表达基因，有细胞凋亡基因、原癌基因和抑癌基因、细胞骨架和运动蛋白相关基因、细胞信号和传递蛋白基因等。凋亡基因表达广泛下调，而细胞增殖相关的信号传导基因表达却明显增强，证实凋亡/增殖机制的失衡是静脉曲张发病的重要分子机制之一，这与 Ascher 等的免疫组化研究结果基本一致。原癌基因表达有所增加而抑癌基因表达却明显减少，提示组织细胞的异常增生参与了静脉曲张的发病过程。袁平、杨镇等研究证实，原癌基因 c-fos 在曲张静脉中表达增强。细胞骨架以及代谢相关的差异表达基因明显增多则可能提示静脉各成分的代谢存在着功能性异常。殷恒讳等对 PDVI 患者曲张大隐静脉管壁组织中 DMN 及其基因表达水平进行检测，发现 DMN 在曲张大隐静脉管壁组织中表达量显著降低。他们还证实 PDVI 患者中大隐静脉曲张中 KIAA0353 基因的表达缺失。细胞凋亡作用和 Bcl-2 基因表达抑制与原发性下肢深静脉功能不全的大隐静脉曲张发病密切相关。乔正荣等的研究表明，血管管壁胶原含量增加和中膜平滑肌细胞凋亡，在静脉血管重构和静脉曲张发生、发展中起着重要作用。

3. 激素

Travers 等认为,曲张静脉壁的组成有一种静脉高压的动态反应。性激素在细胞外基质蛋白的合成与转化中的作用是明显的。静脉曲张在妊娠期间较常见,妊娠期间,当雌激素水平提高时,大的静脉曲张可能在下肢中发生。在分娩之后,随着性激素水平的降低,静脉曲张也随之消失,这种在女性静脉曲张中呈现增长频率的现象从另外一方面也证明了激素参与静脉曲张的病理生理过程。但其他因素例如胎儿大小、胎位也都能导致髂静脉压力、容积的增高,从而影响静脉曲张的出现及严重程度。另外,激素代谢与静脉病变相关,但这种变化可能受前列腺素例如血栓素 A2(TBA2)和类固醇激素的影响。李南林等研究证实了在大隐静脉的内膜及中膜的核区存在有性激素的表达。

4. 基质金属蛋白酶(MMPs)

MMPs 是一个大家族,因其需要 Ca^{2+}、Zn^{2+} 等金属离子作为辅助因子而得名,其家族成员具有相似的结构。流行病学的研究表明,静脉曲张的发生涉及遗传因素,大多数学者认为遗传是静脉曲张的内在因素,而出现症状的进展是由于环境因素进一步作用的结果。患有下肢静脉曲张患者上肢静脉也有反常扩张,表明静脉曲张是一个系统性疾病。一些研究也表明,在某些遗传病理条件下,如马方综合征、皮肤松垂、弹力纤维假黄瘤等皮肤中,基质蛋白完整性的丧失反映了主要血管如主动脉中相似的改变。Sansilvestri-Morel 等认为,静脉曲张患者血管周围皮肤细胞的培养将出现同血管组织一致的胶原合成失调。而 MMPs 检测的结果显示,在静脉曲张中,只有 Pro-MMP2 较高;ProMMP1、MMP2、TIMP1、TIMP2 的含量两组中没有显著性差异。

下肢静脉淤血和静脉压增高被认为是静脉壁结构重塑的启动因素,在静脉淤血和高压时 MC 被激活释放各种介质,刺激白细胞与内皮细胞黏附,进而白细胞浸润以及各种生长因子的释放,最终诱发血管壁重塑。Jacob 等最近在临床研究中检测了静脉曲张血液淤滞时血液与管壁作用的中间标志物,在对比了静脉曲张患者曲张静脉段血液与自身上肢静脉血液中生物标志物含量的变化,发现在平卧时,曲张静脉血中氧分压较上肢中的高,而当站立时,下肢静脉处于淤滞状态,曲张静脉血中的氧分压比上肢同样条件下低。更为突出的是,在非淤滞状态下,曲张静脉段血液中 ProMMP9 的活性就远比自身上肢血液中高,而在淤滞状态下,曲张静脉静脉血中 ProMMP9 比非淤滞时上升达 51%,上肢中 ProMMP9 却没有因体位改变而变化。由于 ProMMP9 储存在第二、三级多形核中性粒细胞颗粒(PMN)中,并且当受到低水平的刺激即可脱壳粒释放 ProMMP9,因此这一结果进一步证明 PMN 参与静脉曲张血管重塑启动过程,但具体作用机制仍不清楚。

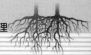

（四）机制研究的争议与困惑

目前尚无令人信服的理论来解释静脉曲张发生的详细过程与环节。早已提出的瓣膜学说虽然能在一定程度上解释静脉曲张的病因，但有临床学者在依据此理论进行的瓣膜修复重建的实践中却产生了与之相矛盾的现象：在修复重建了曲张静脉的瓣膜后，部分患者的症状并无明显改善，部分患者在术后一段时间内复发，这一现象说明瓣膜学说在一定程度上存在缺陷。

近几年才提出的管壁重塑学说，在分析比较了正常与曲张静脉管壁组成结构变化的基础上，从收缩—弹力单位受损、缺失致静脉管壁薄弱进而扩张的角度解释了静脉曲张的发生机制，与前几种学说相比可能更接近真相，并且管壁重塑学说从静脉管壁组成结构超微变化的微观角度解释了静脉曲张管壁薄弱的原因，实际上是从微观角度取代了原来宏观的静脉管壁薄弱理论。但从静脉回流系统、静脉回流血流动力学与静脉曲张发生的整体观分析，管壁重塑学说仍存在一些尚未解决或者说不能充分说明静脉曲张发生原因的问题：①是何种原因导致了静脉管腔内的血液淤滞与静脉高压？静脉曲张发生的始动因素到底是什么？②在静脉管壁发生重塑的过程中，作为静脉管壁部分的瓣膜，在静脉高压与血液淤滞的作用下又有怎样的变化？瓣膜的内皮细胞与弹性纤维是否也发生了与管壁重塑相同的改变？③在静脉管壁重塑的过程中，静脉的近端与远端是否同时发生了重塑，抑或是有一定的先后顺序？如果瓣膜也发生了重塑（依据管壁重塑学说，这种情况存在的可能性极大），那么瓣膜重塑与管壁重塑有无先后或同时的顺序？④从静脉曲张发生的整体过程来看，管壁重塑学说缺乏一条完整的曲张反应链。

毋庸置疑，静脉回流过程中的每一环节都会对静脉血液回流产生影响，单从某一环节对静脉血液回流的影响来解释静脉曲张发生的原因是不全面也是不科学的。因此，如果要建立一个完整系统的静脉曲张理论，那么有关静脉回流中的每一环节，包括腓肠肌泵病理变化、浅深静脉瓣膜与管壁结构变化、浅深静脉周围毗邻对静脉管壁扩张的影响以及静脉血液中的有形成分等，都应被纳入这一理论体系中，只有对这一系统反应链中的每一个环节与因素实施干扰措施，才能对静脉曲张的预防与治疗产生决定性的改变。

第二节　病理生理学改变

一、静脉管壁的病理生理学改变

在静脉曲张的初期,静脉内压力增高,管腔轻度扩张,黏膜下组织(主要在肌层)开始增生,形成增厚而容易压瘪的圆形管道。在静脉曲张中期,随着静脉内压力的不断增高和血液回流进一步减慢,静脉扩张和迂曲也更为明显,管壁开始萎缩,并有退行性改变,致使晚期静脉曲张的静脉壁出现更为显著的退行性变化,静脉张力消失,管腔进一步扩大,严重曲张,呈蚯蚓状或串珠样,甚至呈瘤状。曲张的静脉管壁厚薄不一,内膜平滑肌细胞呈增生改变,中膜平滑肌细胞呈肥大、融合及萎缩等不同改变,外膜平滑肌细胞有肌团样增生改变。胶原纤维在管壁全层都有增生,严重者呈胶原化。弹性纤维全层均少见,电镜下观察可见增生的平滑肌细胞从幼稚平滑肌细胞到成熟平滑肌细胞等各种状态;中膜平滑肌细胞改变最明显,有时呈现平滑肌细胞转化为具有合成型平滑肌细胞的形态;胞质中存在大量粗面内质网、核糖体、高尔基复合体及线粒体,肌丝很少;胶原纤维呈增生改变,粗细不均,排列紊乱,弹性纤维崩解。

二、静脉瓣膜的病理生理改变

静脉瓣膜结构和功能的病变是下肢静脉曲张的主要病理环节之一。具体病理改变有如下两个方面:①静脉瓣膜结构的改变:除先天性瓣膜发育不良或缺如是一种常染色体显性遗传病外,瓣膜本身常常发生增厚、变短、变长、松弛、下垂以及瓣膜数目减少、瓣窦消失等,造成血液向远端逆流。②静脉瓣膜功能的改变:静脉瓣膜结构和静脉壁结构的改变最终导致瓣膜功能的改变。曲张的静脉管壁变化往往造成相对的瓣膜功能障碍。彭正等对曲张大隐静脉第一对瓣膜弹性纤维的研究表明,大隐静脉曲张时弹性纤维虽有不同程度的变薄,但仅有少数患者的第一对瓣膜出现弹性纤维断裂,这类患者瓣膜功能已丧失;大部分患者第一对瓣膜的弹性纤维仍基本完整。因而推测静脉曲张时此部分患者的第一对瓣膜弹性可能有一定程度的减弱,但仍具备部分弹性关闭功能。此部分患者存在由于血管壁扩张导致第一对瓣膜关闭不全,静脉瓣膜关闭不全可能是静脉壁扩张的继发表现,而不是直接瓣膜本身的纤维弹性组织病变引起的。Kistner 应用逆行造影(DPG)对瓣膜功能的分级,已成为衡量静脉瓣膜功能的统一标准。

三、血流动力学变化

下肢静脉不仅能使来自毛细血管的血液向心脏回流,而且也是一个贮血器

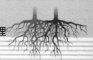

官,通常血液多存于浅静脉内,当静脉曲张,血液回流缓慢和静脉压力升高时,必然影响毛细血管血液的流出,血压进一步增高,渗透压增强,继而引起组织水肿。正常情况下,浅静脉只承受下肢静脉血液的 $10\%\sim20\%$,其中一部分浅静脉血液通过浅、深静脉交通支流入深静脉,因为交通支有能使血液向深静脉定向流动的瓣膜。交通支瓣膜这种定向流动的功能随着肢体肌肉的不断收缩而增强,它在减少浅静脉曲张和减轻浅静脉淤血方面起着重要作用。当交通支瓣膜薄弱或功能不全时,浅静脉血液不能流向深静脉,深静脉血液反而向浅静脉逆流,使浅静脉淤血和静脉高压。

有研究者对腓肠肌泵的病理变化进行观察,光学显微镜下发现静脉曲张患者的腓肠肌可见肌细胞横纹模糊、肌膜增生、纤维素样变性、脂肪变性、出血改变;电子显微镜下可见毛细血管基膜增厚、脂滴增多、线粒体肿胀、肌丝断裂。因而推论:①下肢静脉曲张患者腓肠肌的超微结构病变实际为缺血缺氧所致的变性,其中毛细血管基底膜增厚起到了主导作用,从而导致腓肠肌泵功能下降,加重下肢静脉曲张;②肌细胞变性可能与腓肠肌泵功能减弱有关;③下肢静脉曲张早期可通过细胞肥大部分代偿腓肠肌泵功能下降,但晚期肌细胞比早期缩小,表明代偿是有限的,慢性缺血缺氧影响腓肠肌泵功能。

腓肠肌泵的病理变化与下肢静脉曲张的发生存在联系,但二者的因果关系至今尚未见相关的文献报道。腓肠肌泵的病理变化起自缺血缺氧,而管壁重塑学说亦认为静脉曲张发生的始动因素为缺血缺氧,但二者的缺血缺氧又是什么原因造成的,这一点是研究静脉曲张发生机制过程中尚需解决的问题。

四、慢性炎症反应

长期的静脉高压是导致静脉性溃疡的关键因素。在疾病初始阶段,静脉高压和血液蓄积可使静脉壁扩张、瓣膜受损,血管内皮细胞因静脉高压而受损,Sola 等在对浅静脉曲张患者静脉壁研究中发现,白介素 8(IL-8)、单核细胞趋化因子(OP-1)、干扰素诱导蛋白 10(IP-10)、单核细胞炎症蛋白(MIP-Ia 和 MIP-I6)等多种促炎因子在曲张大隐静脉中高表达,激活了白细胞,导致循环血中白细胞表达L-选择蛋白和 CD11b 减少,同时血浆中可溶性 L-选择蛋白、黏附分子 ICAM-1、内皮-白细胞黏附分子-1 和血管细胞黏附分子-1 增多,提示白细胞活化,与内皮细胞黏附并浸润至局部组织,进而血小板、单核细胞等聚集,产生更多的炎症介质和细胞黏附因子,形成炎症反应的放大效应,导致慢性炎症反应,静脉瓣膜、静脉壁和微循环进一步受损,加重静脉反流,致使静脉压力持续增加。随着疾病的发展,在迂曲和扩张的毛细血管周围形成了"纤维蛋白袖套",障碍了血氧的弥散。此外,慢性炎症反应产生较多的基质金属蛋白酶,导致细胞外基质过度降解,继而促进足靴区皮肤营养障碍性病变和溃疡形成等。

五、并发症的病理生理反应

当交通支和深静脉瓣膜功能不全时,血液严重倒流,远端静脉压极度增高,故可出现小腿明显肿胀。由于远端静脉压较高,小腿足靴区内侧或踝部长期静脉淤血,纤溶功能异常及纤维蛋白沉积,而发生皮肤营养障碍性改变,如色素沉着、皮炎、溃疡等。下肢静脉曲张时,由于肢体远端静脉压力持久性增高,最终导致毛细血管压力增高。当毛细血管压力升高到 60~80 mmHg 时,毛细血管的通透性增加,大量液体渗出,组织间蛋白液体增多,容易促使纤维细胞增生,引起皮下组织广泛的纤维变性,皮肤硬韧,汗腺和皮脂腺萎缩。高压的静脉血可使细小动脉内血液黏滞,血流缓慢,血红蛋白和红细胞从内皮细胞间黏合质小孔漏出,以及炎症性局部充血,局部色素沉着,皮肤呈黄褐色或暗紫色。由于静脉迂曲成团,淤积的血液难以排空,因此常引起局部的血栓性浅静脉炎。炎症消退后静脉壁可与皮肤粘连,静脉内可能形成静脉石。

参考文献

[1] 成令忠,钟翠平,蔡文琴. 现代组织学. 上海:上海科学技术文献出版社,2003:366 - 373.

[2] Somlyo AP,Somlyo AV. Signal transduction and regulation in smooth muscle. Nature,1994,372(6503):231.

[3] Agu O,Hamilton G,Baker DM,et al. Endothelin receptors in the aetiology and pathophysiology of varicose veins. Eur J Vasc Endovasc Surg,2002,23(2):165.

[4] Parra JR,Cambria RA,Hower CD,et al. Tissue in hibitor of metalloproteinase-1 is in the saphenofemoral junction o fpatients with varies in the leg. J Vasc Surg,1998,28(4):669.

[5] Gandhi CR,Kuddus RH,Nemoto EM,et al. Endotoxin treatment causes an upregulation of the endothelin system. J Gastroenterol Hepatol,2001,16(1):61 - 69.

[6] 合记图书出版社编著委员会. Bailey'S组织学. 台北:合记图书出版社,1987:378.

[7] 邹仲之. 组织胚胎学. 第 5 版. 北京:人民出版社,2001:111 - 112.

[8] 王昆,乔正荣,时德. 腓肠肌泵与下肢慢性静脉功能不全. 中国普外基础与临床杂志,2002,9(1):53 - 54.

[9] 程勇,时德. 下肢静脉曲张血管壁重塑的研究. 中华实验外科杂志,2002,19(2):134 - 136.

[10] 裘法祖,吴阶平. 黄家驷外科学. 北京:人民卫生出版社,1986:868.

[11] 李伟华,朱秀美. 正常大隐静脉管壁近远端组织学差异观察. 青岛大学医学院学报,2005,45(1):67.

[12] 王成洪,丁锐,张秀珊,等. 曲张大隐静脉的病理改变与临床关系初步探讨. 安徽医学,2002,23(1):22.

[13] Yamada T,Tomita S,Mori M,et al. Increased mast cell infiltration in varicose veins of the lower limbs:a possible role in the development of varices. Surgery,1996,119(5):494.

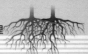

[14] Yamada T，Yamamoto H，Ogawa A，et al. Ulrastructural demonstration of mast cells in varieose veins of lower limbs：presence of mast cell-mediated mechanism. J Cardiovasc Surg，1997，38(5)：443.

[15] 袁平，冯昌宗，潘扬，等.肥大细胞浸润及原癌基因 c-fos 在下肢静脉曲张中的意义.贵阳医学院学报，2004，29(1)：33.

[16] 杨军，胡新华，张强，等.表达谱基因芯片筛选大隐静脉曲张致病相关基因的初步研究.中国医科大学学报，2004，33(2)：136.

[17] Ascher E，Jacob T，Hingorani A，et al. Expression of molecular mediators of apoptosis and their role in the pathogenesis of lower-extremity varicose veins. J Vasc Surg，2001，33(5)：1080.

[18] 杨镇，任大宏，胡虞乾，等.肝硬变患者脾静脉壁的构形改建和原癌基因 c-fos 的表达.中华实验外科杂志，1998，15：495.

[19] 殷恒讳，王深明，张革，等.PDVI 患者曲张大隐静脉组织中 DMN 水平的表达.中山大学学报(医学科学版)，2003，24(3)：217.

[20] 殷恒讳，王深明，王劲松，等.原发性下肢深静脉瓣膜功能不全患者曲张大隐静脉组织内 KIAA0353 基因的表达缺失.中华医学杂志，2003，83(8)：620.

[21] 胡作军，王深明，吴惠茜，等.细胞凋亡在原发性下肢深静脉功能不全的大隐静脉曲张发病中的作用.中国普通外科杂志，2004，13(1)：25.

[22] 乔正荣，时德.细胞凋亡在下肢静脉曲张发生机制中的作用.中国普外基础与临床杂志，2001，8(3)：91.

[23] Travers JP，Brookes CE，Evans J. Assessment of wall structure and composition of varicose vein with reference to collagen elastin and smooth muscle content. Eur J Endonas Surg，1996，11(2)：230.

[24] Cockayne D，Sterling KM Jr，Shull S，et al. Glucocorticoids decrease the synthesis of type Ⅰ procollagen mRNAs. Biochemistry，1986，25(11)：3202.

[25] Fischer GM，Swain ML. Effects of estradiol and progesterone on the increased synthesis of collagen in atherosclerotic rabbit aortas. Atherosclerosis，1985，54(2)：177.

[26] Berge LN，Hansen JB，Svesson B，et al. Female sex hormones and platelet/endothelial cell interactions. Haemostasis，1990，20(6)：313.

[27] Radomski MW，Palmer RM，Moncada S. Glucocorticoids inhibit the expresstion of aninducible，but not the constitutive，nitric oxide synthase in vascular endothelial cells. Proc Nation Acad Sci USA，1990，87(24)：10043.

[28] Rose SS，Ahmed A. Some thoughts on the aetiology of varicose eveins. J Cardiovas Surg Torino，1986，27(5)：534.

[29] 李南林，王岭，段小莉，等.雌激素、黄体酮受体在正常及曲张的大隐静脉中的表达.第四军医大学学报，2002，23(8)：712.

[30] Sansilvestri-Morel P，Rupin A，Jaisson S，et al. Synthesis of collagen is dysregulated in cultured fibroblasts derived from skin of subjects with varicose veins as it is in venous

smooth muscle cells. Circulation,2002,106(4):479－483.

[31] Jacob MP，Cazaubon M，Scemama A，et al. Plasma matrix metalloproteinase-9 as a marker of blood stasis in varicose veins. Circulation,2002,106(5):535－538.

[32] 沈健,陆信武. 血管壁重塑与静脉曲张的关系. 中华普通外科杂志,2002,29(4):227－229.

[33] 彭正,王春喜,李荣. 曲张大隐静脉第一对瓣膜弹性纤维病理组织学观察. 解放军医学杂志,2002,27(9):836.

[34] Kistner RL. Primary venous valve in competence of the leg. Am J Surg,1980,140(2):218.

[35] 王昆,乔正荣,时德. 下肢静脉曲张排肠肌的病理形态学研究. 中华普通外科杂志,2001,10(6):505－510.

[36] Sola Ldel R，Aceves M，Duenas AI，et al. Varicose veins show enhanced chemokine expression. Eur J Vasc Endovasc Surg,2009,38(5):635－641.

（文 军 汪 涛 李慧敏 潘力生）

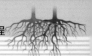

第八章　下肢静脉曲张的诊断流程

第一节　诊断流程

下肢静脉曲张虽然诊断不难，但准确的定位诊断和病情分级关乎治疗方案的正确与否，因此，血管外科医师需掌握本病规范的诊断流程，根据患者主诉，进行细致的体格检查、必要的影像学检查，才能合理、准确地评估病情，为下一步治疗提供决策基础。

一、临床表现

下肢静脉曲张患者在病程初始时可无症状，患者没有任何不适感，这种现象可以维持很长时间，甚至长达数年。这也导致了大多数患者对病情的忽视，往往延误就诊，从而影响疾病的早期治疗。随着病程的进展，因静脉外膜感受器受刺激而出现下肢酸胀不适、沉重感、轻度疼痛，后期就诊者则以小腿静脉曲张隆起和由此而引起的并发症为主。由于下肢浅静脉曲张的病因是多方面的，所以临床表现因病情程度不同而异，一般认为，病情较轻者仅有程度较轻、范围较小的大隐静脉曲张而无深静脉病变，不会出现肿胀、皮炎和皮肤营养障碍性病变；病情重者多是由于深静脉病变造成浅静脉曲张，可出现患肢明显肿胀，以及踝部严重的皮肤营养障碍性病变，严重影响患者生活和工作能力。

1. 症状

临床上，下肢静脉曲张患者最常见的主诉是影响美观、足踝肿胀、酸胀疼痛感、小腿静脉隆起、局部皮肤色素沉着和湿疹等。

（1）下肢酸胀、疼痛和沉重感：酸胀、疼痛和沉重感是引起患者重视疾病并就诊的主要原因，有些患者可出现沿曲张静脉走行部位的疼痛和压痛，这组症状是静脉高压的特征性表现。因浅静脉的持续扩张，静脉压力增高，静脉外膜感受器受到刺激所致。长久站立可使腿部的疼痛和沉重感加重，抬高下肢可使症状减轻，这点可与动脉疾病相鉴别。外界温度的升高可使静脉扩张程度加重，这也可以解释这组症状夏季发作较冬季相对增多、洗热水脚会加重症状的特点。合并深静脉或浅静脉瓣膜反流者可出现突发或迅速进展的站立时肢体疼痛,合并严重多静脉系统反流的患者甚至会出现静脉性跛行伴小腿痉挛。静脉性跛行与动脉性跛行的鉴别要点是皮温多正常,需加以注意。

(2)小腿下段皮肤营养障碍性病变:在足靴区,尤其是踝部内侧,由于静脉网丰富,静脉压力高,静脉管壁薄,容易发生扩张,加之踝部皮肤和皮下组织浅薄,因此皮肤抓痒、湿疹、皮炎、色素沉着和溃疡形成等病变,多局限于踝附近。由于病情严重程度不同,皮炎、湿疹、色素沉着的程度和范围也有很大的差异,严重时可遍及小腿下段,甚至包括整个小腿。最严重的表现是溃疡形成,一般称为静脉性溃疡或静脉淤血性溃疡,可为单发或多发性,大小各异,愈合后可以复发,重者可表现为经久不愈的溃疡,持续数年甚至数十年不愈合,少数可发生癌变。

(3)血栓性浅静脉炎:曲张的静脉内血流缓慢,易发生血栓性静脉炎。各种原因的外伤也可使隆起的静脉受到伤害,造成静脉壁的损伤。另外,局部的搔抓、损伤后感染、不规范的硬化剂注射等也可对静脉造成伤害而诱发静脉内血栓形成,表现为局部曲张静脉红、肿、灼热、疼痛,呈硬索状,有压痛。范围较大和反应剧烈者可有发热等全身性改变。患肢活动受限,病变局部以隆起条索状或粒状结节状静脉为中心的局部肿胀、红热、触痛。一般急性期过后,肿胀逐渐消退,局部呈暗红色色素沉着,条索、粒状、结节状静脉隆起更加明显,质地更硬。

(4)曲张静脉破裂出血:曲张静脉处皮肤、皮下组织营养差,皮薄萎缩,其下有许多小静脉承受高压处于怒张状态,或者在溃疡底面几乎都有交通静脉瓣膜功能不全,如果站立时不能耐受静脉高压,或者即使遭受极为轻微的损伤,就会穿破而造成急性出血。出血是相当危险的并发症,因为压力较高,相当于心脏与踝之间距离的流体静压,加上静脉管壁又无弹性,很难自行停止,必须紧急处理。应抬高患肢和加压包扎止血,如有明显破裂的静脉清晰可见,可予以缝扎止血,以后再做根治性手术治疗。需要强调的是,患者在睡眠中发生的出血是非常危险的。

2. 体征

(1)毛细血管扩张:毛细血管扩张定义为扩张的小静脉、毛细血管、小动脉,直径在 $0.1 \sim 1.0$ mm。毛细血管扩张多呈丝状或线状,颜色取决于扩张小血管的性质。动脉端发出的毛细血管袢扩张多表现为平的,呈红色;而静脉端的毛细血管袢扩张表现为凸起的,呈蓝紫色。这些静脉常出现在大腿的近外侧皮下静脉系统的部位。

(2)冠状静脉扩张:至内外侧近内外踝的真皮内毛细血管扩张,呈扇形排列,往往是慢性静脉功能不全进展的临床表现,通常冠状静脉扩张的部位与溃疡好发部位一致。

(3)网状静脉扩张:网状静脉为分支静脉的下一级静脉。这些小静脉管壁很薄,外观呈蓝紫色,直径 $1 \sim 3$ mm,位于皮肤和肌筋膜之间,网状静脉连接大、小隐

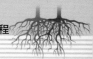

静脉的分支,并形成血管的网状结构系统,被称为外侧皮下静脉系统(lateral subdermic venous system,LSVS),该系统主要位于小腿外侧并向上延续至腘窝以上水平。超声研究显示约88%的毛细血管扩张症患者与LSVS中的网状静脉有关。静脉高压下网状静脉可出现功能不全,进一步导致相应部位的毛细血管扩张。

(4)静脉曲张:随着疾病的进展,浅静脉逐渐迂曲、扩张、隆起,并出现肢体近端浅静脉外观的改变。表现为皮下静脉持久性扩张,在直立位时内径大于3 mm,并呈扭曲状,可累及膝下或膝上隐静脉系统,或非隐静脉系统。此外,妊娠妇女在受孕6个月后可因盆腔静脉功能不全而在大阴唇形成静脉曲张,当阴部静脉受累时,曲张静脉自臀皱襞蔓延到大腿和小腿后面,甚至累及整个下肢。许多女性患者称她们的静脉曲张病变范围和程度在首次妊娠期间在首次妊娠期间迅速发展,并在再一次妊娠时进一步发展。

(5)水肿:由静脉疾病引起的水肿通常发生于足部和脚踝,应与其他疾病引起的下肢水肿相区别。随着疾病的进展和下肢下垂的体位,液体蓄积蔓延至腿部。单侧水肿的发生可以暗示静脉疾病的发生。一般认为水肿使间隔内的容量和压力不断上升,而引起不适。

(6)湿疹:又称为淤积性皮炎,表现为红斑、水泡、渗出或鳞屑状红斑,常发生在临近曲张静脉的皮肤,或整个下肢甚至全身。

(7)色素沉着:下肢静脉曲张随着病程的增长,静脉压力日益增加,静脉瘀血加重,血液含氧量降低,从而导致皮肤发生退行性变化。因毛细血管破裂致使血液成分外渗,含铁血黄素沉积于踝区,而出现色素沉着。早期的皮肤改变为浅黑色色素沉着,常发生在踝周,随着疾病的进展,可向小腿或足部扩张,逐渐融合成片,严重者可遍布整个小腿。

(8)少见体征:①皮肤脂质硬化症:临床表现为患肢皮肤局限性硬化,可伴有瘢痕、挛缩,涉及皮肤、皮下组织,甚至筋膜,是严重的皮肤改变。②急性皮下组织炎:局部皮肤发红、触痛,与丹毒或蜂窝织炎不同,不伴发热及淋巴管征象。③皮肤白色萎缩症:以环状分布的象牙白色瘢痕,其周边有毛细血管扩张及色素沉着为特征性表现。④溃疡:由于静脉高压和淤血使患肢组织缺氧,皮下组织纤维化,血液代谢产物渗出,使局部抵抗力下降,即使在轻微损伤和感染时,都可引起经久不愈的溃疡。溃疡常在内踝附近,因为该解剖位置处于低位,软组织少,又有2支或3支功能不全的交通静脉,所以此处营养障碍最为严重。溃疡底部通常为暗红色不健康肉芽组织,表面可有稀薄带臭味之渗液,周围组织色素沉着,水肿或硬结,或伴湿疹样皮炎。如果溃疡经久不愈,边缘常隆起,呈火山口或菜花样,则可能提示有恶变可能,需要取活检做病理检查。活动或愈合期溃疡往往预示着疾病的进程。

二、体格检查

1. 一般查体

仔细的病史采集和体格检查是对下肢静脉曲张患者病情进行缜密的评价和制定合理治疗方案最重要的前提。查体时，患者保持站立，患肢向前一步，良好的光线有助于观察静脉曲张的形态。常规一次完成视、触、叩、听体格检查，视诊、触诊尤其重要。

视诊时患者站立状态，记录裸部红斑、毛细血管扩张（皮内小静脉扩张直径＜1 mm）、网状静脉扩张（皮下静脉直径≤3 mm）和静脉曲张（皮下静脉扩张直径＞3 mm）等表现。注意有无肢体水肿征象，尤其要记录双侧肢体周径差；仔细观察有无皮肤色素沉着改变，尤其是足靴区色素沉着，这些均属于慢性静脉瓣膜功能不全的表现。描绘静脉性溃疡示意图，包括大小、深度和溃疡基底面的性质。拍摄照片留作资料，是了解病程进展，评价治疗效果的简单、客观的手段。

触诊检查患肢并评价皮下软组织的顺应性。记录皮肤温度，皮温升高考虑可能存在皮下蜂窝织炎，皮温降低则表示可能合并动脉疾病。肥胖患者有些静脉曲张视诊不明显，触诊可能是定位下肢曲张浅静脉的最佳方法。进行小腿查体时，触诊皮下软组织内环状凹陷常表示存在功能不全的曲张穿通静脉。尽管 Trendelenburg 等曾描述可应用止血带进行相关静脉功能检查，但这些试验目前临床工作中较少使用，取而代之的是双功超声（duplex ultrasound，DUS）的应用，而站立状态下大隐静脉和小隐静脉的检查亦可获得有价值的诊断信息。

可触及膨胀的血管、便携式双功超声检查评价咳嗽后的静脉反流、腓肠肌压迫和解除压迫后出现的静脉反流等为诊断主干静脉曲张的可靠依据。如果查体发现静脉曲张仅局限于大腿远端，并且直接压迫病变远心端而不是压迫股隐静脉交界处可见曲张缓解，此时应考虑大腿穿通静脉瓣膜功能不全；而压迫腹股沟出现的曲张静脉张力缓解，提示股隐静脉交界处瓣膜功能不全。

动静脉瘘可导致明显的下肢静脉曲张，此时听诊静脉曲张区常常可发现持续性血管杂音，病变部位可有皮温升高，将多普勒探头置于曲张静脉处可探及动脉化血流频谱，同时合并紫褐色皮肤色素沉着、肢体周径和长度增加者，考虑先天性静脉畸形骨肥大综合征（K-T 综合征，Klippel Trenaunay syndrome，KTS），大腿及小腿外侧静脉曲张明显者更支持该诊断，此类患者治疗前必须首先明确其深静脉系统功能。

2. 查体试验

（1）大隐静脉瓣膜功能试验（Trendelenburg 试验）：正常功能的静脉瓣膜可

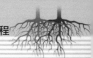

防止静脉内血液倒流,如果静脉瓣功能不全,排空静脉中血液后站立,由于重力的作用血液逆流,使静脉会迅速充盈。

具体检查步骤:患者仰卧,抬高下肢,使曲张静脉内血液排空,将止血带缠缚于腹股沟下方,压迫大隐静脉,并以拇指于腘窝处压迫小隐静脉近端,然后嘱患者站立,观察浅静脉的充盈程度和速度,并进行如下检查判断瓣膜功能:①如放开止血带时(不放开拇指)静脉顿时充盈,则表示大隐静脉瓣膜功能不全。②如只放松拇指(不放开止血带)静脉顿时充盈,则表示小隐静脉瓣膜不全。③如果拇指和止血带均不放松,而排空的静脉30 s内充盈,则表示有深组和浅组间的交通静脉瓣膜关闭不全;此时将止血带或拇指放松,静脉的充盈程度如再行增加,则表示浅组静脉和交通支静脉均失效。④如解压后血液迅速倒流的过程中突然停止,提示该处的静脉瓣功能良好。

本试验临床意义:①阳性:解压后可见浅静脉内血液迅速自上而下倒流,静脉自上而下变为充盈,则为阳性,提示大隐静脉瓣膜功能不全。②阴性:松压后浅静脉充盈缓慢,并非自上而下的顺序。对明确或高度怀疑动静脉瘘者,缚扎止血带或手指按压时压力适中,以仅阻断大隐静脉又不妨碍深部静脉与动脉血流为宜。

(2)深静脉通畅试验(Perthes试验):这是一项用于检查静脉血流是否正常的辅助检查方法,是识别下肢深静脉是否通畅,用以判断下肢静脉曲张是否可以手术,通过此项检查可以判断相应的病征。

检查步骤:嘱患者取立位,用止血带在腹股沟下方压迫静脉,曲张的静脉充盈后,患者迅速用力伸展膝部20次,如充盈的曲张静脉迅速消失或明显减轻,且无下肢坠胀感时,即表示深层静脉畅通且交通支静脉完好(阴性);反之,曲张静脉有所增加和下肢坠胀不适,即为深层静脉栓塞的表现(阳性)。另外,也可做裹腿试验,先抬高下肢,排空静脉血后,用绷带加压包裹小腿,嘱患者自由行走2~3 h,若胀痛感减轻,则说明深层静脉通畅。

本试验的临床意义:①如果活动后,病变静脉所发生的曲张明显减轻,说明经过小腿活动,小腿肌泵收缩,迫使淤滞在大隐静脉(浅静脉)中的静脉血通过深浅静脉间的交通支向深静脉回流,由于深静脉通畅,功能良好,静脉血可以进一步回流入髂静脉。②如果活动后,病变静脉所发生的曲张加重或患者感觉下肢疼痛,说明虽然经过小腿活动,小腿肌泵收缩,理应迫使淤滞在大隐静脉(浅静脉)中的静脉血通过深浅静脉之间等的交通支向深静脉回流,可是因为下肢深静脉不通畅,功能不良,深静脉中的静脉血无法回流,下肢的大隐静脉(浅静脉)以及深静脉的血液淤滞均加重。但需注意的是,深静脉通畅试验不适宜下肢静脉结扎或切除者;检查前嘱患者保持正常的饮食与睡眠。

(3)交通静脉瓣膜功能试验(Pratt试验):专门用于检测交通静脉瓣膜功能。检查步骤:患者仰卧,抬高下肢,使充盈浅静脉空虚,在卵圆窝处扎止血带,先从足趾向上至腘窝处缠绕第一根弹力绷带,再自止血带处向下缠绕第二根弹力绷带,让患者站立,一边向下松解第一根弹力绷带,一边向下继续缠绕第二根弹力绷带,在绷带间隙内出现任何曲张静脉,即意味着该处有功能不全的交通静脉。这样可以发现和标记任何瓣膜功能不全的交通静脉。

(4)直腿伸踝试验(Homan 征):用于辅助了解静脉是否有炎症或血栓形成。深部静脉血栓形成多发生于小腿静脉或腘静脉,局部疼痛、肿胀,行走时加重,直腿伸踝试验阳性,压迫腓肠试验(Neuhof 征)阳性。检查步骤:患者仰卧,膝关节伸直,小腿略抬高。检查者手持足部用力使膝关节呈背屈,牵拉腓肠肌。Homans 征阳性是血栓性静脉炎的一个表现。

三、影像学检查

(一)下肢静脉多普勒超声检查

1. 诊断意义

下肢静脉多普勒超声(超声)检查是下肢静脉疾病首选的辅助检查,为下肢静脉疾病诊断的可靠依据,具有安全、无创、无放射性损害、方便快捷、重复性强、准确率高等特点。在美国血管外科协会(SVS)和美国静脉论坛(AVF)公布的指南中获得 1A 级推荐,是 CEAP 分级中 C5 和 C6 患者的 1B 级推荐。在众多影像学检查手段中,超声检查作为评判静脉反流的参照标准,可准确定位静脉瓣反流发生在何段静脉,评估反流持续时间以及程度,为临床手术定位起到非常重要的作用。

但超声检查也有其局限性,受盆腔内肠气等干扰的影响,以及操作者技术水平的差异,超声对深处的曲张静脉和大部分穿静脉病变的诊断能力有限;对无症状的胫腓静脉、盆腔静脉及外科手术后曲张的静脉检出不敏感[1]。

2. 影像学征象

(1)单纯性下肢静脉曲张:下肢浅静脉不同程度扩张、迂曲,呈"串珠样"(图 8-1-1)、"蚯蚓样"(图 8-1-2)、"包块状"改变,静脉壁光滑,呈线样中等回声,管腔内无回声,部分有云雾状回声,管径在 Valsalva 试验时显著增加,血管压缩性好,深静脉血流状态无明显异常。

(2)原发性深静脉瓣功能不全:静脉管径增宽,内膜光滑,瓣叶纤细伸长,部分呈脱垂样改变,瓣膜不能闭合;CDFI 可见双向彩色血流信号,Valsalva 试验可见清晰反向血流信号;频谱多普勒可测得静脉瓣反流频谱(图 8-1-3),持续时间>0.5 s。

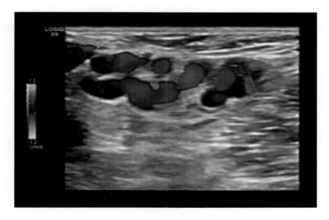

图 8-1-1 彩超下串珠样静脉曲张

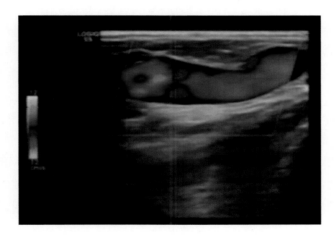

图 8-1-2 彩超下蚯蚓样静脉曲张

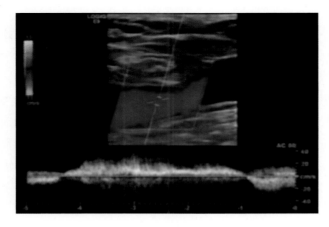

图 8-1-3 彩超下静脉瓣膜关闭不全

（3）继发性静脉功能不全：管壁增厚不平整，血栓呈条索状高回声，可见狭窄的再通通道，管径可压缩变小。CDFI 显示血管狭窄部位充盈缺损，其远端静脉瓣可见双向彩色血流信号。

3. 超声检查推荐反流临界值及分级

2015AIUM 外周静脉超声检查实践指南要求超声检查内容包括下肢静脉是否存在反流以及反流位置，测量并报告反流时间，其意义在于反流时间的测定可确定反流临界值并进行分级。分级标准：0.5～1.0 s，可诊断有反流；1.1～2.0 s，为轻度反流；2.1～3.0 s，为中度反流；>3.0 s，为重度反流。

（二）CT 静脉造影（CTV）和磁共振静脉造影（MRV）

1. 诊断意义

CTV 及 MRV 在许多方面优于传统 X 线造影，其优势在于无创、检查时间短、图像分辨率高，并能清晰显示下肢静脉血管病变的部位、范围、程度，可了解有无侧支循环开放，显示顺行造影不易显示的股深静脉、髂内静脉等静脉。与超声检查相比较，特别是针对穿通支静脉检查，CTV 和 MRV 准确性更高。因此，CTV 和 MRV 更多用于相对复杂的下肢病变，以及为外科医师制定手术方案提供精准的病情评估依据。因其简便易行，空间分辨率高、假阳性率低等优点，被 SVS 和 AVF 推荐为 1B 级[2]。

但是，CTV 检查对设备要求高，操作人员要有熟练的技术。MRV 因每次采集的范围不大，整个狭窄段静脉往往要分次采集，故检查时间长；对血管狭窄程度有夸大现象；对钙化灶不敏感，血管弯折处易形成涡流；检查费用相对较高。但随着医疗器械的不断创新发展，无创检查必将全面取代有创检查方法，使疾病的诊断更加简单快捷且准确，为患者带来福音。

2. 影像学征象

CTV 和 MRI 均可整体显示下肢静脉，其影像特征随着下肢静脉曲张程度进展，相继表现为静脉迂曲增粗，扭曲成团，重者扭曲成网状、弹簧状甚至瘤样扩张（图 8-1-4，图 8-1-5）。若静脉曲张为回流障碍引起，多为髂静脉狭窄或闭塞，表现为髂静脉病变部位充盈缺损，管腔变细、变窄或中断（图 8-1-6）。当静脉曲张伴软组织溃疡时，可见软组织溃疡处密度异常，往往可发现溃疡周围粗大的曲张静脉或溃疡下扩张的穿通支，溃疡周围部分静脉小分支栓塞，局部静脉细小分支显示欠清，静脉与软组织层次结构显示较模糊（图 8-1-7）。

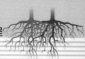

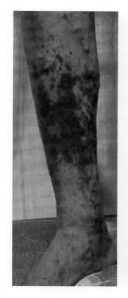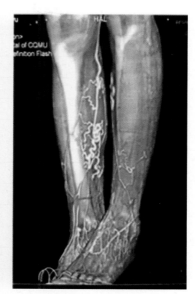

图 8 - 1 - 4　静脉曲张 CTV

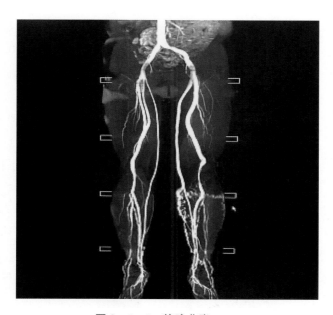

图 8 - 1 - 5　静脉曲张 MRV

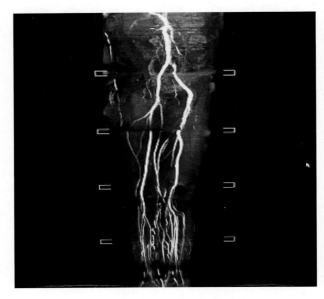

图 8‑1‑6　髂静脉狭窄伴浅静脉曲张 MRV

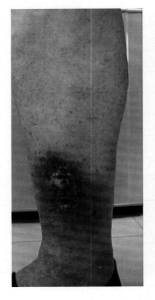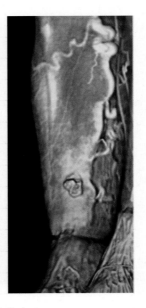

图 8‑1‑7　静脉溃疡 CTV

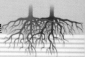

（三）下肢静脉造影

1. 诊断意义

下肢静脉造影是诊断下肢静脉疾病最可靠的方法，下肢静脉疾病的诊断和治疗具有重要价值，目的在于观察下肢浅静脉、深静脉及浅深静脉间的交通静脉有无阻塞及阻塞的部位，并了解静脉瓣膜有无功能不全等。下肢静脉疾病病因很多，仅靠临床检查不能对各种下肢静脉疾病病因作出正确判断，下肢静脉造影是一种符合正常生理途径的检查方法，显影范围可从足踝部至髂外静脉，可以观察下肢静脉的全貌，以帮助明确静脉病变的部位、性质、范围和程度，也可了解静脉瓣膜的数量和功能等情况，为诊断静脉病变提供客观的参考证据。

下肢静脉造影适应证：①静脉逆流性疾病：明确下肢静脉曲张的病因，评估深静脉瓣膜功能和交通静脉的功能；②静脉阻塞性疾病：明确各种原因引起下肢静脉阻塞的部位、范围和程度，包括下肢静脉血栓或栓塞、静脉炎、肿瘤侵犯或外伤等；③评估下肢静脉病灶治疗效果，包括静脉曲张、血栓取出或其他病变的治疗效果；④了解下肢肿胀、胀痛、溃疡形成、色素沉着等病变的原因；⑤评估先天性和其他静脉病变的部位、范围、程度等情况。

2. 影像学征象

（1）正常下肢静脉：深静脉全程显影、通畅。静脉瓣膜影清晰可见，瓣膜处管腔局限性膨大，瓣窦对称突出呈竹节状。Valsalva 试验股静脉瓣膜关闭，瓣膜下透亮，无造影剂逆流，无交通静脉逆流及其引起的浅静脉显影。见图 8 - 1 - 8。

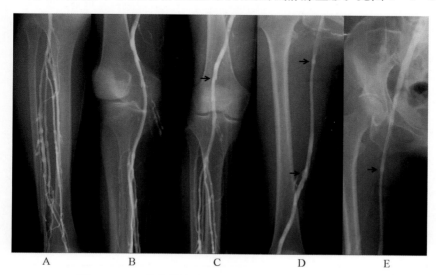

图 8 - 1 - 8 从足侧向头侧方向正常下肢静脉造影表现

深静脉全程显影、通畅，箭头所示为静脉瓣膜影。无交通静脉逆流及其引起的浅静脉显影。

（2）慢性静脉功能不全：交通静脉、浅静脉迂曲扩张，造影剂滞留，流出延迟。

（3）静脉瘤：注入造影剂后表现为致密的瘤体影，可评估其大小、形态及与血管交通的情况。

（4）静脉逆流性疾病：①单纯性浅静脉瓣膜关闭不全：大隐静脉近端瓣膜功能不全。大隐静脉近端曲张，小腿内侧浅静脉迂曲、增粗，呈蚯蚓状改变。斜卧位时 Valsalva 试验造影剂自股总静脉近端向大隐静脉逆流；下肢深静脉和交通静脉瓣膜影清晰，无逆流征象。②交通静脉瓣膜关闭不全：胫前、胫后及腓静脉充盈，造影剂通过小腿交通静脉向浅静脉逆流，交通静脉迂曲、扩张、瓣膜影消失，深静脉瓣膜功能正常。③原发性深静脉瓣膜关闭不全：深静脉扩张，呈直桶状外观，回流通畅，瓣膜稀少，瓣膜影大多显示不清，瓣窦不膨出。Valsalva 试验时造影剂由瓣膜间的裂隙向远端逆流。

（5）静脉阻塞性疾病：①深静脉血栓形成：下肢深静脉中断、闭塞，腔内圆柱状或长条状充盈缺损，管腔不规则狭窄，阻塞静脉的周围侧支血管形成，静脉血流仅从浅静脉和侧支血管回流，见图8-1-9。②深静脉血栓形成后综合征：深静脉管壁毛糙、管腔粗细不一、密度不均，瓣膜影消失或残缺不全。

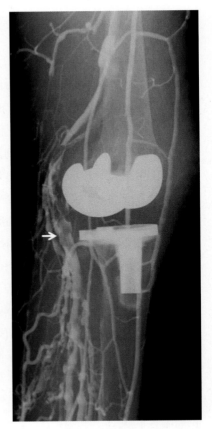

图 8-1-9　腘静脉血栓形成

腘静脉内见长条状充盈缺损（箭头所示），管腔不规则狭窄，周围侧支血管形成。

第二节　诊断分级

一、CEAP 分级

（一）分级标准溯源

下肢静脉曲张曾被认为是独立的疾病，但随着医学界对静脉疾病认识的深入，已经公认静脉曲张仅仅是慢性静脉功能不全（chronic venous insufficiency，CVI）的表现之一。CVI 包括静脉曲张和疾病进一步发展形成的下肢水肿、色素

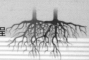

沉着、溃疡等。为了使描述 CVI 时标准统一，美国静脉论坛国际委员会在 1994 年制定 CEAP 分类法，由美国血管外科学会批准，在 1995 年纳入"静脉疾病报道标准"。如今，大多数关于静脉疾病的临床研究文献大多采纳 CEAP 分类系统。

最初的 CEAP 分类粗略地定义了毛细血管扩张症、静脉网和静脉曲张，评估带有一定的主观性，而后其他研究者提出了部分疾病独立性特征和异质性的描述。随着静脉疾病诊断技术的发展，由于血管疾病是动态发展的，先前的 CEAP 分类法静态化，存在一定的局限性。2004 年美国静脉论坛与国际委员会对原有的分类方法进行了修订，包括 CVI 基础分类和进展性分类。CEAP 分类法的重要性在于其提供了统一的描述方法，使 CVI 分类分层标准化，可用于指导 CVI 的治疗和评估预后。CEAP 的进展分类使 CVI 得到更为全面的评估。

（二）基本内容

CEAP 分类表基本要素由临床表现（clinical，C）、病因（etiologic，E）、解剖（anatomic，A）、病理生理（pathophysiologic，P）四个部分组成。基础分类同进展分类相比，病原学、病理生理学分类是相同的。不同的是，进展分类中对临床分级每个级别均做了描述，对解剖学分级则以 18 个解剖位置加以分类。

为了更好地在我国推广 CEAP 分级，国内有学者建议将 CEAP 分级化繁为简，建议暂时舍去 CEAP 分级中 E 的分类，同时考虑到我国医务工作者的书写习惯和英文推广水平，形式暂时改为"静脉病变严重程度（即 CEAP 中的 C. 临床分类）—病变部位（暂用中文表示）—阻塞（O）和（或）反流（R）程度"。如仅有轻度静脉曲张和踝部水肿的大隐静脉反流患者的 CEAP 分级描述为：C1—大隐—R1。

CEAP 分级的思路值得我们学习和借鉴，CEAP 分级简化和改良，使得 CEAP 分级易理解、易记忆，简化后的 CEAP 分级有利于在我国临床推广和实际应用，对规范国内各级医疗机构的慢性静脉疾病诊断和治疗很有益处。但需要认识到，简化的分级方法并不能全面评估 CVI 病情，所以全面掌握 CEAP 国际标准分类对于一位血管外科医师来说是非常必要的。由于我国国情所限，很多患者就诊时已是 C4 及其以上的分级，导致治疗的效果较差，这也提示我国血管外科医师在 CVI 的科普方面应该做出更为积极的努力。

1. 临床分级

下肢静脉曲张的临床分级可分为 $C_0 \sim C_6$ 共 7 级，C 代表临床表现，$C_0 \sim C_6$ 各有特指的临床含义。临床分级中每一级都被进一步分为有症状的 S（symptomatic）和无症状的 A（asymptomatic）。症状包括疼痛、收紧感、皮肤刺激感、沉重感、肌肉痉挛等。症状分级在临床分级之后标记，例如 C_{2A}，C_{5S} 等。新修订的分级方法主要的变化就是将 C4 分为 C_{4a}，C_{4b}，这样更加清楚地界定了疾病的严重程度。详见表 8-2-1。

表 8-2-1　下肢静脉曲张 CEAP 国际标准分类临床分级

分类	临床征象
C_0	无可见的或明显的静脉疾病体征
C_1	毛细血管扩张或蜘蛛网样静脉曲张
C_2	曲张静脉,直径≥3 mm
C_3	水肿
C_4	皮肤及浅表组织改变,分为两级
	C_{4a} 色素沉着或湿疹
	C_{4b} 脂性硬皮病或白色萎缩
C_5	愈合的溃疡
C_6	活动的溃疡

2. 病因学分级

病因学分级又称为病原学分类,共分为 4 级。见表 8-2-2。

表 8-2-2　下肢静脉曲张 CEAP 国际标准分类病因学分级

分类	病因
Ec	先天性(congenital):由先天性缺陷造成下肢静脉功能不全
Ep	原发性(primary):非继发性原因造成的下肢静脉功能不全
Es	继发性(secondary):有明显的继发性病因,如静脉血栓形成、静脉创伤、外来压迫等造成的下肢静脉功能不全
En	未发现静脉原因

3. 解剖学分级

根据下肢静脉病变特点,解剖学分级分为四大类和 18 个节段。四大类分别为As(superficial veins)浅静脉、Ad(deep veins)深静脉、Ap(perforating veins)交通静脉,An(no venous location identified);按涉及范围又分为 18 个节段。见表 8-2-3。

表 8-2-3　下肢静脉曲张 CEAP 国际标准分类病因学分级

As	Ad	Ap	An
1 毛细静脉扩张	6 下腔静脉	17 大腿交通静脉	未发现静脉病变
	7 髂总静脉		
2 膝上大隐静脉	8 髂内静脉	18 小腿交通静脉	
3 膝下大隐静脉	9 髂外静脉		
4 小隐静脉	10 盆腔、性腺静脉		

续表

As	Ad	Ap	An
5 非隐静脉系统	11 股总静脉		
	12 股深静脉		
	13 股浅静脉		
	14 腘静脉		
	15 小腿主干静脉		
	16 肌肉丛静脉		

4. 病理学分级

病理学分级根据是否有静脉反流、阻塞等病理生理改变，分为 4 级：Pr 为反流（reflux）；Po 为阻塞（obstruction）；Pro 为反流并阻塞（reflux and obstruction）；Pn 为未发现静脉病理生理学异常。

二、深静脉反流程度分级（Kistner）标准

（一）临床意义

近年来随着对 CVI 及相关疾病的深入研究，国内外学者提出了原发性下肢深静脉瓣膜功能不全的概念。诊断下肢深静脉瓣膜功能不全主要是发现瓣膜形态异常或静脉血倒流，深静脉逆行造影是目前最准确的诊断方法，有助于诊断下肢深静脉瓣膜功能不全，并为治疗后病情评估提供准确的影像学依据。但具体检查时需结合顺行造影所提供患肢浅、深静脉及交通支的情况，来确定是否需逆行造影（从而确定血液反流情况及瓣膜功能分级）。近年来，虽有一些无创仪器用于血管疾病的诊断，但尚不能完全替代造影检查。

（二）基本内容

因深静脉逆行造影首先由 Kistner、Herman 等施行，并提出了逆流程度的 5 级判断标准，故称 Kistner 标准，迄今国内外仍采用这个标准。Kistner 分级标准是按照下肢静脉逆行造影时造影剂逆向充盈的范围、反流程度，将深静脉反流分为 5 级，见表 8-2-4。

表 8 - 2 - 4   下肢静脉曲张 Kistner 标准

分级	反流程度
0	瓣膜关闭功能正常,无反流
1	反流至大腿近侧深静脉
2	反流至大腿远侧深静脉(膝关节以上)
3	反流越过腘静脉(膝关节以下)
4	反流至小腿远侧深静脉

下肢深静脉反流程度与临床症状分级、临床症状严重度及劳动能力丧失度有直接影响。穿通支发生病变则进一步加重临床症状,但前者又受下肢深静脉倒流程度的影响,同时伴发疾病处理与否对临床症状严重度及劳动能力丧失度影响显著,但对临床症状分级无影响。因此,从理论上讲,对下肢深静脉重度反流(Kistener 分级在 3～4 级)实施瓣膜修复的远期疗效应优于单纯大隐静脉高位结扎。

总之,临床症状的严重程度受下肢深静脉瓣膜反流程度及穿通支静脉功能状态的影响,而病变穿通支静脉的范围及程度受下肢深静脉反流的影响,因此深静脉瓣膜修复在对本病的远期疗效及降低复发率方面起着重要作用。静脉造影虽然能够比较全面地评价下肢静脉的结构和功能,但因其属于有创检查范围,不适宜用于疾病的筛查。

三、静脉临床危重程度评分(VSS 评分系统)

(一) 背景与意义

虽然 CEAP 分类系统在统一 CVI 分级上已被认可,但其所包括指标是静态的,其仅在被给的某一时间点上度量疾病的严重程度,并不能有效地评价对疾病治疗的改变。如一患者有活动性溃疡,经治疗后溃疡愈合,该患者最多只能从 C_6 级降到 C_5 级。再例如患者为 C_4 级,下肢有脂性硬皮病或白色萎缩症,在短时间内很难发生明显改变,因此临床分级无法得到提高。

评价和比较某一种方法对下肢静脉疾病治疗的价值主要包括临床结果的研究、技术的评价研究两个方面。临床结果的研究主要是评估治疗的有效性和安全性,下肢静脉疾病治疗的有效性评价主要包括:下肢静脉疾病现有症状的改善,静脉性溃疡治愈的频率和复发的时间,预防和阻止下肢慢性静脉功能不全症状的进展,生活质量和美容方面的改善等。而 CEAP 分类并不能准确地反应下肢静脉疾病经治疗后短时间内一些特征性症状的改善或消除,这一问题在后来以 CEAP

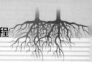

系统各指标为基础提出的评分系统仍然没有得到解决。为此，美国静脉论坛于2000年又提出 VSS 评分（Venous severity scoring）系统，以对其补充和完善。

（二）VSS 系统的内容

VSS 系统分为三个评分标准：①临床表现严重程度评分（clinical severity score，VCSS）：包括疼痛、静脉曲张、静脉性水肿、色素沉着、炎症、硬结、溃疡数量、持续时间、溃疡直径和压迫治疗 10 个评估项目，每项目 0～3 分，总分为 0～30 分，分值越高说明总的评估越差，可以更全面地反映静脉病变情况。②累及静脉节段评分（venous segmental disease score，VSDS）：在反流和阻塞的静脉分别选 8 个和 7 个节段，根据不同节段在反流和阻塞的不同作用分别赋值 0.5～2 分。③静脉功能损害程度评分（venous disability，VDS）：按无症状、有症状但能日常活动无须压迫治疗、在器械支撑或弹力压迫下日常活动、在压迫治疗和（或）抬高肢体后仍不能日常活动分别赋值 0、1、2、3 分。见表 8-2-5。

在上述三项评分标准中，VDS 临床应用相对较少。研究证实与超声检查相比，VCSS 评分的敏感性为 89.3%，特异性为 76.1%，VCSS 评分为 0 的阴性预测值为 97.9%。而且 VCSS、VDS 与 CEAP 临床评分呈线性相关，病情越严重，VCSS 评分总值越高。不同或同一检测者用 VCSS 评分对 CVI 的严重程度评估有较好的一致性。

表 8-2-5　静脉临床严重程度评分

属性		临床严重程度			
		无=0	轻=1	中=2	重=3
疼痛		无	偶发，活动未受限，未使用止痛药	每天，活动中度受限，偶用止痛药	每天活动受限，常规使用止痛药物
静脉曲张		无	几乎无，单支血管曲张	多发，GSV 或 SSV 曲张，仅腓肠肌	广泛的，GSV 或 SSV 曲张，腓肠肌和大腿
静脉水肿		无	夜间，踝部	下午，踝部以上	上午，踝部以上，需活动、抬高
皮肤色素沉着		无或集中，低密度棕褐色	弥漫性，位置局限，陈旧色	弥漫分布，小腿下 1/3，或新的色素沉着（紫色）	范围更广，超出小腿的 1/3，新的色素沉着
严重		无	轻度蜂窝织炎，溃疡边缘	中度蜂窝织炎，小腿下 1/3	严重的蜂窝织炎，超出小腿的 1/3，湿疹
硬结		无	病灶，绕踝部<5 cm	中侧部，小腿的下 1/3	整个小腿超出下 1/3

续表

属性	临床严重程度			
	无＝0	轻＝1	中＝2	重＝3
溃疡数	0	1	2	＞2
溃疡期	无	＜3 mo	＞3 mo，＜1 年	未治愈＞1 年
溃疡规模	无	＜2 cm	2—6 cm	＞6 cm
加压治疗	没有或依从性差	间断的	大部分时间	依从性好，且包括腿部抬高

注：当静脉直径＞4 mm，即考虑静脉曲张。静脉性水肿是指静脉起源的水肿，有静脉疾病病因（在站立时严重水肿，出现静脉曲张，有 DVT 史等）。如水肿每天出现并持续存在即有临床意义。色素沉着必定影响到腿部真皮层，且曲张静脉的色素沉着没有减轻。活动性溃疡的尺寸表明了多发性溃疡患者的溃疡最大尺寸直径。加压治疗时基于可调节模式以适应不同背景的治疗使用。GSV：大隐静脉，SSV：小隐静脉。

四、问题与思考

尽管 VCSS 评分系统对 CEAP 系统中解剖分类的冗长、评估指标的客观性和动态性作了很多改进，但仍然不够全面和客观。考虑到上述分类与评估系统存在的不足，几种方法的综合应用可能反映疾病的全貌。用 CEAP 分类系统在 CVI 患者诊断和分类上的特点，对 CVI 患者的病情进行系统的评估，从而了解疾病的性质、选择治疗方法；用 VCSS 评分各指标相对的客观性和动态性，一方面反映患者的严重程度，更重要的是对治疗前后及不同治疗方法间的疗效进行评估。

为综合应用各评估系统，对患者进行系统的检查非常重要，包括详细的病史询问和体格检查、多普勒超声检查和必要时的静脉造影。通过患者的病史和体征，可以准确地进行 CEAP 分类系统中的 C、E 分级和 VCSS 评分，可初步判断疾病的性质，进而选择适宜的检查方法。下肢多普勒超声检查包括便携式超声和大型的多功能多普勒超声，前者主要用于门诊筛查，后者主要用于对病情精确的检查；通过超声检测，可以精确显示深、浅静脉和交通静脉的异常，确定是静脉反流性或阻塞性，了解反流的部位和程度、瓣膜的存在和缺如及瓣膜的活动，辨别肢体水肿是静脉腔内阻塞或是腔外压迫，同时提供解剖和病理生理两方面的信息。患者存在深静脉阻塞时下肢静脉测压很有意义。当患者需行手术治疗时，应行下肢静脉造影，以了解深静脉的通畅程度、浅静脉的曲张范围和小腿交通静脉反流的情况，更准确地评估病情，为选择合理的手术方式提供依据。

CVI 的病情复杂，临床表现多样，评估方法较多，但是目前尚没有一种评价体系是完善的。因此，应进一步研究新的综合的体系，找到一种能概括地反映患者临床分类、严重程度和对生活质量的影响的诊断体系，以便准确、客观和简便地对

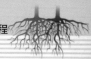

病情进行分类和评估,为选择治疗方案以及确定疗效提供基础,便于临床应用和科研。

第三节　鉴别诊断

多种原因引起的继发性下肢静脉曲张,其治疗策略和方法与原发性下肢静脉曲张不同,需进行仔细鉴别。

1. 原发性下肢深静脉瓣膜功能不全

主要病变为瓣叶的游离缘松弛下垂,丧失单向开放的特性,静脉血液倒流,导致下肢静脉高压,可继发浅静脉曲张。此类患者症状通常较为严重,肢体下垂时肿胀不适感明显,只有平卧时能够缓解。下肢静脉测压试验时,站立活动后压力不能降至正常。超声检查常可发现静脉瓣膜关闭不全和血液逆流。下肢静脉造影可见深静脉失去正常竹节状外形,逆行造影时能够观察到深造影剂逆流的特殊征象,此为与原发性下肢静脉曲张最可靠的鉴别诊断手段。

2. 下肢深静脉血栓形成后遗综合征

在深静脉血栓形成的早期,浅静脉扩张属于代偿性表现,伴有肢体明显肿胀。在深静脉血栓形成的再通过程中,由于瓣膜受到破坏,静脉血液逆流及静脉压升高导致浅静脉曲张,并伴有活动后肢体肿胀(合并淋巴水肿)、静脉性疼痛、皮肤营养障碍性改变,程度较原发性下肢静脉曲张严重。如鉴别诊断仍有困难,应进一步行彩色超声多普勒或下肢静脉造影检查鉴别。

3. 动静脉瘘

动静脉瘘多为先天性或外伤所致。由动-静脉瘘继发的浅静脉曲张,局部曲张显著,有的为怒张;肢体局部可扪及震颤和闻及连续性血管杂音;在先天性动静脉瘘,患肢常比健肢长且增粗,皮温增高、易出汗,静脉血的含氧量增高,远端肢体可有皮温减低等缺血表现,浅静脉压力高,抬高肢体静脉不易排空。静脉造影时可见不规则的末梢迂曲静脉及主干静脉早期显影是本病诊断依据。

4. K-T 综合征

亦称先天性静脉畸形骨肥大综合征,为一种先天性静脉畸形病变,由于胚胎发育过程中坐骨静脉系统残留而形成,具有浅静脉曲张、患肢增长增粗及皮肤呈现大片血管瘤样红斑三个主要体征,体征常局限于下肢的外侧面。本病比较少见,应避免误诊为单纯性浅静脉曲张,而错误地施行不恰当的手术。

5. 下腔静脉病变

下腔静脉阻塞可引起双下肢肿胀及浅静脉曲张(可有下腹壁、臀部、腰背部甚至下胸壁浅静脉曲张),因此在双侧下肢静脉曲张患者必须检查上述部位,以免误诊。如疑下腔静脉阻塞,需进一步行 CT 静脉成像或静脉造影等检查。

参考文献

[1] 张培华,蒋米尔. 临床血管外科学. 第 3 版. 北京:科学出版社,2011.

[2] Goldman MP, Bergan JJ. Sclerotherapy Treatment of Varicose and Telangiectatic Leg Veins. 3rd ed. St Louis:CV Mosby,2001.

[3] 杨博华. 下肢静脉曲张的诊断与治疗. 北京:中国协和医科大学出版社,2013.

[4] Albanese AR, Albanese AM, Albanese EF. Lateral subdermic varicose vein system of the legs: its surgical treatment by the chiseling tube method. Vasc Surg,1969,3(2):81-89.

[5] J. L. Cronenwett, K. W. Johnston. 卢瑟福血管外科学. 7 版. 郭伟,符伟国,陈忠,译. 北京:北京大学医学出版社,2012.

[6] Eberhardt RT, Raffetto JD. Contemporary review in cardiovascular medicine. Chronic venous insufficiency. Circulation,2005,111:2398-2409.

[7] Eklof B, Rutherford RB, Bergan JJ, et al. Revision of the CEAP classification for chronic venous disorders:consensus statement. J Vasc Surg,2004,40(6):1248-1252.

[8] Caggiati A, Bergan JJ, Gloviczki P, et al. Nomenclature of the veins of the lower limbs:an international interdisciplinary consensus statement. J Vasc Surg,2002,36(2):416-422.

[9] O'Donnell TF Jr, Burnand KG, Clemenson G, et al. Doppler examination vs clinical and phlebographic detection of the location of incompetent perforating veins: a prospective study. Arch Surg,1977,112(1):31-35.

[10] Crotty T. The roles of turbulence and vasorum in the aetiology of varicose veins. Med Hypotheses,1991,34(1):41-48.

[11] Rose SS, Ahmed A. Some thoughts on the aetiology of varicose veins. J Cardiovasc Surg (Torino),1986,27(5):534-543.

[12] Ludbrook J. Valvular defect in primary varicose veins:cause or effect? Lancet,1963,2:1289-1292.

[13] Varicose veins:pathology. In:Browse NL, Burnand KG, Thomas ML, eds. Diseases of the Veins. London:Edward Arnold, a division of Hodder & Stoughton,1988:151-165.

[14] Labropoulos N, Giannoukas AD, Delis K, et al. Where does venous reflux start? J Vasc Surg,1997,26(5):736-742.

[15] Psaila JV, Melhuish J. Viscoelastic properties and collagen content of the long saphenous vein in normal and varicose veins. Br J Surg,1989,76(1):37-40.

[16] Reporting standards in venous disease. Reporting standards in venous disease. Prepared by the Subcommittee on Reporting Standards in Venous Disease, Ad Hoc Committee on Reporting Standards, Society for Vascular Surgery/North American Chapter, International Society for Cardiovascular Surgery. J Vasc Surg,1988,8(2):172-181.

[17] 刘芳. 下肢静脉曲张的彩色多普勒超声诊断价值. 吉林医学,2010,31(18):2865.

［18］Gloviczki P，Comerota AJ，Dalsing MC，et al. The care of patients with varicose veins and associated chronic venous diseases：clinical practice guidelines of the Society for Vascular Surgery and the American Venous Forum. J Vasc Surg，2011，53（Suppl 5）：S2－S48.

［19］Mantoni M，Larsen L，Lund JO，et al. Evaluation of chronic venous disease in the lower limbs：comparison of five diagnostic methods. Br J Radiol，2002，75（895）：578－583.

［20］Rabe E，Pannier F. Clinical，aetiological，anatomical and pathological classification （CEAP）：gold standard and limits. Phlebology，2012，27（Suppl 1）：114－118.

［21］Eklof B，Rutherford RB，Bergan JJ，et al. Revision of the CEAP classification for chronic venous disorders：Consensus statement. Journal of Vascular Surgery，2004，40（6）：1248－1252.

［22］Marc A，Passman，Robert B，et al. Validation of Venous Clinical Severity Score（VCSS） with other venous severity assessment tools from the American Venous Forum，National Venous Screening Program. Journal of Vascular Surgery，2011，54（6）：2－9.

［23］霍红军，张杰，闫玉矿，等. 术中逆行造影诊断原发性下肢深静脉瓣膜功能不全. 实用医学杂志，2010，24（6）：1022－1023.

［24］陆信武. 下肢静脉疾病临床定性定量评价标准. 中国血管外科杂志，2010，2（1）：8－13.

［25］Christopoulos D，Nicoliades AN，Szendro G. Venous reflux：quantification and correlation with clinical severity. Br J Surg，1988，75（4）：352－356.

［26］Kakkos SK，Rivera MA，Matsagas MI，et al. Validation of the new venous severity scoring system in varicose vein surgery. J Vasc Surg，2003，38（2）：224－228.

［27］Vasquez MA，Wang J，Mahathanaruk M，et al. The utility of the Venous Clinical Severity Score in 682 limbs treated by radio frequency saphenous vein ablation. J Vasc Surg，2007，45（5）：1008－1014.

［28］汪忠镐，王深明，俞恒锡. 血管淋巴外科学. 北京：人民卫生出版社，2008.

［29］辛绍伟. 新编实用血管外科学. 天津：天津科学技术出版社，2010.

（崔佳森　尹杨军　谭　敏　房福元　李昭辉

丁晓毅　邵明哲　梅家才　丁　锐）

第九章　下肢静脉曲张的压力治疗

第一节　治疗原理与意义

很久以前,加压疗法就用于治疗慢性静脉疾病,最早的记录可追溯至《希波克拉底全集》(公元前 450～350 年)。1896 年 Unna 就采用弹力绷带、固定压迫和弹力袜疗法治疗慢性静脉功能不全。尽管加压治疗是静脉疾病与淋巴管疾病治疗的重要基础,但是对于加压疗法的使用,至今仍缺少明确的一致性意见。加压治疗可用于静脉曲张及其后遗症的治疗,也可作为有创治疗的辅助措施,只要应用正确,的确是一种不可缺少的高效的静脉曲张治疗手段。

一、治疗原理

正常情况下人体静脉对血流的阻力很小,从微静脉到右心房的压力降落仅仅 15 mmHg,血压的变化、血流的压力可调节这一压力。静脉压力差在静息时是调节静脉回流最主要的因素,回心血量多少取决于外周静脉压和中心静脉压之差以及静脉对血流的阻力。

下肢静脉血回流心脏的机制:①心肌收缩,其吸引力是保证静脉血流向心脏方向的重要因素。②呼吸时胸、腹腔负压,两相泵对静脉血回心起重要作用。③行走时腓肠肌泵的活动,小腿肌肉收缩时产生的压力超过 200 mmHg,当肌肉收缩时,深静脉容积被挤压,压力瞬间上升,推动血液回流。通过腓肠肌泵系统,血液逐步从一个瓣膜到另一个瓣膜向心流动,血液通过交通静脉从浅静脉被抽吸至深静脉,这是下肢静脉回流的主要动力因素。

上述动力学是节律性的,要实现持续的静脉回流还有最重要的一点,即静脉瓣的单向开放功能和对抗近侧血柱的重力作用。这就依赖于静脉瓣膜的完整性。当静脉瓣功能不全和静脉不同程度阻塞时,站立位就有逆流的血液充盈浅静脉,即使在小腿肌肉收缩时,小腿静脉压仍然较高,严重影响静脉血流回心脏。

只有存在压力梯度时液体才会流动,这是流体的一个基本物理特性。加压治

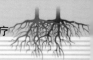

疗也是利用静脉血的流变特性,通过对拟行治疗的肢体的目标区域施加一定的压力,促进静脉血液和淋巴回流,纠正疾病造成的静脉高压,从而减轻四肢水肿,并防止后遗症的发生。

加压治疗的方法包括弹力绷带、医用弹力袜以及间歇充气加压等,这些产品通过与治疗的目标区域相接触而将压力传递给组织,达到治疗目的。弹力绷带或医用长筒袜的治疗区域(如腿部)人体下肢周径是由远向近递增的,故根据物理学基本原理 Laplace 方程,当加压材料的张力一定时,对目标区域所产生的有效压力是由远向近递减的。这就要求所施加压力随由肢体远端向近端方向呈连续的递减趋势,从而促进静脉血的回流,这就是加压治疗的理论基础。

外部加压治疗需要达到以下要求:缓解病理性血液淤滞状态及其程度,遏制包括静息性、运动性在内的病理性静脉高压,并争取降低静脉压;调整组织内的跨壁压力梯度,促进水肿组织中过多的水分重吸收,缓解静脉及淋巴系统的负担,减少长期水肿引发炎症反应;不影响动脉的血流。

第二节　压力治疗的器具

一、加压器具材料及工作原理

机体静止不动时,压力装置自外部产生的持续压力,称为静息压;机体内肌肉舒缩运动时,与外部的压力装置对抗产生的瞬时压力,称为工作压。加压治疗措施是否有效,与工作压与静息压的比例有关,而该比例又与所选用的加压器具采用材料的弹性、延伸性等特性有关。理想的加压治疗措施是达到尽可能高的工作压力,而静息压力又尽可能低。治疗中,休息时维持一个较低的静息压,让患者感到舒适,而在肢体运动时则产生一个能保证治疗的足够的工作压,此时的压力让患者能够耐受,这样才能让患者保持足够的依从性。弹性压力材料能产生较高的静脉压力,但工作压则较低;非弹性材料则可产生一种低水平的静息压和高水平的工作压,也就是说低弹性的刚性材料(如低伸缩性绷带)可达到压力治疗的理想状态,但其穿戴的难度和患者的无法忍受则是应用障碍。

加压措施需借助材料做成的工具才能实现。除用于加压治疗的各种仪器外,按加压器具制备材料是否有弹性分为弹性加压工具和非弹性加压器具;按所制成器具的类型分为加压弹力长筒袜和加压弹力绷带,而后者又进一步分为永久性绷带和需更换绷带。

进行加压治疗时,无论使用弹力绷带还是弹力袜,主要采取两种方法:可以实现高静息压力与低运动压力的弹力系统；可以实现低静息压力与高运动压力的相对刚性非弹性支持系统。上述方法均可采用单层或多层系统。加压也可以通过结合弹性与非弹性材料实现，如一些已有的多层加压系统。由于存在皮肤破损的风险，故不推荐采用单一弹性绷带的方式进行高度加压。较好的加压方式采用多组分、多层系统，从而实现独立于施用层数的更高压力。

二、加压治疗的常用器具

1. 弹力绷带

弹力绷带可分高弹性型（拉伸长度可超过原始长度的 100%，图 9-2-1）、低弹性型（拉伸长度可超过原始长度的 70%～100%，图 9-2-2）和无弹性型（如石膏绷带或尼龙搭扣绷带）。弹力绷带包扎方法可采用螺旋包扎、连续包扎或者八字形包扎法（图 9-2-3），尚无数据显示某种方法较于其他方法更优越。

低弹性型绷带是用以治疗静脉疾病的标准绷带，其物理学特性决定它应该成为静脉压力治疗领域的主要器具。但其也存在如下弊端：①技术上较难掌握：使用时操作较复杂，需要操作者具备一定的经验和技巧，这是弹力绷带最大的缺点。②治疗压力难以维持恒定：弹力绷带缠绕后无法长时间维持恒定的治疗压力，即使由经验丰富的专业人员进行包扎，压力仍然难以保持一致。③患者依从性欠佳：由于操作难度较大，临床上患者实际应用时，必须经过医护人员的专业指导训练才能掌握用法，即便如此也常有部分患者因不能独自操作或更换绷带困难而放弃治疗；此外，患者洗澡等日常活动受到影响，给生活带来不便。

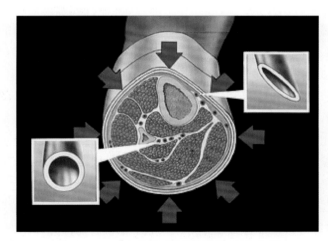

图 9-2-1　高弹性型绷带作用机制示意图
注：对深部静脉的影响很小

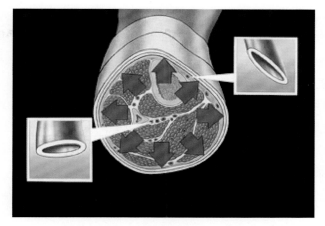

图 9－2－2 低弹性型绷带作用机制示意图

注：有效地作用在表浅及深部静脉

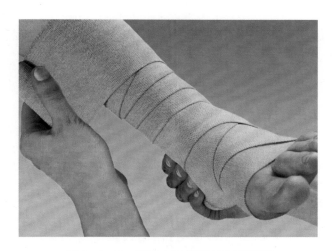

图 9－2－3 振德 ACE 绷带缠绕示意图

弹力绷带适应于如下几种情况：在静脉曲张治疗期间为达到控制水肿、治疗静脉性溃疡、控制淋巴水肿的目的时，推荐采用弹性绷带系统。另外，对于皮肤较为脆弱、无法穿着弹力袜的患者，弹力绷带也是较为实用的选择。在保证治疗效果的前提下，要尽量压缩弹力绷带的使用时间，以便尽快过渡到可使用加压长筒袜治疗的阶段。

2. 医用弹力袜

医用弹力袜可由多种材料制成，包括丝、棉、聚酯、尼龙、天然橡胶、聚丙烯，或弹性材料的联合。压力呈逐级阶梯式递减，最大的压力在脚踝部分，随着肢体的周长增加，压力逐渐减小。弹力袜有连裤袜式、过膝或及膝式，可以进行定做或使用均码弹力袜，重要的是根据患者情况选用适当大小与压力的弹力袜进行治疗。

目前对膝下与大腿长度的弹力袜应用效果比较研究显示,二者治疗效果差别不大,但过膝弹力袜穿着较为困难,而且可能增加额外风险,尤其当未准确测量患肢时,弹力袜可能产生止血带效应,阻滞静脉回流,这些因素将影响患者依从性。有研究显示,穿过膝弹力袜患者的依从性低于穿膝下弹力袜患者。

与弹力绷带不同,弹力袜的压力与穿着人员的人为施力无关。弹力袜设计有不同的压力类型,但是目前世界上缺少统一的标准,且缺乏标准的压力度量方法,使得弹力袜的比较研究困难重重。医用弹力袜可提供不同的压力级别,以适应不同的病情,见表9-2-1。

表9-2-1 不同压力梯度的医用弹力袜适应证

加压程度(mmHg)	适应证
<20	预防深静脉血栓形成(穿着阶梯压力式弹力袜) 轻度水肿 疲劳、腿部疼痛(腿部职业病症状)
21~30	轻度静脉曲张 轻度至中度水肿 长时间飞行(>4 h,深静脉血栓形成的高危患者) 妊娠期间及分娩后静脉曲张
31~40	静脉溃疡(包括治愈的溃疡) 深静脉血栓形成 血栓性浅静脉炎 静脉手术与硬化治疗后 静脉曲张伴严重水肿和(或)皮肤改变 深静脉血栓形成后综合征 轻度淋巴水肿
>40	严重淋巴水肿 严重慢性静脉功能不全

弹力袜主要应用于保持四肢体积、预防静脉性溃疡、水肿与淋巴水肿。因为医用弹力袜的穿戴很方便,无需专门训练,患者也可很快掌握,从而保证了患者对治疗的依从性和可重复性。医用弹力袜原则上仅在日间腿部承受站立位体重时才需穿戴,这意味着应晨起时穿上而夜间入睡前脱下,因此与加压绷带相比较,有不影响体力活动、对皮肤影响小等突出优势。如果患者每天穿着,弹力袜应每3~6个月更换一次。

三、压力治疗器具的使用原则

静脉曲张患者使用弹力袜、弹力绷带或其他有压迫作用的支持物的意义在于控制浅静脉高压,有助于延缓水肿、足靴区皮肤和皮下组织营养性障碍的出现,预防静脉性溃疡形成。对既已形成溃疡者,也是一种有效的处理方法。一般认为弹

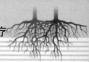

力袜或弹力绷带包扎到膝部即可,压力要求达到 40 mmHg,踝部压力应大于小腿压力。

使用弹力器具时应掌握以下原则:①应于每日晨起床前使用,夜间卧床后拆除;②必须从趾、足跟起到膝下为止,压迫整个小腿和足部浅静脉,压迫的强度以能压瘪浅静脉而又不至于影响动脉供血和深静脉血液回流为标准;③足靴区应保证稳妥和坚实的压迫;④弹力袜或弹力绷带应定时更换,以保证充分的弹力压迫。

整个加压治疗过程至少可分为急性期和持续期,根据不同病程和器具的特点而选择弹力袜或弹力绷带。弹力绷带可使肢体变纤细,适用于淤血期和急性期治疗;医用弹力袜可将已经纤细的肢体保持恒定状态,适用于持续期和慢性期治疗。当肢体处于水肿期,穿着加压长筒袜会使患者产生不适感甚至疼痛,故此时不适应用弹力袜,并且也无助于水肿的消退。

目前缺乏大样本、多中心的应用弹力绷带或弹力袜的患者依从性相关研究,但据笔者在临床工作中的观察现实,依从性差的患者可能高达 80%,这对于下肢静脉性溃疡的治愈率与复发率有着负面影响。患者可因多种原因终止或放弃压力治疗,包括卫生宣教不到位,疼痛、穿着困难等某些身体因素,美观因素,治疗成本高,以及临床医生选择的治疗方法不当等。

四、适应证与禁忌证

1. 适应证

静脉疾病继发的腿部疲劳;下肢水肿;静脉曲张;静脉功能不全引起的皮肤改变(静脉性湿疹、色素沉着、脂质硬皮症、白色萎缩);预防深静脉血栓形成;治疗深静脉血栓形成或血栓性浅静脉炎;治疗活动性或已愈合的下肢静脉性溃疡;淋巴水肿;预防长途飞行(航行时间>4 h)引起的深静脉血栓或水肿。

2. 禁忌证

下肢深静脉血栓形成(未放置下腔静脉滤器);急性炎症性皮肤病或脓肿;并存心力衰竭、肺水肿;有恶性肿瘤病史者;急性丹毒。

第三节　间歇式充气加压治疗系统

一、治疗原理

充气加压设备的原理是利用气密室(单腔或者多腔)气囊可以依次充气与放气,对肢体施加压力。位于远端的腔室先充气加压,进而向近端连续进行,如此可对整个肢体产生挤压并促进静脉血向近端回流的作用。这些气密室产生的梯度压力由 100%→80%→60%，模拟人体所需的肢体远端至心脏的压力差异，增加静脉血流速度、有助于增加静脉回流、减少水肿，甚至可以增加动脉受阻肢体的动脉血流。

二、参数设置

间歇式充气加压治疗设备的参数可进行调节，包括最高的外压、压力时间与循环时间。治疗时，要求患者放松状态，为增强治疗效果，应略抬高患肢，加压间歇时间一般设定 10~15 s，治疗时间 20~30 min，每日 1~2 次，15~20 天为一个疗程，每疗程中间休息 1 周左右。如病情需要，可实施第二个疗程。根据患者承受程度设定压力，初始时压力设置较低，先从 60 mmHg 开始，适应后逐渐增加到有效压力。理论上应根据不同的适应证选择特定的压力工作程序，只是现有文献在这一问题上意见并未统一，但绷带的充气压力不应超过 100 mmHg 则是较为一致的结论。对于静脉性水肿，认为压力设定在 30~40 mmHg 可能最佳。

可根据每个患者的疾病类型、分级和局部表现对间歇式充气加压治疗进行量化。针对不同的疾病及病情，间歇式充气加压可以发挥抗血栓形成和促进微循环、清除血液中代谢废物、改善氧和物质交换等功能。但本治疗方法也有一定缺点，如价格昂贵不易普及、体积笨重而移动性差、工作时噪音大、需要外接电源等。较新的设备更加便携，待机时间也充分延长。

三、适应证与禁忌证

1. 适应证

原发性和继发性淋巴水肿；慢性静脉功能不全；创伤后水肿；下肢深静脉血栓形成后遗症（或合并慢性溃疡）；下肢静脉手术后恢复期；各类大手术后、长期卧床、昏迷、截瘫等高危患者预防深静脉血栓形成；内分泌紊乱、甲状腺功能减低症等引起肢体肿胀；乳腺癌根治术后、放疗等导致上肢淋巴回流障碍或上肢深静脉血栓形成恢复期肢体肿胀等。

2. 禁忌证

急性炎症性皮肤病或脓肿、心力衰竭、肺水肿、恶性肿瘤、失代偿性心力衰竭、扩展性血栓性静脉炎、下肢深静脉血栓形成、丹毒、未经纠正的重度高血压、急性下肢软组织损伤、神经病变和淋巴引流通路阻塞。

四、治疗前评估

应对间歇式充气加压治疗的适应证和禁忌证进行严格把控。副作用其实极其罕见，主要有腓骨损害、压力性坏死和室间隔综合征，均只见于个别病例。因此，充分的治疗前患者评估，对保证安全至关重要。

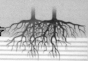

所有开始加压疗法前患者应进行全面血管检查，以排除严重的外周动脉性疾病。若患者足背动脉搏动减弱或消失，应计算该侧的踝肱指数，即计算肱动脉收缩压与足背动脉或胫后动脉的收缩压（取二者中较大值作为踝部血压）的比值。

如果患者患有动脉硬化性疾病或者糖尿病，需要进行足趾血压指数（光学体积描记法）的测量。测量原理是使用由发光二极管与光传感器组成的光电设备探测皮肤血流的改变。测量时利用脚趾袖带充气后放气，当放气使袖带压力达到足趾收缩压时，可以检测到波形。用肱动脉压力除以得到的足趾动脉压力，即可得到趾肱指数。正常情况下，趾肱指数应大于 0.7。

一般认为当患者的踝肱指数大于 0.8 的时候，采用加压疗法是安全的。但当踝肱指数在 0.5～0.8 之间时，建议降低压力进行治疗，同时推荐患者前往血管专科门诊进行评估。当踝肱指数小于 0.5 的时候，应避免使用加压疗法，仅在血管科专家会诊后可考虑采用间歇加压疗法。

事实证明，间歇式充气加压治疗在慢性静脉功能不全、下肢深静脉血栓形成后综合征、下肢静脉性溃疡上可取得令人满意的疗效，可明显改善症状。

第四节　压力治疗在静脉疾病的临床应用

一、下肢静脉曲张术后

下肢静脉曲张应用弹力袜防治已经广为人知，本节不做过多赘述。但静脉曲张手术后也应常规穿戴弹力袜，其具有以下作用：①促进术后功能恢复和创口愈合，防止静脉曲张复发；②控制术后瘀血，减轻术后疼痛和皮下血肿；③消除术后患肢水肿；④消除先前由静脉曲张、下肢静脉血液回流障碍引起的肿胀、酸痛等症状，使色素沉着、硬化的皮肤逐渐好转，促进皮肤溃疡愈合。

大隐静脉曲张术后出现的疼痛、皮下血肿、下肢肿胀甚至深静脉血栓形成等并发症是影响手术效果的重要因素。在一项大样本的大隐静脉曲张患者术后随机对照临床试验中发现，术后穿着弹力袜组下肢肿胀较对照组明显减轻，其他并发症发生率也相应减少。目前对大隐静脉曲张术后弹力袜穿着时间尚无定论，但多数学者认为术后连续穿戴 6 个月比较合理。

二、静脉性溃疡

腿部静脉性溃疡的压力治疗多选择弹力绷带，有研究显示，与未进行压力治疗的患者比较，弹力绷带治疗可以提高溃疡愈合率。文献也指出，与单组分系统相比，采用多组分系统效果更佳；与非弹性组分相比，采用弹性绷带对于治疗更加有效。对于静脉性溃疡推荐的踝部加压水平为 30～40 mmHg。对于复发性静脉溃疡,压力水平的设定颇为重要,尽管缺少压力治疗对预防复发性静脉溃疡的相关临床试验,但有间接证据表明,接受高强度的加压治疗,较接受中等强度的加压治疗来说,患者更少出现新发溃疡。因此建议应当为患者开具可以使用的最强压力水平的加压治疗。总之,静脉性溃疡的压力治疗比较复杂,具体流程见表 9-4-1。

表 9-4-1　下肢静脉性溃疡的压力治疗要求

		评估	诊断		治疗推荐
疑似腿部静脉性溃疡的患者	非侵入性诊断 - ABPI - 确诊静脉性疾病 - 排除其他疾病的相关检查		静脉性溃疡	加压治疗 - 多组分加压(弹性或非弹性) - IPC 外科手术	可移动的患者 一线治疗: - 多组分加压(弹性或非弹性) 二线治疗: - 弹力袜
			动脉性溃疡	血管专科医师就诊	制动或无法活动的患者 一线治疗: - 多组分加压(弹性) 二线治疗: - 多组分加压(弹性)＋IPC
			混合性动脉与静脉性溃疡(ABPI 0.5～0.8)	加压疗法(15～25 mmHg) 血管专科医师就诊	
			混合性动脉与静脉性溃疡(ABPI<0.5)	血管专科医师就诊 不使用加压治疗	
			其他	针对疾病的治疗	

三、深静脉血栓后综合征

大约 1/3～1/2 的下肢深静脉血栓形成患者会在 2 年内发展成为深静脉血栓后综合征,轻者出现淤血性色素沉着、静脉曲张、轻度疼痛与肿胀,重者则可出现顽固性水肿、慢性疼痛与下肢静脉性溃疡。一项荟萃分析建议,所有患有深静脉血栓形成者应穿着及膝阶梯压力式弹力袜,以减少血栓后综合征的发生。弹力袜踝部压力至少应达 30～40 mmHg,穿着时间至少 2 年,已发生血栓后遗症者则应穿着更长时间。对于存在严重水肿患者,建议采用间歇式充气加压治疗。

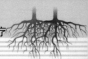

四、预防深静脉血栓形成

目前预防深静脉血栓形成(DVT)的方法主要包括药物和机械性压迫两种,后者主要包括使用弹力袜和间歇式充气加压设备。有许多研究表明,穿着弹力袜有助于预防腹部、胸部、血管、大型普外科或妇产科手术、神经外科手术或全髋关节置换术后的DVT。也有文献支持在上述手术后使用间歇式充气加压治疗,以预防DVT。采用阶梯压力式弹力袜(踝部压力16~20 mmHg)治疗时,应当充分对患者进行测量并且穿戴尽量长的时间,直至患者能够完全移动。

一般认为,弹力袜预防DVT的作用是多方面的,以外界弹性压迫缩小下肢深静脉管径为主要因素。文献报道指出,下肢受外界弹性压迫后,肢体的横截面积缩小并增加静脉中的血流速度;下肢承受15 mmHg压力时,其静脉的横截面积可减少约20%,浅静脉和深静脉系统的血流速度显著增加,使静脉血液不致滞留,又能减轻或防止静脉壁扩张,从而使一些导致血栓形成的因子在血液内水平减低,与内膜接触的时间显著减少,并且还有利于静脉瓣窝中血液排空。

已有研究显示,个体化定制的弹力袜效果并不优于非定制品,因此,不必按照患者患肢的尺寸定制,但必须依据患肢直径选择合适的型号。此外,一些研究发现,长筒弹力袜预防DVT的效果也不优于短筒弹力袜,而且价格较贵,并容易造成患肢不适感。

总之,加压疗法是预防静脉与淋巴系统功能障碍的主流治疗方法,治疗方法的选择取决于患者因素与功能障碍的程度。后续应当进一步对加压程度进行标准化分类,以指导临床医师的具体使用,提高压力治疗的效果。

参考文献

[1] Pascarella L, Shortell C K. Medical management of venous ulcers. Semin Vasc Surg, 2015, 28(1):21-8.

[2] Elwell R. Compression bandaging for chronic oedema: applying science to reality. Br J Community Nurs, 2015, 20(5 Suppl):S4-S7.

[3] Al Shammeri O, AlHamdan N, Al-Hothaly B, et al. Chronic Venous Insufficiency: prevalence and effect of compression stockings. Int J Health Sci (Qassim), 2014, 8(3): 231-236

[4] Eberhardt RT, Raffetto JD. Chronic venous insufficiency. Circulation, 2014, 130(4): 333-346.

[5] Gkogkolou P, Meyer V, Goerge T. Chronic venous insufficiency: Update on pathophysiology, diagnosis and treatment. Hautarzt, 2015, 66(5):375-385.

［6］Aziz Z，Tang WL，Chong NJ，et al. A systematic review of the efficacy and tolerability of hydroxyethylrutosides for improvement of the signs and symptoms of chronic venous insufficiency. J Clin Pharm Ther，2015，40(2):177－185.

［7］Al Shammeri O，AlHamdan N，Al-Hothaly B，et al. Chronic Venous Insufficiency: prevalence and effect of compression stockings. Int J Health Sci(Qassim)，2014，8(3):231－236.

［8］Partsch H. Compression therapy. Int Angiol,2010,29(5):391.

（李春民　姜双鹏　张望德　孙芳国　王　浩　方　力）

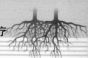

第十章 下肢静脉曲张的药物治疗

　　不同程度的下肢静脉曲张患者大多需要药物治疗来缓解临床症状与体征。目前研究表明,下肢静脉曲张造成了下肢静脉血流异常,从而导致静脉压升高,静脉压升高后导致了静脉系统出现炎症级链反应,同时,白细胞聚集以及白细胞与血管内皮的相互作用导致了皮肤病变及下肢溃疡,因此目前临床上使用的药物大多是针对以上发病机制发挥作用。其作用机制主要在于增加血管张力、改变毛细血管阻力、改善淋巴回流、纠正血流动力学异常、抑制炎症反应,从而改善因下肢静脉曲张导致的各种症状。

　　治疗下肢静脉曲张的药物多种多样,近年药物治疗的重要性逐渐受到重视,药物联合加压治疗和(或)手术的综合治疗方式已成为新的趋势。综合治疗方案在遏制和缓解下肢静脉曲张及其他慢性下肢静脉疾病的病理生理变化方面作用显著,同时对进一步巩固手术疗效亦发挥着重要作用。目前临床上较常用的有静脉活性药物(venoactive drugs,VADs)、前列腺素 E1(prostaglandin E1,PGE1)、己酮可可碱、舒洛地特、活血化瘀中成药、非甾体抗炎药物等几类。不同药物,作用机制不尽相同,对于不同阶段下肢静脉曲张患者效果亦不同。

第一节　静脉活性药物

一、药理机制

　　VADs 系一类药物,其共同作用机制是增加静脉张力,降低血管通透性,提高肌泵功能,从而促进静脉和淋巴回流。我国目前常用的 VADs 包括黄酮类、七叶皂苷类,香豆素类等。

二、适应证

　　VADs 广泛适用于下肢静脉曲张各个阶段的患者,也可与硬化剂治疗、手术和(或)加压治疗联合使用。VADs 主要用于改善患者症状,如能坚持使用至少

3～6个月，大多可明显改善患者的下肢沉重、酸胀不适、疼痛和水肿等临床表现，坚持长期治疗可以提高疗效并巩固效果。

三、常用药物的用法

1. 黄酮类

黄酮类化合物的主要成分为地奥司明，其中一类是微粒化纯化黄酮类，代表药物为地奥斯明片（葛泰），其为复方制剂，每片含纯化微粒化的黄酮类化合物 500 mg，其中地奥司明 450 mg，以橙皮苷形式表示的黄酮类成分 50 mg，其小肠吸收率是非微粒化黄酮类药物的 2 倍。它采用独特的微粒化技术，将直径为 20 μm 的药物颗粒转为直径为 2 μm 的微粒，使得药物与小肠黏膜的接触面积增加 20 倍，吸收能力比未微粒化的地奥司明大大增加，从而增强临床疗效。

其作用机制是多方面的：①对于静脉系统，通过延长去甲肾上腺素作用于静脉壁引起收缩的时间，从而增强静脉张力；②对微循环系统，可明显降低白细胞-血管内皮细胞的黏附、移行、崩解释放炎性物质，从而降低毛细血管的通透性及增强其抵抗力，还具有降低血液黏滞度及增强红细胞流速的功能，从而减轻微循环淤滞；③对于淋巴系统，增加淋巴引流速度以及淋巴管收缩作用，从而加快组织间液的回流，改善淋巴回流，减轻水肿。由此可见，长期应用微粒化纯化黄酮类药物可延缓疾病进程。

用法用量：常用剂量为每日 2 片；将每日剂量平均分为两次于午餐和晚餐时服用。

2. 七叶皂苷类

七叶皂苷类药物目前在国内外应用广泛，其对下肢静脉曲张及慢性静脉疾病疗效确切。代表药物为威利坦、迈之灵。其主要成分是七叶皂苷类，迈之灵含有欧洲马栗树籽提取物 150 mg，按无水七叶皂苷素计算，相当于 30 mg 三萜糖苷。而威利坦含马栗树籽提取物 400 mg。

七叶皂苷类药物作用机制为：①促进内源性糖皮质激素的释放，稳定细胞膜，抑制溶酶体的活性，阻碍蛋白代谢，降低毛细血管渗透性，从而对抗渗出，减轻静脉性充血，增加静脉血液回流速度，减轻肢体水肿、组织肿胀；②拮抗 ATP 含量的减少及磷脂酶 A2 的增加，后者可导致炎性介质前体的释放，因此可减少嗜中粒细胞的黏附与激活，以及释放相关的炎性介质，从而起到抗炎作用；③通过增加血管内皮细胞内 PGF2α 的含量，收缩小血管，改善静脉瓣膜功能；④抑制透明质酸酶和溶酶体酶，保护和修复毛细血管壁和静脉中层的弹力纤维，增加静脉壁的弹性和张力，使毛细血管的强度和弹性得到恢复，起到预防和治疗静脉性水肿的作用；⑤通过作用于血管内皮细胞感受器，使静脉收缩，增加静脉回流量和流速，改善微循环，减少静脉容积，降低静脉压，从而减轻静脉淤滞症状，改善和消除静脉

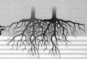

曲张缺血缺氧所致的下肢水肿、疼痛、瘙痒、疲劳负重感等。

用法用量：欧洲马栗树籽提取物迈之灵和威利坦，成人每日早、晚各 1 次，每次 1~2 片，餐后口服。病情较重或治疗初期，每次 2 片，或遵医嘱。20 天为一个疗程，适合长期口服。

3. 香豆素类

香豆素来源于草木樨植物提取物，香豆素类的代表药物是消脱止-M，通过降低毛细血管通透性，促进血液循环及增加血液流量，促进淋巴回流，有效减轻水肿。草木樨流浸液片为黄花草木樨的流浸液提取物，主要含有香豆素类、酚酸类、黄酮类和三萜皂苷类以及脂肪油类等多种化合物。

近年来，国内外对草木樨提取物的药理作用进行了深入研究，其作用机制为：①有效抑制炎症介质合成和释放，缓解炎症反应程度，有明显消炎、镇痛作用；②通过降低创伤、骨折、劳损、组织缺氧、手术等各种原因造成的血管壁通透性增高，增强毛细血管强度，抑制血清蛋白丧失，维持正常胶体渗透压，减少渗出，从而起到抗水肿作用；③通过抑制肾小管钠和氯的重吸收，起到利尿作用；④能增强血管强度和弹性，改善动脉、静脉血流量，促进血液循环及增加血液流量，从而预防和治疗静脉曲张、静脉炎等静脉功能不全；⑤扩张淋巴管，增加淋巴液流量，促进淋巴循环，减轻淋巴循环障碍引起的组织水肿；⑥通过激活网状内皮系统和改善末梢循环的作用，增加新生肉芽细胞的生成，促进创面修复；⑦还具有免疫调节功能及抗氧化、清除自由基作用。

用法用量：餐前口服，每次 2~4 片，每日 3 次。该药药品说明书及相关指南未具体说明使用疗程，临床上医师一般建议口服 2~4 周为一个疗程，可使用 3~6 个月。

四、不良反应

VADs 在临床应用过程中有部分药物不良反应的报道。黄酮类较常见的不良反应为胃肠道反应，如腹泻、消化不良、恶心、呕吐等，未见有严重不良反应报道。七叶皂苷类药物在个别情况下会出现轻微胃肠道反应或皮肤瘙痒，此时并不需要停止治疗，建议患者餐中服药大多能减轻不良反应。草木樨流浸液片使用说明书注明至今未发现明显不良反应，但有文献报道既往有胃炎、胃溃疡等胃肠疾病的患者，餐前服用该药后出现轻度胃部不适，改为餐后服用可使症状缓解，并未影响治疗。

第二节 前列腺素 E1

一、药理机制

PGE1 是广泛存在于人体内的生物活性物质,可以减弱白细胞激活作用、降低皮肤病变的炎症反应、抑制小血管扩张、限制血小板聚集,因此可以用于治疗淤滞性皮炎、脂性硬皮病以及静脉性溃疡,同时能够改善肢体肿胀。

PGE1 在静脉疾病中的作用机制为:①通过增加血管平滑肌细胞内的 CAM 含量,发挥扩血管作用,降低外周阻力;②抑制血小板凝集,降低血小板的高反应和血栓素 A_2(TXA_2)水平,可抑制血小板活化,促进血栓周围已活化的血小板逆转,改善红细胞的变形能力;③激活脂蛋白酶及促进甘油三酯水解,降低血脂和血黏度;④刺激血管内皮细胞产生组织型纤溶性物质(t-PA),具有一定的直接溶栓作用;⑤通过抑制血管平滑肌细胞的游离 Ca^{2+},抑制血管交感神经末梢释放去甲肾上腺素,使血管平滑肌舒张,改善微循环。

二、适应证及用法

1. 适应证

目前临床应用较为广泛的 PGE1 为前列地尔注射液,国内临床上大多用于治疗慢性动脉闭塞症(血栓闭塞性脉管炎、闭塞性动脉硬化症等)引起的四肢溃疡及微小血管循环障碍引起的四肢静息疼痛。尽管前列地尔注射液说明书中未标明其在静脉疾病方面的作用,但在最新的《卢瑟福血管外科学(第 7 版)》以及《慢性下肢静脉疾病诊断与治疗中国专家共识(2014 版)》中均提及前列腺素 E1 对于静脉性溃疡的治疗作用,故该药可以作为缓解轻中度下肢静脉功能不全患者症状的药物,同时对于静脉性溃疡有一定治疗作用。

2. 用法与用量

前列地尔 5～10 μg+0.9%氯化钠或 5%葡萄糖注射液 10 ml 缓慢静脉注射,或直接入滴壶缓慢静脉滴注,成人每日 1 次。

三、不良反应

前列地尔通常药物不良反应较少,有时出现发红、瘙痒、胃肠道不适及头晕、头痛,偶见肝功能异常、加重心衰、肺水肿及休克。使用中应注意本药的禁忌证为严重心功能不全、妊娠或可能妊娠的妇女。

(蒋　鹏)

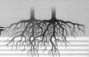

第三节 己酮可可碱

一、药理机制

己酮可可碱在静脉曲张治疗中的作用机制为：①己酮可可碱代谢产物具有降低血液黏稠度和改善脑及四肢的血液微循环作用；②可增加组织携氧能力，改善红细胞变形能力，还可抑制中性粒细胞黏附与激活，改善血小板黏附及血小板聚集性，使外周缺血组织的血流量增加，改善组织血供；③本药还是一种细胞因子拮抗剂，可抑制肿瘤坏死因子 α 的产生，能增加细胞内环磷酸腺苷，改善组织细胞功能和血流动力学，具有抗纤维化作用，能提高纤溶活性。

己酮可可碱（pentoxifylfine）的上述药理效应提示该药物可以在治疗静脉溃疡中发挥作用。已有己酮可可碱联合加压治疗与加压治疗联合安慰剂比较的 meta 分析显示，己酮可可碱联合加压治疗对于溃疡完全愈合更有效（RR 为 13，95％置信区间为 1.10～1.54）。Weitgasser 进行的一个双盲和安慰剂对照的己酮可可碱治疗静脉溃疡的研究显示，30 例接受己酮可可碱治疗的患者中 26 例改善，29 例接受安慰剂治疗者 13 例改善，两组比较有显著性差异（$P < 0.05$）。Herger 亦研究了己酮可可碱对血管性溃疡的治疗作用，73 例溃疡患者中有 42 例是静脉性溃疡，给予己酮可可碱 400 mg 每日 3 次口服，持续治疗 8 周后，73 例中有 62 例溃疡愈合，愈合率为 84.9％。

二、适应证

适应于慢性静脉功能不全所致的静脉性溃疡、淤积性皮炎，伴有间歇性跛行的慢性闭塞性脉管炎的对症治疗；临床上亦用于缺血性卒中后脑循环改善，以及防治血管性痴呆。

三、用法用量

口服给药：每次 0.2～0.4 g，每日 2～3 次；控释片 400 mg 每日 1 次，疗程为 2～12 周。静脉给药：每次 100 mg 缓慢静脉注射；或 100～400 mg＋5％葡萄糖溶液 250～500 ml 中每日 1 次缓慢静脉滴注（持续 90～180 min），疗程 1～2 周。

四、药物不良反应

己酮可可碱常见的不良反应有恶心、头晕、头痛、厌食、腹胀、呕吐等，其发生率均在 5％以上，最多达 30％左右。

较少见的不良反应有：①心血管系统：血压降低，呼吸不规则，水肿。②神经系统：焦虑、抑郁、抽搐。③消化系统：厌食、便秘、口干、口渴。④皮肤：血管性水肿、皮疹、指甲发亮。⑤其他：视力模糊、结膜炎、中央盲点扩大；味觉减退、唾液增多；白细胞减少，肌肉酸痛，甲状腺肿大和体重改变等。偶见心绞痛、心律不齐；黄疸、肝炎、肝功能异常；纤维蛋白原降低，再生障碍性贫血和白血病等。

第四节　舒洛地特

一、药理机制

舒洛地特（sulodexide）化学名为葡萄糖醛酸基葡糖胺聚糖硫酸盐，由80％硫酸艾杜黏多糖和20％硫酸皮肤素组成。糖胺聚糖是血管壁的正常组分，由内皮细胞合成后释放到细胞腔面和膜面，维持血管壁的生物相容性，阻止血栓形成。

舒洛地特对动脉和静脉均有较强抗血栓形成作用，其抗血栓效果主要是与剂量依赖性地抑制一些凝血因子，特别是抑制活化的第 X 因子有关。因为其对凝血酶的干扰很小，因此基本上避免了一般抗凝药物所导致的不良后果。此外，舒洛地特的抗血栓作用还通过抗血小板聚集、激活循环的和血管壁的纤溶系统而发挥作用。该药还可以通过降低纤维蛋白原的水平，使有血栓形成高危因素的血管病变患者的血黏度恢复正常。舒洛地特还可激活脂蛋白脂肪酶，从而使患者的脂质水平恢复正常。

二、适应证

舒洛地特用于静脉疾病的适应证主要包括：顽固持久的、大型腿部静脉溃疡；伴慢性静脉疾病相关的疼痛及水肿；深静脉血栓形成后综合征。

舒洛地特被 ACCP、AVF、SVS、国际静脉联盟等列入静脉血栓栓塞性疾病的抗血栓治疗和慢性静脉血管病、下肢静脉溃疡的治疗临床实践指南，建议局部护理和压力治疗的基础上，使用舒洛地特（针剂序贯胶囊）治疗，推荐/证据等级为高至中等。

回顾分析 4 项共计 488 例患者的临床随机对照试验，观察周期为 2～3 个月，结果证实舒洛地特联合压力治疗对下肢静脉曲张的治愈率高于单纯压力治疗组，两组总有效率比较，单纯压力治疗组为 32％，舒洛地特联合压力治疗组可达到 54％（RRR 41％；95％ CI 27％～52％；$P<0.001$）。

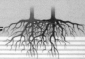

三、用法用量

口服舒洛地特胶囊 250 U，每日 2 次（距用餐时间要长）。通常起始治疗先用舒洛地注射剂，600 U 肌内注射或静脉注射，15～20 天为 1 个疗程；继之改为口服制剂，45～60 天为 1 个疗程，每年应至少使用 2 个疗程。

四、药物不良反应

舒洛地特相对安全，极少发生药物不良反应。偶见恶心、呕吐和上腹痛等校花的症状，注射部位疼痛、烧灼感以及血肿；罕见的不良反应有注射位点或其他位点皮肤过敏。一般可自行缓解，无需特殊处理，症状严重者可酌情对症处理。

第五节　活血化瘀中成药

近年来，活血化瘀和软坚散结中成药在下肢静脉曲张的治疗中也获得了较好的评价，能显著促进静脉曲张溃疡创面的愈合，减轻局部水肿和改善肢体肿胀及下肢沉重感、皮肤色素沉着。

一、药理机制

中医运用活血化瘀药物从整体出发，同时结合辨病、辨证、内外合治、标本兼顾，配合生肌、温阳、祛腐、解毒等中药，临床上取得了良好的效果。通过动物及体外细胞培养的实验研究表明，活血化瘀中药及有效成分可通过改善微循环障碍、抑制组织异常增生、抑制炎症、调节多种生长因子水平、促进调节胶原蛋白表达等作用而达到促进创面愈合的目的。同时具有明显的抗炎作用，使创面毛细血管通透性增高，炎细胞大量渗出、浸润，并能及时清除坏死物质，促进创面成纤维细胞合成和分泌细胞外基质及各种生长因子，加快创面血管化进程，利于创面周缘皮肤干细胞增殖、迁移、分化，进而促进创面修复。

二、辨证施治

辨证施治是合理应用中成药的基础。清热利湿、活血化瘀法适用于湿热瘀证，主要表现为除有血瘀证象外，见患部肤红灼热、水肿或疮面湿烂，舌红，苔黄腻，脉滑数等，常见于 DVT 急性期、急性丹毒、血栓性浅静脉炎等疾病。健脾利湿、活血化瘀适用于脾虚湿瘀证，主要表现为下肢水肿、全身倦怠、脘腹胀满、大便溏稀、舌苔白腻及脉濡缓等，常见于下肢静脉瓣膜功能不全、静脉血栓形成恢复期。温肾利湿、活血化瘀适用于肾虚湿瘀证，主要表现为患肢水肿、肤冷、全身畏寒、舌淡、苔白润或白腻、脉沉弱等,常见于糖尿病血管病变的中、晚期,血栓闭塞性脉管炎后期以及下肢静脉性疾病后期。

三、常用药物及临床应用

1. 活血通脉胶囊

活血通脉胶囊(国药准字 Z41020059,Z10880004,Z20100032,Z20100036)主要成分为水蛭。现代研究认为水蛭素是凝血酶的特效抑制剂,不仅能阻止纤维蛋白原凝固,也能抑制凝血酶同血小板的结合,并使凝血酶与血小板解离。功能主治:破血逐瘀、活血散瘀,通脉止痛,可用于血瘀、肿块、胸闷、心绞痛、跌打损伤及高脂血症。用法用量:口服 1 日 3 次,每次 2～4 粒。不良反应及注意事项:妊娠期慎服;对本品成分过敏者禁用;用药期间忌食辛辣、生冷、油腻食物。

2. 脉管复康片

脉管复康片(国药准字 Z12020023,Z14021719)主要成分:丹参、鸡血藤、郁金、乳香、没药。现代研究认为本品具有体外抑制大鼠血栓形成和抗血小板聚集作用,降低全血黏度和红细胞电泳时间,增加大鼠后肢血流量,并具有一定的镇痛作用;同时可改善皮肤血液循环,减轻炎症反应。功能:活血化瘀、通经活络,主治脉管不通引起的脉管炎、硬皮病、动脉硬化性下肢血管闭塞、下肢静脉曲张并发的皮肤病变。能抑制静脉曲张病情进展,并逐步改善症状,治疗下肢静脉曲张引起的下肢淤积性皮炎、脂质硬化症、血栓性浅静脉炎,促进下肢溃疡愈合。可改善下肢静脉曲张引起的酸楚、沉重、易疲劳症状,消除肢体水肿、色素沉着,修复血管和促进血液循环。李俊海用脉管复康片治疗下肢静脉功能不全并下肢皮肤水肿、皮炎、脂质硬化、溃疡形成、血栓性浅静脉炎 36 例,有效率 94%;邓显用脉管复康片加弹力袜治疗下肢静脉性溃疡 30 例,其下肢静脉溃疡愈合时间、创面愈合率均优于同弹力袜加安慰剂治疗组。用法用量:口服,每日 3 次,每次 6 片。不良反应及注意事项:经期减量,妊娠期及肺结核患者遵医嘱服;对本药任一成分过敏者禁用。

3. 通塞脉片

通塞脉片(国药准字 Z32020535)为复方制剂,主要成分为黄芪、当归、党参、玄参、金银花、石斛、牛膝、甘草。功能:活血通络、益气养阴。主要用于轻、中度血栓性静脉炎的治疗。用法用量:口服,每次 5～6 片,一日 3 次。不良反应及注意事项:糖尿病患者用药时应注意检测血糖,脂肪肝患者用药时注意检测肝功能,血栓闭塞性脉管炎属阴寒证者慎用;对该药任一成分过敏者禁用。

4. 湿润烧伤膏

湿润烧伤膏(国药准字 Z20000004)主要成分为黄连、黄柏、黄芩、地龙、罂粟壳、蜂蜡等。湿润烧伤膏有活血化瘀、清热解毒、去腐生肌、抗感染的功效。其中

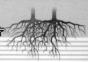

主要化学成分黄芩苷、小檗碱、蜂蜡及植物油等对末梢血管及肌肉具有一定的保护作用,可明显促进皮肤毛细血管的血液循环,增强机体抵抗力,有抗炎、抗变态反应、抑菌及抗病毒等作用。湿润烧伤膏破坏细菌生长繁殖的环境,隔断细菌食物和水分的供给,让创面坏死的组织尽快液化排出,发挥屏障作用。本品外用对豚鼠局部皮肤烫伤组织的治疗作用试验显示,具有促进创面愈合的作用。对20%醋酸灼伤大鼠肛门致溃疡的治疗试验,有促进溃疡愈合作用。对小鼠耳廓炎症和大鼠琼脂足肿有抗炎作用,对小鼠热辐射致痛和家兔 KCl 电极刺痛均有止痛作用。功能:主要用于下肢静脉曲张溃疡创面的治疗。用法:将湿润烧伤膏摊涂在无菌纱布上,制成湿润烧伤膏纱布条后外敷于溃疡创面,外用纱布或弹力绷带包扎,每日换药 1 次。注意暴露创面用药;换药时,用纱布拭净创面上药膜及创面分泌物;孕妇慎用;对芝麻过敏者禁用。

第六节　非甾体抗炎药物

一、药理机制

非甾体抗炎药物有良好的抗炎消肿和止痛作用,其可能药理机制为:①抗血小板作用:通过抑制血小板的前列腺素环氧化酶的乙酰化,抑制血栓烷 A_2 的生成(血栓烷 A_2 促进血小板聚集的作用),从而达到抗血栓作用。②解热镇痛作用:解热作用可能通过抑制前列腺素在下视丘的合成,使外周血管扩张,表皮血流量增加,出汗增加,使散热增加而达到解热作用;通过使前列腺素及其他能使痛觉对机械性或化学性刺激减少有关。③抗炎作用:可能与抑制炎性物质如组胺、缓激肽等的释放有关。但目前学术界对阿司匹林在血栓性静脉炎中抗血栓和抗血小板聚集治疗作用的价值仍有争议。

二、适应证与用法

主要用于大隐静脉曲张并血栓性静脉炎的对症治疗。用法用量:抗血小板使用阿司匹林 75～150 mg/d,建议 100 mg/d,口服;镇痛作用建议使用布洛芬胶囊 0.3 g,1 日 3 次,口服。不良反应可有:出血、恶心、呕吐、过敏反应、肝肾功能损害。应用注意事项:胃溃疡及消化道出血者禁用;慢性胃炎患者慎用;注意与其他非甾体抗炎药物的交叉过敏反应;严重肝病及肾脏损伤、妊娠期及哺乳期妇女慎用。此外,糖皮质激素、胰岛素及口服降糖药物可促进阿司匹林代谢,注意适当增加药物剂量。

实用静脉曲张治疗学

参考文献

[1] Bergan J J, Schmid-Sch nbein G W, Smith P D, et al. Chronic venous disease. N Engl J Med,2006. 355(5):488-498.

[2] Perrin M,Ramelet A A. Pharmacological treatment of primary chronic venous disease: rationale,results and unanswered questions. Eur J Vasc Endovasc Surg,2011,41(2): 117-125.

[3] 汪忠镐,李鸣,于健,等. 微粒化纯化的黄酮成分治疗下肢慢性静脉功能不全133例的疗效评价. 中华普通外科杂志,2002,17(11):660-662.

[4] Lei Zhang, Shi-hong Lu, Li Li, et al. Batroxobin mobilizes circulating endothelial progenitor cells in patients with deep vein Thrombosis. Clin Appl Thromb Hemost,2011, 17(1):75-79.

[5] 商广耀,崔云竹.大黄油纱促进糖尿病足创面愈合的临床研究. 河南中医,2013,33(12):2147.

[6] 杨博华.下肢静脉曲张的诊断与治疗.北京:中国协和医科大学出版社,2013.

[7] 刘昌伟.血管外科临床手册.北京:人民军医出版社,2012.

[8] 张福先.静脉血栓栓塞症诊断与治疗.北京:人民卫生出版社,2013.

[9] Clive Kearon, Susan R. Kahn, Giancarlo Agnelli, et al. Antithrombotic Therapy for Venous Thromboembolic Disease:American College of Chest Physicians Evidence-Based Clinical Practice Guidelines(8th Edition). CHEST,2008,133:454S-545S

[10] E Andrea Nelson. Venous leg ulcers . Clinical Evidence ,2011,12:1902

[11] C. Wittens, A. H. Davies, N. B kgaard, et al. Editor's Choice-Management of Chronic Venous Disease:Clinical Practice Guidelines of the European Society for Vascular Surgery (ESVS) . Eur J Vasc Endovasc Surg,2015,49,678-737

[12] G. Mosti, m. De maeseneer, a. Cavezzi. Society for Vascular Surgery and American Venous Forum Guidelines on the management of venous leg ulcers:the point of view of the International Union of Phlebology . International Angiology,2015, vol. 34-no. 2.

[13] 邓显,周翔宇,施森等.中成药脉管复康片治疗下肢静脉性溃疡疗效观察.泸州医学院学报,2015,38(2):167-168.

（蒋　鹏　陶　立　许永强　蓝远敏）

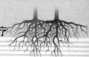

第十一章　下肢静脉曲张的传统手术治疗

手术治疗是目前治疗下肢静脉曲张 C3 期以上有效的方法。然而,在手术之前,应该对患者进行全面的评估,以明确病变的严重程度、部位及特征,并由此明确是否有手术指征及选择何种适当的手术方式。一般来说,下肢静脉曲张的手术适应证包括:①大范围的静脉曲张;②隐静脉有轴向反流;③大腿中部及前内侧静脉曲张形成;④出现明显疼痛、酸胀感及小腿疲劳感等症状;⑤反复发作的浅静脉血栓性静脉炎;⑥浅表静脉血栓形成;⑦湿疹性皮炎,色素沉着、脂质性硬皮改变;⑧静脉破裂出血;⑨静脉性溃疡的形成。在确定下肢静脉曲张手术指征时,应该注意排除深静脉阻塞引起的继发性静脉曲张,以及先天性静脉曲张可能伴随的深静脉狭窄甚至阻塞,例如 K-T 综合征。

下肢静脉曲张的传统手术治疗包括大隐静脉手术、小隐静脉手术和深静脉手术。传统的大隐静脉术式包括大隐静脉高位结扎和大隐静脉剥脱术两步骤。深静脉手术主要分为针对瓣膜病变的静脉瓣膜内开放手术和针对静脉壁病变的静脉壁外部手术两类。

第一节　大隐静脉手术

一、大隐静脉高位结扎

大隐静脉高位结扎是下肢静脉曲张传统手术治疗的基本步骤,能够较好地阻断来自深静脉的反流。但如果结扎不确切,会增加复发的风险。

(一)手术步骤

(1)腹股沟以上 1 cm 切口是确认隐-股静脉交汇点的最佳位置。出于美容考虑,一般选用腹股沟皱褶处切口或腹股沟韧带下切口,与皮肤纹理平行,自股动脉搏动点向内侧延伸切口。切口不宜过大;术前可行彩色多普勒超声检查辅助定位股-隐静脉交汇点,以提高切口位置的准确性,控制切口大小。

（2）分离皮下组织，寻找到大隐静脉，沿着大隐静脉主干向近心端方向游离，显露出隐-股静脉交汇点。

（3）于隐-股静脉交汇处进一步游离皮下及浅筋膜组织，找到大隐静脉的6条主要分支后依次结扎、离断，见图11-1-1。因为大隐分支的数量和位置存在较大的变异，所以游离范围应该包括隐-股静脉交汇处近端及远端各2 cm的大隐静脉主干；而对于单纯大隐静脉高位结扎者，游离的范围应该包括隐-股静脉交界处远心端10 cm的大隐静脉主干，以明确有无隐藏的低位分支。

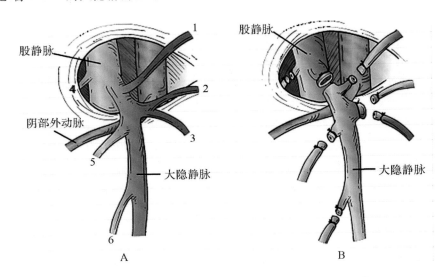

图11-1-1　大隐静脉高位结扎术大隐静脉分支处理示意图
（改编自 Jack. L et al,2010）

注：A:大隐静脉近隐-股静脉汇合处分支静脉最常见的解剖结构,1～6依次为腹壁浅静脉、旋髂浅静脉、外侧副大隐静脉、阴部外深静脉、阴部浅静脉、内侧副大隐静脉。B:术中分别结扎、离断大隐静脉及其6条分支静脉。

（4）使用缝扎法双重结扎隐-股静脉交汇处。临近交汇处结扎，保留适当长度的大隐静脉残端，以避免结扎后出现股静脉狭窄。遗留的大隐静脉残端也不宜过长，以避免残端内血栓形成及潜在的栓塞风险。

（5）完成大隐静脉近端高位结扎以后，经大隐静脉断端将剥脱器送至远心端。由于静脉反流的存在，在大多数病例，剥脱器可以很轻易地送至膝关节水平。

（6）在膝关节附近可见或者触及剥脱器前端位置，定位并做横行小切口，分离皮下组织并确定大隐静脉主干位置。

（7）游离并切开膝关节平面的大隐静脉主干，钳取剥脱器头端并拉出体外。结扎远心端，调整剥脱器位置。在腹股沟切口处，使用丝线将剥脱器与静脉残端结扎固定，注意保留足够长度的丝线，使其在剥脱后仍有尾端在腹股沟口露出。在剥脱器的头端下方，同样使用丝线将剥脱器与静脉段结扎固定。

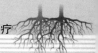

（8）自近端向远端牵拉剥离器，以剥离大隐静脉主干。大隐静脉主干取出以后，应该将其展开以确定其完整性。如果剥脱过程中静脉断裂，在下部切口处会有静脉远端的部分，这种情况下，如果剥脱器头端系有拖尾长的丝线保留在腹股沟切口区，可利用丝线从相反的方向剥脱残余的静脉主干。

（9）使用弹性绑带加压包扎并抬高术肢，以减少隧道内积血；逐层缝合腹股沟和膝关节切口。

（二）技术要点

1. 术前完善彩超检查，准确评估病变静脉

针对病变静脉的定向处理，保留大腿远端功能正常的大隐静脉，可以减轻术后疼痛及降低隐神经损伤的风险。谨慎处理下肢静脉解剖结构呈"S"或者"H"的病变，避免病情加重。明确有无副隐静脉功能不全的情况，对于合并副隐静脉功能不全者，应该同期处理副隐静脉。

2. 减少隧道血液的蓄积

皮下隧道血液残留表现为术后沿大隐静脉走行的条索状隆起，称为假性血栓性静脉炎，其发生与静脉剥脱的操作有关。虽然血栓终将被吸收，但是术后早期患者会有明显不适感。减少皮下隧道出血，除使用含有肾上腺素、利多卡因的麻痹肿胀液外，还可使用弹力绷带包扎患肢及抬高术肢。在置入剥脱器后立即缝合腹股沟切口，亦可在一定程度上减少隧道内出血。对于同时存在分支静脉曲张和反流患者，应在处理这些病变后再进行静脉主干的剥脱，也有助于减少隧道内血液蓄积。

3. 止血带的应用

止血带主要适用于大腿静脉曲张严重及 K-T 综合征患者，以减少术中出血及形成血肿的风险。行大隐静脉剥脱前，使用弹力绷带对下肢进行驱血；剥脱过程中，于患肢近心端使用无菌充气式止血带，待大隐静脉主干剥脱后以及切除分支后再解除止血带。

4. 选择适宜规格的剥脱器

使用较小体积头端的剥脱器可减少组织损伤，但是成功率较低；而稍大体积的剥脱器头端可增加完整剥脱出整个静脉主干及其属支的成功率。故应根据病情和患者具体情况选择，在不影响效果的情况下以头端更小为原则。

5. 术后 DVT 的预防

手术当天可予以抗凝治疗，低分子肝素 1 支皮下注射，术后嘱患者尽早下地活动，可以减少 DVT 的风险。

第二节 小隐静脉手术

一、对小隐静脉手术的认识

既往小隐静脉疾病常被外科医生忽视,在手术治疗时往往处理不够彻底。可能的原因在于:①关于小隐静脉功能不全在下肢静脉曲张疾病中的地位仍未能确立;②小隐静脉反流的发病率相对较低;③手术中同期处理大隐静脉及小隐静脉时,患者在术中需要改变体位;④小隐静脉与周围神经血管的解剖关系密切且变异较多,潜在并发症较多,见图 11-2-1。

尽管如此,随着人们对静脉疾病认识和理解的加深,手术效果逐步改善,小隐静脉的处理也越来越受到重视。小隐静脉的手术适应证为:①小腿后侧静脉曲张,尤其是行浅静脉手术治疗后再发的静脉曲张;②单发的外踝溃疡;③筋膜内镜下穿通静脉离断术后的复发性溃疡。

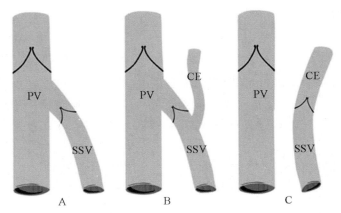

1-2-1 小隐静脉-腘静脉汇合处的变异情况示意图(引自 Black CM,2014)

注:A:小隐静脉直接汇入腘静脉,此类型最为常见;B:小隐静脉汇入腘静脉之前可能延伸出另一条分支,占 1/3;C:小隐静脉并未直接汇入腘静脉,而其通过 Giacomini 静脉汇入腘静脉。

二、手术步骤

(1)患者取俯卧位,使用体位垫垫在身体受压的部位,膝部轻度屈曲,踝部垫枕垫,保持腘窝血管神经结构松弛。

(2)定位术前彩色多普勒检查标记的隐-腘静脉交界点,在标记处稍远侧做横形小切口,切口的长度根据皮下组织厚度进而异。

(3)依次分离皮下组织,横行切开筋膜,显露小隐静脉;继续向远心端游离至

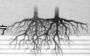

其进入筋膜与腓肠肌群间的平面,仔细分离小隐静脉周围组织,将小隐静脉与腓肠肌神经分离,显露隐-腘静脉交界点。术中务必小心游离,避免损伤胫神经。

(4) 离断小隐静脉,并使用 3 - 0 单根丝线双重缝扎小隐静脉。

(5) 逐层缝合皮下组织,注意缝闭浅筋膜以避免出现腔隙导致疝形成,皮肤使用 5 - 0 可吸收线连续皮内缝合。

三、技术要点

1. 小隐静脉的辨别

由于持续静脉高压的作用,有时小隐静脉看起来像是腘动脉,此时可行连续彩色多普勒超声检查以明确血管性质。小隐-腘静脉汇入处变异较多,术前彩色多普勒超声可以辅助评估小隐-腘静脉汇入处的变异情况,在此处需要谨慎进行高位结扎。

2. 反流静脉的处理

如果存在小隐静脉和腓肠肌静脉或隐间静脉的共干,应当在其汇入腘静脉处结扎共干,同时对小隐静脉及腓肠肌静脉或隐间静脉分别结扎;如果彩色多普勒超声检查明确腓肠肌静脉或腘区浅静脉的反流,需要同时游离、显露这些静脉并结扎。

第三节　深静脉手术

一、对深静脉手术的认识

20 世纪 60 年代,Kistner 提出了"原发性下肢深静脉瓣膜功能不全"的概念,认为深静脉瓣膜功能不全所致的深静脉反流是 CVI 的重要病因。随着医学影像技术的发展,深静脉反流和功能不全在 CVI 发病中的作用越来越被重视。深静脉瓣膜功能不全的各种修复和功能重建手术也随之发展起来,这种手术的开展在 20 世纪 80～90 年代达到高峰。但是近些年深静脉瓣膜功能重建术的开展并不够广泛,其原因主要是多数深静脉瓣膜功能重建术过程复杂而与疗效不成正比;且许多临床研究已证实浅静脉手术确有改善深静脉功能的作用。尽管如此,目前仍有许多学者坚持深静脉瓣膜功能重建手术的作用,认为浅静脉手术联合深静脉瓣膜功能重建手术有利于临床症状改善和溃疡愈合,特别是对于严重 CVI 的病例。

二、适应证

对于深静脉功能不全是否施行深静脉瓣膜重建手术的争议越来越多，我们在选择治疗深静脉功能不全的手术方式时应格外慎重，否则可能会使一些能够经过浅静脉手术即可改善症状及深静脉功能的患者不必要地接受创伤大而复杂的深静脉手术。目前国内外学者已经达成共识的深静脉手术的适应证如下：

（1）如需深静脉瓣膜功能重建手术，瓣膜反流需达到Ⅲ～Ⅳ级（kistner 分级）；静脉再充盈时间需＜12 s；站立位时静止静脉压与标准运动后静脉压相差需＜40%。

（2）对于原发性深静脉反流的患者，瓣膜功能重建手术可适用于：严格保守治疗失败者；年轻患者；不宜或不能接受弹力袜等加压治疗者。

（3）继发性深静脉反流需先治疗阻塞性病变，尤其是腹股沟韧带以上的静脉阻塞，只有在保守治疗失败后，且筋膜下内镜交通静脉结扎术（联合或不联合浅静脉手术）术后疗效不满意时，才考虑行深静脉瓣膜功能重建手术。

（4）深静脉瓣膜功能差，但临床分级轻至中度者（CEAP 临床分级 C3 以下），浅静脉手手术效果不好时，才考虑行深静脉瓣膜修复重建术。

（5）深静脉瓣膜功能差，临床分级为重度（C4 以上），如合并浅静脉和交通静脉功能不全，可先行浅静脉手术和（或）交通静脉手术，二期再行深静脉瓣膜功能重建术；也可同时进行两个或三个系统的病变纠治。

三、手术操作步骤

深静脉手术主要分为两类：一类是针对"瓣膜病变"的静脉瓣膜内开放手术，包括静脉腔内瓣膜修复成形术、静脉瓣膜移植术等；另一类是针对"静脉壁病变"的静脉壁外部手术，包括静脉瓣膜包裹环缩、戴戒、环缝，腘静脉肌瓣替代术，静脉外瓣膜修复成形术（可借助血管镜）等，旨在缩小静脉管腔周径，以达到阻止反流的目的。

（一）静脉内手术

1. 静脉内瓣膜修复成形术

（1）手术步骤：①取腹股沟处做一内侧纵切口，显示隐-股静脉连接处，游离股总、股浅静脉，在股深、股浅静脉汇合处远侧，正确辨认股浅静脉最高一对静脉瓣，暂时阻断股深静脉，结扎并阻断股总股浅静脉周围小属支。②指压法明确该静脉瓣功能不全。③全身肝素化（1 mg/kg）后，阻断其近端和远端的血流，在瓣叶交会点邻近各缝一针牵引缝线后，切开静脉壁而不伤及瓣叶（图 11-3-1A），此时，可见瓣叶和游离缘伸长，松弛呈荷叶边状（图 11-3-1B）。④以一系列间

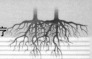

断缝合缩短瓣叶的游离缘,显露第一对静脉瓣,即切开静脉两侧的每一个瓣叶的交会点,以及后壁的瓣叶交会点。每个位置都可缝合数针,至游离缘呈弧形半挺直状态,以不过紧、不过松弛为度(图 11 - 3 - 1C～F)。关闭静脉壁时应谨慎,切勿缝到瓣叶。⑤然后测试静脉瓣功能,放开近端阻断钳,血液立刻流向远侧,受阻于修复的静脉瓣所在处,即使在近侧徒手加压,只在静脉瓣所在处增加膨隆,说明修复满意。⑥释放阻断,恢复血流通畅,关闭切口(图 11 - 3 - 1G,H)。

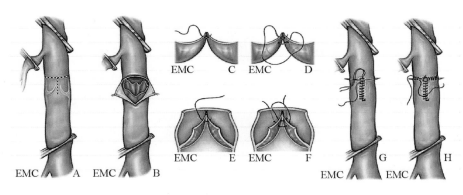

图 11 - 3 - 1　静脉内瓣膜修复成形术手术步骤示意图

(2) 利与弊:本术式的优点在于充分显露病变的瓣膜,精确修复,疗效较确切。但缺点是必须在两个瓣叶交会处狭窄的空隙间切开静脉,不仅创伤大,而且切口较长,术后易在腔内残留异物和引起静脉血栓形成;手术时间长,操作难度大,且不适用于年老体弱者。

(3) 技术要点

①显露静脉瓣及其交会点,并验证瓣膜功能不全:显示隐-股静脉连接处,游离股总、股浅静脉,在股深、股浅静脉会和处远侧,股浅静脉略有膨出处,静脉外观呈竹节状,即为股浅静脉最高一对静脉瓣(图 11 - 3 - 2)。该远侧 8～10 cm 处暂时阻断血流,将阻断近侧的血液以双指挤入股总静脉,放开手指,如果见血液立即越过静脉瓣向远侧溢出,则明确该静脉瓣功能不全;在静脉瓣所在的静脉外壁上,认清瓣叶交会点,可见瓣叶和游离缘伸长,松弛呈荷叶边状。

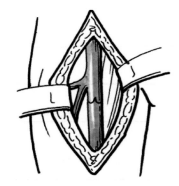

图 11 - 3 - 2　静脉内瓣膜修复成形术中显露第一对静脉瓣

②血管缝合技术:间断或连续水平褥式缝合往往可引起明显的血管缩窄,现已少用,现在常用的缝合方法是第一针缝合为水平褥式缝合,之后连续缝合,缝合时用镊子轻轻外翻血管壁,使达到外翻效果。时刻谨记进针的方向是由血管内向

血管外,以防止某些附着于关闭的动脉上的硬化斑块脱落造成的严重后果,连续缝合时一定要拉紧缝线,以减少出血。如果拉紧后仍有渗血,可用手指压迫片刻,也可以拉过附近外膜覆盖固定于出血点来止血。

2. 静脉瓣膜移植术

(1) 手术步骤(以腘静脉为例):取腹股沟切口,充分显露股总、股浅及股深静脉,测试股浅静脉最高一对瓣膜功能并证实反流后,于一侧上臂内侧近腋窝处做纵向切口,显露腋静脉和肱静脉(图 11 - 3 - 3A);证实瓣膜功能良好后,取一长约 2 cm 带有瓣膜的静脉段,上肢静脉往往无须重建,近远端分别结扎即可(图 11 - 3 - 3C)。在股深静脉和股浅静脉汇合的下方,取相应的一段股浅静脉(图 11 - 3 - 3D),用 7 - 0 的无损伤缝线将自体带瓣静脉段移植其间(图 11 - 3 - 3E)。移植静脉段外用最好用人工血管作套袖加强,以免日后移植静脉扩张造成的继发性瓣膜关闭不全。

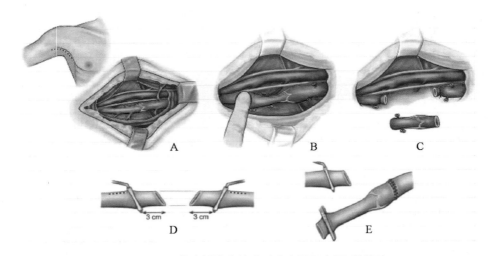

图 11 - 3 - 3   静脉瓣膜移植术手术步骤示意图(腋静脉)

(2) 利与弊:本术式的优点在于在腘窝处插入一个带有完整瓣膜功能的静脉段;但亦有一定缺点,人群中大约 2/5 的人腋静脉瓣膜是不完整的,无法用于修复;且需要使用一个外包来防止移植段静脉后期的扩张。

(3) 技术要点

①充分显露移植物血管并验证瓣膜功能良好(指压法瓣膜功能试验见上文所述);

②截取移植物血管时,手法轻柔,勿损伤静脉瓣膜,取下离静脉段后应浸泡在营养液中,防止内皮细胞变性、脱落;

③血管缝合技术(同上)。

(二)静脉外手术

从 20 世纪 80 年代开始,国内外许多学者提出了多种静脉外修复方法,经过血管外科前辈们的探索,尤其是在血管镜辅助下股静脉瓣膜腔外修复术的出现,开创了静脉外手术的新里程。此法以手术方式简便、创伤小、并发症少以及术后疗效满意的优点被医师和患者广泛接受。常用术式有以下三种:

1. 股静脉外瓣膜修复成形术

(1)手术步骤:常规方法解剖充分显露股总静脉、股静脉、股深静脉和大隐静脉,可见股浅静脉第一对瓣膜处有竹节状外观,找到股浅静脉第一对瓣膜,游离出股浅静脉长约 2 cm,轻度刺激股浅静脉使之痉挛,管径缩小约 1/3。用 7-0 双针无损伤血管缝线在瓣环最低点下方约 2 mm 处,自静脉后壁开始,沿静脉壁两侧缝至前壁,然后结扎缝线,使第一对瓣膜远端的股浅静脉保持痉挛时的口径;也可以利用也可以利用曲张大隐静脉主干或人工织物,剪成宽 3～5 mm 的静脉片包绕于瓣窦下,通过前后左右数针缝线使之与静脉壁固定(图 11-3-4)。若股静脉第一对瓣膜中重度功能不全,或经过静脉外修复效果不确切时,可同时进行股静脉第二对静脉瓣膜修复术。一般第二对瓣膜在第一对瓣膜以远 4～5 cm 处。

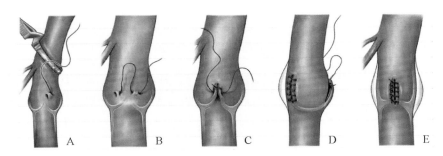

图 11-3-4 股静脉外瓣膜修复成形术

(2)利与弊:本术式的优点为无需切开静脉也可以达到瓣膜修复的目的。但修复瓣膜精准度较差,容易产生人为的误差,造成不确定的后果;另外瓣膜组织形态的修补或多或少减少了其抗反流功能。

(3)操作要点

①充分显露股总、股深、股浅静脉,术中验证该瓣膜功能不全(已述),必要时借助术中影像资料;

②环绕静脉的松紧度要适宜,避免过紧或过松,防止手术无效或术后血管狭窄;

③血管外缝合技术(已述)。

2. 静脉瓣膜转流术

(1)手术步骤:①股浅-股深静脉转流术:常规方法解剖充分显露股总静脉、股静脉、股深静脉和大隐静脉(图11-3-5A),术中再次检测股深静脉瓣膜功能,当股深静脉瓣膜关闭功能正常时,可以在瓣膜远端切断股深静脉,远侧结扎,近侧与股浅静脉做端-端吻合。如果股深静脉近侧有2个功能良好的瓣膜,瓣膜间的距离允许吻合时,可选择股浅静脉端-股深静脉侧吻合(图11-3-5 B~D)。②股浅-大隐静脉转流术:当股深静脉瓣膜关闭不全而大隐静脉具有正常瓣膜时,股浅静脉远侧截端可与大隐静脉做端-端吻合。如果大隐静脉近侧有2个瓣膜相邻存在时,可以选择股浅静脉-大隐静脉端侧吻合。

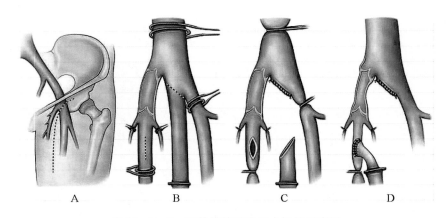

图11-3-5　股静脉转流术手术操作示意图

(2)利与弊:本术式优点在于手术容易实施,且不直接在瓣膜组织上进行手术操作。但缺点是改变了解剖关系,股深静脉瓣膜或大隐静脉瓣膜功能不全常常与股浅静脉瓣膜功能不全相伴随;由于股深静脉瓣膜的不同结构可能导致随后的扩张和反流。

(3)手术要点

① 据术前评估,充分显露操作所需血管,验证静脉的瓣膜功能,如指压试验。并将问题静脉瓣膜所属的静脉系统主干转移到正常静脉瓣膜以下。

②注意同时结扎尺寸不匹配的分支血管,否则单纯的静脉移位效果不佳。

③血管缝合技术。

3. 半腱肌-二头肌腱襻成形术

(1)手术步骤:患者取健侧侧卧,于腘窝处做一"S"形切口,或于腘窝内外两侧各做一纵向切口,显露胫神经、腓总神经和腘动静脉,腘动、静脉间只能游离1 cm间隙,以免肌襻形成后上下移动。解剖股二头肌和半腱肌肌腱,并于各自起点处切断,将两肌腱断端做重叠1 cm缝合形成"U"型肌襻,置于胫神经和腓总神

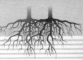

经深面、腘动、静脉之间(图 11-3-6)。

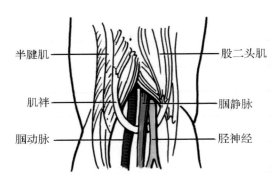

图 11-3-6 半腱肌-二头肌腱襻成形术手术操作示意图

（2）利与弊：本术式的优点在于手术容易实施且无需切开静脉进行操作，缺点是存在缩小静脉腔的潜在风险。

（3）操作要点：切口要适宜，充分显露操作部位，勿伤及动脉、神经；形成"U"型肌襻时松紧及放置位置要适宜。

四、深静脉手术术后的问题及预防

1. 术后发生静脉血栓形成

静脉血栓形成是深静脉手术后最主要的并发症，其原因有：①包括静脉瓣膜包裹环缩、戴戒；② 静脉壁外包裹环缩或戴戒术中，缩窄过度大致管腔狭窄而诱发血栓形成。

预防措施：①术中仔细操作：静脉壁缝合或静脉吻合时精细操作；缩窄静脉管腔时应注意不要超过 50%。②术后常规抗凝治疗：建议用肝素 6 250 U（50 mg）皮下注射，每日 2 次。抬高患肢，多做患肢主动活动，促进血液回流。

2. 手术无效

患者存在手术无效的情况。其原因：一是修复瓣膜不准确致瓣叶未被修复；二是对静脉壁上的瓣膜线观察不清，以致修复时未能准确缝合。预防措施主要是充分显露操作静脉，在做缝合前后，反复检查瓣膜位置，缝合时精细操作。

参考文献

[1] Black CM. Anatomy and physiology of the lower-extremity deep and superficial veins. Tech Vasc Interv Radiol,2014,17(2):68-73.

[2] Navarro TP，Nunes TA，Ribeiro AL，Castro-Silva M. Is total abolishment of great saphenous reflux in the invasive treatment of superficial chronic venous insufficiency always necessary? Int Angiol,2009,28(1):4-11.

［3］O'Donnell TF Jr. The present status of surgery of the superficial venous system in the management of venous ulcer and the evidence for the role of perforator interruption. J Vasc Surg,2008,48(4):1044-1052.

［4］Sam RC，Silverman SH，Bradbury AW. Nerve injuries and varicose vein surgery. Eur J Vasc Endovasc Surg,2004,27(2):113-120.

［5］Dwerryhouse S，Davies B，Harradine K et al，Stripping the long saphenous vein reduces the rate of reoperation for recurrent varicose veins:five-year results of a randomized trial. J Vasc Surg,1999,29(4):589-592.

［6］王深明. 血管外科学. 北京:人民卫生出版社,2011.

［7］Kistner R L. Primary venous valve in competence of the leg. Am J surg,1980,140(2):218.

［8］O. Maleti, Perrin M. Reconstructive surgery for deep vein renux in the lower liibs：techniques,results and indications. Eur J vasc Endo-vasc Surg,2011,41(6):837-848.

［9］Jack L. Cronenwett, K. Wayne Johnston. Rutherford's vascular surgery,7th ed. Amsterdam:Saunders/Elsevier,2010.

［10］汪忠镐. 汪忠镐血管外科学. 杭州:浙江科学技术出版社,2010:1105-1109.

［11］王深明,王斯文. 下肢深静脉瓣膜功能不全的外科治疗. 临床外科杂志,2014,22(7):472-474.

［12］钟世镇,丁自海,王增涛. 血管外科临床解剖学. 济南:山东科学技术出版社,2009.

（王劲松　李勇辉　杨　涛　郝　斌）

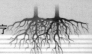

第十二章　下肢静脉曲张的微创治疗

第一节　回顾与进展

近年来,随着国内外学者对下肢慢性静脉功能不全的深入研究,尤其是对深静脉瓣膜功能不全的认识,下肢浅静脉曲张的传统概念发生了根本的转变。下肢浅静脉曲张已不再被认为是一个独立的疾病,而是一种可由多种不同病因引起的共同临床表现。虽然大隐静脉曲张很少威胁到肢体存活或者危及生命,但其缓慢发展、病程漫长、逐渐加重、治疗困难等特征,常常使患者丧失劳动和活动能力。同时由于该病发病率高,消耗大量的医疗资源,因此对下肢大隐静脉曲张的治疗和研究越来越受到关注和重视。

近20年来,越来越多的微创技术逐步应用于下肢静脉曲张的治疗,治疗理念、方法与技术等都有了显著的进步,朝着更有效、更微创的方向发展,治疗成功率不断提高,并发症发生率有所下降。研究结果表明,微创临床治疗效果与传统手术相当,有些方法的应用甚至改变了既往关于静脉曲张治疗的一些传统观点。静脉腔内激光闭合术(EVLT)治疗静脉曲张不需要剥脱主干,腔内操作即可完成,将损伤降低到最低,术后患肢采取及时、有效、持续、适当的压迫是治疗成功的关键。本技术较常规手术创伤明显减少,手术时间及住院时间缩短,这对于开展门诊手术存在较大的发展空间。微波血管腔内治疗的微波组织热凝固效应与其他能源加热方式相比,具有热效率高、升温快、组织受热均匀,热穿透性适度、短时炭化不明显,热凝固范围易调控等特点,热凝固后不易形成移动性血栓,所以,术后血管再通之可能性极小,安全性较高。且此法麻醉简单,手术简捷,手术费时少、术中出血少,住院时间短,效果确切,恢复快,创口美观无瘢痕,无严重并发症发生。相对而言,手术用的微波手术治疗仪价格经济,一般基层医院易于推广。RAF通过小切口及穿刺进行,具有手术操作简单、创伤小、切口少而小且美观、住院时间短、康复快等优点,避免了传统术式血管床损伤较大、切口大而多、术后痛苦明显、卧床时间长、并发症发生率高等不足,也避免了EVLT术后静脉再通率高的不足。透光直视旋切术(transilluminated powered phlebectomy,

TIPP)可以在近似直视的条件下去除血管,手术彻底,几乎没有曲张静脉残留,术中失血少,手术时间短,术后愈合好,降低了复发率。只要掌握正确的操作方法,重视各个环节的处理,TIPP是值得推广的。

腔镜筋膜下交通静脉离断术(subfascial endoscopic perforator surgery, SEPS)是利用腔镜技术,小切口置入光源及超声刀,对所有大小交通支均可离断,出血少,视野清晰,手术简便易行。SEPS的适应证为下肢静脉曲张伴足靴区色素沉着、皮炎及溃疡病变,深静脉血栓性疾病则为其禁忌证。

硬化剂注射治疗具有简单、易行、经济、美观、可重复操作等特点,在临床上广泛应用。近年泡沫硬化剂的出现,使得这一传统的治疗方法再次得到重新认识。

总之,随着技术和治疗理念的不断更新,疗效和低复发率不再是唯一的追寻目标,新的治疗方法还力求达到创伤小、恢复快和美容的效果。每种治疗方法各有利弊,最好的方式是根据患者的具体病情选用合理的治疗方法,尽量减少并发症及复发率。多种方法的联合使用是治疗下肢静脉曲张的发展趋势。

第二节　静脉腔内治疗术

一、静脉腔内激光闭合术

(一)治疗原理

EVLT应用400 μm或600 μm裸头光纤或头端带保护的光纤对靶静脉释放能量,使静脉腔内血液沸腾产生蒸汽泡,蒸汽泡的容积及激光热量传导,对静脉内皮造成损失,并引起炎症反应,导致血栓形成使静脉管腔闭合并最终纤维化。目前静脉腔内激光闭合术应用多种不同波长的激光对曲张静脉内皮造成损伤,包括810 nm、940 nm、980 nm、1 064 nm、1 319 nm、1 320 nm、1 470 nm等波长的激光。同时许多关于血液光学性能的研究显示,不同波长具有不同的吸收特性:①810 nm波长光束可被血红蛋白特异性吸收;②940 nm波长光束为光束对组织的照射与血红蛋白和水的吸收提供了均衡的比值;③980 nm波长光束可被血红蛋白和水特异性吸收;④1 319 nm/1 320 nm波长光束可被水特异性吸收,且可特异性作用于静脉壁内的胶原蛋白;⑤1 470 nm波长光束特征为水对该光束的吸收系数为对810 nm和980 nm波长光束吸收系数的40倍。

Proebstle等于2005年首先比较了应用940 nm和1 320 nm波长激光的治疗效果,得出的结论是两组治疗有效率相近,但应用1 320 nm波长激光治疗术后肢体淤斑和疼痛的发生率显著降低。另一项研究比较了810 nm和980 nm波长激

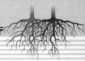

光治疗的结果,显示两组波长治疗的成功率无显著性差异,但980 nm波长组术后疼痛程度较轻,周围组织损伤发生率较低。Mackey等进行的研究比较了810 nm和1 320 nm波长激光治疗术后3天随访的结果,显示1 320 nm波长激光治疗后的疼痛及组织损伤发生率较低。这些研究表明,各种波长激光治疗的有效性相近,但波长较长的激光治疗后术后疼痛及组织损伤的发生率较低。同时研究发现线性能量密度LEED(J/cm)也是决定隐静脉闭合率和并发症发生率的重要因素之一。闭合率的高低及术后并发症的产生均与LEED大小有关。因此有人提出使用环形激光和较低的LEED进行EVLT治疗时可以减少并发症的发生。

(二)适应证与禁忌证

适应证:单纯性下肢静脉曲张,包括:大(小)隐静脉曲张、属支静脉曲张;下肢静脉曲张伴深静脉瓣膜功能不全,但深静脉通畅,无血栓形成;单纯性下肢静脉团块或浅表静脉瘤。

禁忌证:深静脉回流障碍,手术区感染,下肢动脉闭塞症,妊娠期及合并严重心、脑、肝、肾等基础疾病无法耐受手术治疗,手术有诱发或加重身体其他部位疾病者。

(三)围术期处理措施

1. 病情评估

术前仔细询问病史及体检,按CEAP分级评估病情,完善术前常规检查,排除手术禁忌证。完善下肢静脉B超检查,明确有无双大隐静脉及排除深静脉血栓等回流障碍,且B超定位穿通支部位并标记,必要时行下肢静脉逆行造影。

2. 标记部位

术前手术部位备皮,在站立位利用不褪色标记笔标记曲张静脉,应避免遗漏。在存在静脉瘤等部位应做特别标记。

3. 器材准备

裸头光纤、超滑导丝、带刻度标记的导管、穿刺鞘等术中耗材,弹力绷带、循序减压弹力袜等。术前检查激光发生系统是否正常工作,并检查激光能量有无衰减。

4. 术后处理

术后需采用弹力绷带均匀包扎下肢,取合适压力,弹力袜内垫纱布,纱布需均匀展开。弹力绷带包扎24 h后即应松开,检查穿刺部位是否存在水泡等,依据具体情况决定更换循序减压弹力袜或重新弹力绷带包扎。术后应早期活动。

(四) 手术步骤

1. 手术前期操作

充分消毒手术区域后,利用 18G 穿刺针或小切口远端静脉入路,将穿刺血管鞘置入大隐静脉。测量静脉穿刺点到隐股交界处的距离(可利用术前准备的光纤)。移除鞘芯,经鞘置入 0.889 mm 导丝,轻柔操作将导丝输送至隐股交界处,撤除穿刺鞘,经导丝导入长鞘(长度依据静脉穿刺点至隐股交界处距离选择,常用 45 cm),将长鞘头端定位隐股交界处。撤除导丝,经管引入 600 μm 光纤至导管头端,光纤另一端连接激光发射器。打开瞄准装置,肉眼可见腹股沟韧带下方皮下光纤顶端发光,微调光纤头端于隐股交界下方 2 cm,后撤导管 2 cm,保证光纤头端显露于导管外,此时固定光纤及导管的相对位置,沿静脉主干走行方向于静脉周围注射麻痹肿胀液。

依次对局部曲张静脉采用 18G 穿刺针穿刺,并不需要保证穿刺到血管腔内,可以穿透曲张静脉,撤除鞘芯,经穿刺鞘引入光纤,回撤穿刺鞘 1 cm,依据局部组织情况,选定激光能量输出功率 12~14 W,踩脚踏板同时同步回撤穿刺鞘与光纤,回撤速度为 0.5 cm/s,光纤头端距离穿刺点 1 cm 即停止踩脚踏板,撤除穿刺鞘及光纤,穿刺点局部纱布压迫止血。

2. 手术后期操作

选择激光能量输出模式。目前许多学者将焦点集中在根据每厘米释放的焦耳数来决定 EVLT 术中释放的能量总量和回撤速度,在文献中将其称为"线性静脉内能量密度",目前最常用的能量密度为 50~80 J/cm。功率的具体选择需依据具体情况调整,激光光纤初始回撤速度多定为 3 mm/s,或光纤回撤速度为每 3~5 秒回撤 1 cm。另一种方法是通过术中观察激光能量发生器实时能量数字显示和长鞘表面刻度标记以持续进行回撤操作,此种方法更能够使病变静脉接受的治疗能量保持一致,因为它能保证每个病例释放的能量总量相同,而和功率无关。

选择激光能量输出形式后,再次确认光纤头端位置正确,将激光发生系统由备用模式调至预备模式,通过踩脚踏板释放能量。术者依据具体情况决定回撤速度,需保持光纤和长鞘同步自静脉内持续性回撤。当光纤头端撤至穿刺点以上 1~3 cm 时停止踩脚踏板,以避免导致皮肤烧伤和穿刺点附近的组织损伤。移除光纤和长鞘后,穿刺点纱布加压止血。

3. 特殊情况的操作

对于不同病变的处理策略有所不同:①局部静脉瘤:同样采用 18G 穿刺针穿刺,需确保穿刺入静脉腔内,即退出鞘芯时穿刺鞘可见静脉血外溢。操作与局部曲张静脉的处理相同,其区别在于激光能量输出范围选择在 14~16 W(功率为波长 980 nm 以下机器设定),光纤头端在静脉瘤内多方向转动,缓慢回撤光纤,尽量损伤静脉瘤内皮。②成团曲张静脉：采用多根 18 G 穿刺针多点交叉穿刺，同样不需要确保穿刺到血管腔内，依次撤除各鞘芯，导入光纤后激发激光，破坏成团曲张静脉的血管壁及内皮，激光能量输出功率范围为 12～14 W，光纤回撤速度 0.5 cm/s。③穿通支：对术前 B 超定位的穿通支采取多根 18 G 穿刺针多点扇形穿刺，保证均通过穿通支部位，依次撤除各鞘芯，导入光纤后激发激光，破坏穿通支，激光能量输出功率范围为 12 W，光纤回撤速度 0.5 cm/s。

（五）术中疑难问题的处置

1. 入路选择

选取合适的静脉入路是保证治疗成功的基础。多数时候我们能从内踝前方成功穿刺远端静脉，或者辅助小切口保证入路。但内踝前方穿刺困难或即使穿刺成功，仍有相当多病例在导丝导入至隐股交界处颇为困难。此时，可以选择在腹股沟韧带下方横切口显露大隐静脉，穿刺大隐静脉向下导入导丝至远方来完成治疗；也可以在小腿内侧膝关节下方横切口显露大隐静脉，同时向近端及远端利用激光闭合大隐静脉。

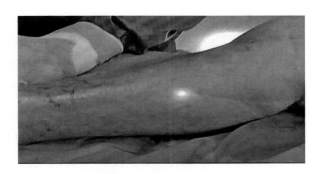

图 12-2-1　静脉腔内激光闭合术中处理静脉主干（静脉见闭合）

2. 能量输出

近年来随着 EVLT 的发展，术中对激光的应用出现了多种不同的操作方式，主要与光纤回撤速度和能量输出功率有关。早期激光系统能量输出功率范围在 1～15 W，当时的术者主张应用相对较高的治疗范围，设置输出功率为 14～15 W。根据既往发布的数据，何为最适当的功率数值，各家观点不同。一些学者建议应用 10～20 W 功率治疗，另一些学者则认为应当根据靶静脉的直径来设置功率大小。2004 年 Timperman 等从新的角度改进了治疗方法，他们根据每厘米靶静脉计算输出能量，发现输出能量与治疗效果直接相关，靶静脉治疗有效组的平均输出能量为（63.4±26.6）J/cm，治疗无效组的平均输出能量为（46.6±13.8）J/cm，而应用 80 J/cm 或更高的输出能量治疗靶静脉未出现无效病例，进一

步证实了上述结论。Timperman 后来的一项研究显示,应用平均(95±16)J/cm
的释放能量治疗靶静脉,术后 9 个月随访时治疗成功率为 91%。故目前最常用
的能量密度为 50～80 J/cm。

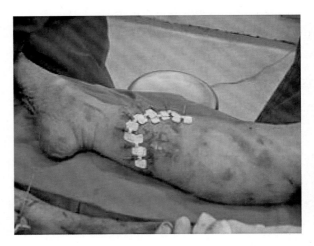

图 12-2-2　静脉曲张激光闭合术中穿通支处理的穿刺示意

3. 合并溃疡的曲张静脉处理

对合并溃疡的下肢静脉曲张的处理比较棘手。手术前溃疡处需采用碘伏纱
布包扎,在完成所有主干及分支的激光闭合术后,对溃疡处清创,然后采用多点交
叉穿刺激光热处理溃疡深层的组织结构。

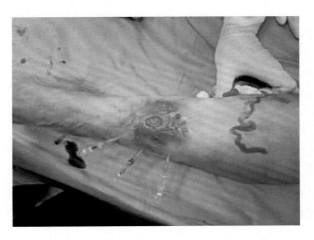

图 12-2-3　静脉曲张激光闭合术中溃疡的穿刺处理

（六）典型病例

【例1】某患者,男,57 岁。因自诉左下肢青筋暴露 1 年入院。术前评估:C2 级,

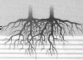

下肢B超检查示深静脉通畅。患者要求微创治疗,建议予EVLT术,术中经内踝前方穿刺大隐静脉。术后随访4周,静脉曲张消失。手术前后患肢比较见图12-2-4。

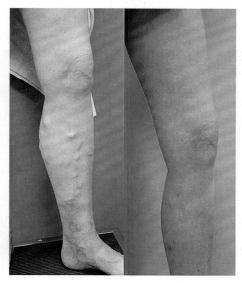

术前　　　　　　　　术后

图12-2-4　静脉腔内激光闭合术手术前后对比

【例2】某患者,男,65岁。因自诉左下肢青筋暴露12年入院。术前评估:C4级,下肢B超检查示深静脉通畅。建议予EVLT术,术中经内踝前方穿刺大隐静脉。术后随访6周,静脉曲张消失,色素沉着减退。手术前后患肢比较见图12-2-5。

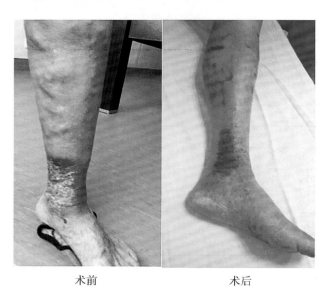

术前　　　　　　　　术后

图12-2-5　静脉腔内激光闭合术手术前后色素沉着对比

【例3】某患者,男,68岁。因自诉左下肢青筋暴露20年入院。术前评估:C6级,下肢B超检查示深静脉通畅。建议予EVLT术,术中经内踝前方穿刺大隐静脉。术后随访6周,静脉曲张消失,溃疡愈合。手术前后患肢比较见图12-2-6、图12-2-7、图12-2-8。

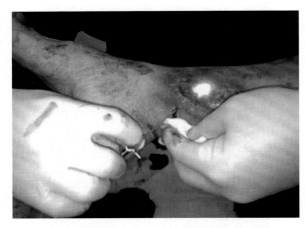

图12-2-6 溃疡术中处理

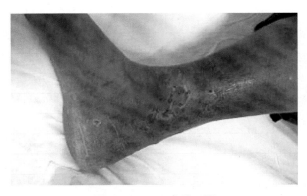

图12-2-7 术后3周

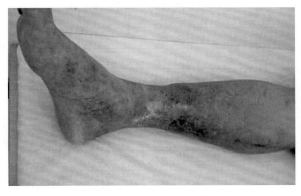

图12-2-8 术后6周

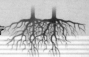

二、微波血管腔内治疗术

（一）治疗原理

微波血管腔内治疗术（endovenous microwave therapy，EMT）是针对下肢静脉曲张性疾病的浅静脉系统病变、穿通支静脉系统病变、静脉性溃疡而设计的微创血管腔内治疗方法，国内由王小平等率先应用的微创疗法。

微波是一种电磁波，可以借助特制的微波辐射器呈同心圆状发射微波能量，将整条大（小）隐静脉、曲张静脉、功能不全的穿通支静脉瞬间凝固闭合。通过阻断异常淤血的下肢浅表静脉及穿通支反流，促进下肢深静脉血流返回心脏，达到不结扎、不剥脱大（小）隐静脉及属支静脉，最终治愈下肢静脉曲张性疾病之目的。此法利用微波对组织热凝固效应，将微波辐射器直接作用于静脉腔及血管壁，实现瞬间（数秒内）产生具有一定穿透性的高温将组织凝固，继而使血管逐渐纤维化，最终完全闭锁。

微波凝固属于内源性加热，微波组织热凝固效应与其他能源加热方式相比，具有热效率高、升温快、组织受热均匀，热穿透性适度，短时炭化不明显，热凝固范围易调控等特点，热凝固后不易形成移动性血栓。微波凝固后，一是直接热凝固致血管闭锁；二是热效应使血管内皮细胞及内膜广泛损伤，诱导静脉全程血栓形成，继而血管纤维化使血管闭锁。所以，术后血管再通之可能性极小，安全性较高。在彩超引导下，针对主要由于交通静脉功能不全导致的小腿溃疡实施穿通支静脉闭合治疗，其优势在于手术操作简捷、精准，效果确切，并且不受溃疡及其周围皮肤感染的限制。

（二）适应证

EMT 治疗适应证原则与传统手术一致，但尤其适用于直径较粗、弯曲成团的曲张静脉或伴有小腿溃疡、皮肤感染的患者。具体适应证：大（小）隐静脉曲张；原发性下肢静脉功能不全伴有交通静脉功能不全，表现为大（小）隐静脉曲张伴小腿营养障碍表现者；下肢静脉曲张性溃疡（溃疡同时伴周围皮肤感染者同样适应）；复发性下肢静脉曲张。

禁忌证为：妊娠期；患全身急性感染性疾病；合并有严重心、脑、肝、肾、造血系统和内分泌系统等原发性疾病；精神疾病患者；近期 DVT 静脉不通畅者；行走严重障碍者。

（三）围术期处理措施

1. 充分评估病情

详细询问病史，在施行手术前应掌握患者症状、体征，完善相关检查，排除手术禁忌证。术前明确下肢深静脉通畅情况至关重要，是否存在下肢深静脉瓣膜的功能不全、下肢深静脉反流的程度。可通过一些临床试验来评估深静脉功能，如Trendelenburg试验了解大隐静脉瓣膜及大隐静脉与深静脉间交通支瓣膜功能；Pratt试验交通静脉瓣膜功能；Perthes试验了解深静脉通畅与否；借助肢体应变容积描记检测可检查深静脉通畅的程度；借助肢体光电容积描记检测、动态静脉压测定对静脉瓣膜功能、静脉自身弹性、管壁状况等加以评价。

2. 完善相关检查

彩色多普勒超声血管检查是静脉曲张术前常规检查，有条件的医疗机构应行静脉造影进一步评估病情。同时完善三大常规、肝肾功能、凝血功能等术前常规实验室检查。

3. 常规术前准备

术前禁食水，做好皮肤的清洁工作。手术野准备区域上平至肚脐，下至足趾，包括整个患侧下肢。并在术前1天用亚甲蓝或记号笔画出静脉曲张的行径，尽可能标记出静脉系统的病变部位。对于大隐静脉曲张并发小腿溃疡、有下肢肿胀者，应予卧床休息，患肢抬高20°～30°，用金黄膏或3%硼酸溶液湿敷，保持创面清洁，同时做创面细菌培养及抗生素敏感试验，或配合清热解毒、去腐生肌中药外用，以利于创面愈合。

4. 术后处理

按照下肢静脉曲张微创治疗术后常规管理措施。

（四）手术步骤

EMT麻醉可以选择椎管内麻醉、静脉麻醉、针刺复合麻醉及局部麻醉。设备准备：国产2 450 MHz微波手术治疗仪（功率0～100 W），或兼带彩色超声诊断仪的静脉曲张专用微波治疗仪；彩超；带有激光光标导向系统，带有水循环冷却系统，激光光标指示器的微波消融针，穿刺套管针等。

1. 大（小）隐静脉EMT

（1）大（小）隐静脉主干闭合：于患肢腹股沟股隐静脉汇合处行1～2 cm切口（腹股沟部法）；或踝部用套管针穿刺大隐静脉（踝部法）。高位结扎大（小）隐静脉近心端，五个属支不结扎，用长式血管腔内微波辐射器（此辐射器头端内置激光发光源可指示方向位置）探头从股隐静脉起始处下方2 cm插入大隐静脉直至踝部；若一次无法插入，则用套管针穿刺，从踝部大隐静脉向近心端插入，可以将微波血管腔内辐射器上插入股隐静脉起始部下方2 cm处。继之根据患肢静脉内径宽度、患者体型胖瘦选择合适的微波发射功率（70 W）与凝固时间（5～10 s），脚踏开关控制，间断发射微波能量，将主段大隐静脉逐段逐次凝固封闭，微波辐射器探头以每处1～2 cm距离缓慢后退，同时用手沿大隐静脉走行适当压迫，使静脉管腔容易闭合。如患肢皮下脂肪较薄，大隐静脉浅表显露明显，为了避免皮肤灼伤，可以采取血管浅层皮下注射 0.9% 氯化钠溶液的方法加以隔离保护。有条件时，应采用彩超引导下实施腔内微创手术。

（2）曲张静脉闭合：沿术前标记好的曲张静脉走行，用特制的微波辐射器短针，多点经皮穿刺入静脉腔内，设定微波功率 30 W，每处微波发射 1～2 s，快速退出。将已经标记好的曲张静脉逐一凝固闭合。

2. 超声引导下交通静脉 EMT

伴有下肢穿通支静脉功能不全的 EMT 治疗方法也分为两个步骤，首先行大（小）隐静脉主干闭合（同前法），第二步行病变穿通支、交通支静脉闭合。具体步骤：在彩超引导下操作，微波辐射针经浅表曲张静脉处或在溃疡周围经较为正常的皮肤处，穿刺进入病变交通支或穿通支静脉腔内，在距深静脉边缘 0.8～1.0 cm 处，以 20 W 功率设置，瞬间释放微波能量，并迅速逐次向浅表方向撤除微波针，在撤除辐射针的同时连续释放微波，同时凝固闭合浅表曲张静脉，彩超即时监视交通支、穿通支静脉闭合状况（见图 12-2-9）。

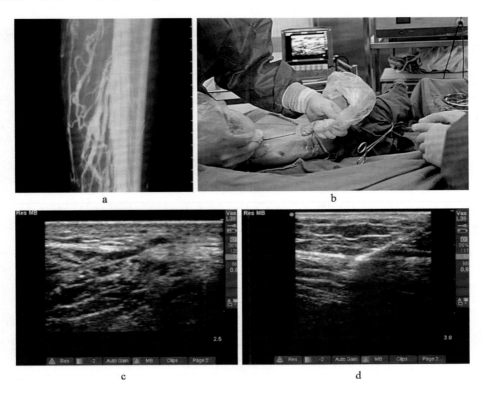

图 12-2-9　下肢穿通支静脉功能不全的静脉曲张 EMT 处理步骤

a：顺行造影显示反流的小腿穿通支静脉；b：超声引导下微波静脉腔内闭合术；c：穿通支静脉微波闭合前超声声像图；d：穿通支静脉微波闭合后超声声像图

（五）术中疑难问题的处置

1. 下肢浅表静脉曲张呈静脉瘤状的处理

由于微波能量的释放呈类球形，功率相对较强，加上特别设计的针形辐射器电极，完全能够消融闭合严重的浅表曲张团或瘤样曲张。但是在少数病例，下肢浅表静脉不仅曲张严重，还伴有反复发作的静脉炎，表现为曲张静脉紧贴皮肤，或皮肤较薄，热凝固容易烧伤皮肤。此种情况的处理方法：一是采取皮下注射0.9%氯化钠溶液隔热方法，然后实施曲张静脉腔内凝固闭合；二是直接采取点状血管剥离，将静脉团解决。

2. 伴有静脉溃疡下肢静脉曲张的处理

临床中，常常发现小腿溃疡周围有静脉反流的穿通支静脉。可以采用在术中彩超引导下，准确找到病变穿通支静脉，用专用微波针从相对正常的皮肤处穿刺，再进入穿通支静脉腔内，在超声显示下瞬间释放微波能量，闭合穿通支。微波针注意要保持与小腿深静脉0.8～1 cm距离，避免灼伤深静脉。

3. 伴有浅表血栓性静脉炎的处理

伴有浅表血栓性静脉炎的下肢静脉曲张应根据患者病情及要求选择不同的处理方法：一是局部直接切除法，将有血栓性静脉炎的静脉血管切除，问题是切口创伤大、有切口感染及迁延愈合的可能；其二为经皮穿刺微波闭合浅表血栓性静脉炎周围曲张静脉的方法，术后应用中药外敷，效果满意，避免了第一种方法的缺点。

4. 其他情况

对存在大（小）隐静脉变异即一条肢体有2条大隐静脉时，术前应通过下肢静脉造影加以明确，手术中同时闭合2条甚至3条大隐静脉。如大隐静脉主干微波辐射器导管无法一次全程贯通，可以采取远、近端大隐静脉两端穿刺会师的方法，将全段静脉闭合，必要时采取静脉切开法，插入静脉导管。

（六）典型病例

【例1】某患者，女，53岁。因右下肢静脉曲张伴皮肤色素沉着、瘙痒加剧1年入院。术前下肢静脉彩超检查示：右侧大隐静脉扩张；右股静脉、股浅静脉、腘静脉氏动作反流时间延长；腓肠肌压迫释放试验阳性；右下肢深静脉功能不全。下肢静脉未见血栓。下肢深静脉顺行造影示：右下肢深静脉回流通畅，浅静脉迂曲扩张，可见小腿中下段部位交通支静脉逆流现象。术前诊断：右大腿、小腿浅静脉曲张，伴交通支异常；临床分期C4。在连续硬膜外麻醉下实施大隐静脉高位结扎加EMT。针对穿通支静脉反流，在超声引导下同时实施穿通支静脉闭合术。术后，先穿医用弹力袜，再用弹力绷带加压包扎患肢（1～2周后仅穿医用弹力

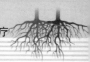

袜)。腹股沟区沙袋压迫 6 h。术后第三天换药,观察手术效果,注意下肢静脉曲张消除与否、是否有遗漏或需硬化剂补充注射治疗。术后第四天患者出院,定期随访。手术前后对比情况见图 12 - 2 - 10。

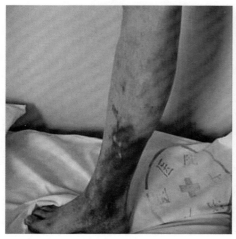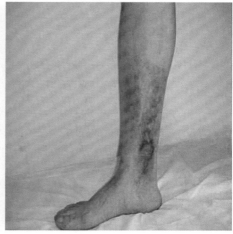

术前　　　　　　　　　　　　　　　术后 3 个月

图 12 - 2 - 10　EMT 术后 3 个月比较

【例 2】某患者,男,65 岁。因右下肢静脉曲张 15 年,小腿溃疡 6 个月入院。既往有糖尿病病史。下肢静脉彩超检查示:右侧大隐静脉明显扩张;右股静脉、股浅静脉、腘静脉氏动作反流时间延长;腓肠肌压迫释放试验阳性;右下肢深静脉功能不全;下肢静脉未见血栓。下肢深静脉顺行造影示:右下肢深静脉回流通畅,浅静脉迂曲扩张,可见小腿中下段部位交通支静脉逆流现象。术前诊断:右下肢浅静脉曲张,伴交通支异常;临床分期为 C6。根据全面术前评估,术前讨论确定手术及治疗方案:①中医中药外治法治疗小腿溃疡(术前、术后);②手术:大隐静脉高位结扎＋微波血管腔内闭合术(包括溃疡周围有反流的穿通支静脉闭合术)。

　　在连续硬膜外麻醉下实施大隐静脉高位结扎＋EMT。针对穿通支静脉反流在超声引导下同时实施溃疡周围穿通支静脉闭合术。术后,溃疡面外敷中药制剂小檗碱液,用弹力绷带缠敷患肢。腹股沟区沙袋压迫 6 小时。术后第三天换药,根据疮面情况,选用小檗碱液、创灼膏或生肌散制剂,每日换药一次。术后 14 天,小腿溃疡愈合,患肢术前症状明显缓解,出院。定期随访。手术前后对比情况见图 12 - 2 - 11。

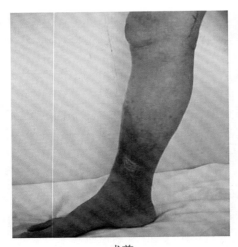
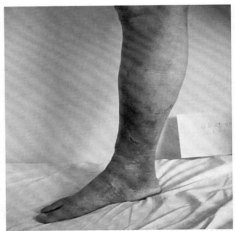

术前　　　　　　　　　　　术后

图 12‑2‑11　EMT 治疗静脉曲张 C6 级手术前后患肢比较

三、静脉腔内射频消融闭合术

（一）治疗原理

腔内射频消融术（endovenous radiofrequency ablation，RFA）是一种新型的治疗下肢静脉曲张的微创治疗方法，近年来在欧美国家广泛开展，取得了良好的临床疗效，但在国内报道较少。RFA 与静脉腔内激光闭合术类似，它也是腔内热消融技术的一种形式，其治疗原理为：通过射频发生器和专用的电极导管产生热能，造成与发射电极接触的有限范围内的局部组织高热，导致血管内皮损伤、静脉壁胶原纤维收缩，直至血管闭合及静脉内血栓形成，并最终纤维化而使静脉管腔闭锁。RFA 闭合系统由计算机自动控制，如组织有凝固或炭化发生，则电阻会迅速增大，温度会立刻降低；如遇血液，电阻则会明显降低，通过增加电阻作用时间来确保治疗效果。如治疗的温度和电阻持续超出主机默认的范围，主机会自动关闭以确保安全。采用 RFA 治疗下肢静脉曲张，可以通过小切口或穿刺进行，在彩超引导下将电极导管顶端送至靶静脉的最高点，然后通过热能烧灼闭合靶静脉。该技术疗效与外科手术方法相当，具有操作简单、微创、美观、住院时间短、康复快等优点。

RFA 技术用于治疗下肢静脉曲张，最早在 2000 年由 Goldman 报道，当时采用的是 VNUS ClosurePlus 系统。2002 年 RFA 技术被美国 FDA 正式批准用于治疗下肢静脉曲张。VNUS 公司最新的 RFA 技术采用 ClosureFast 系统（如图 12‑2‑12 所示），以节段性消融为特点，每一治疗周期可以治疗 7 cm 静脉节段。最近德国 Olympus 公司新推出了一种新型的 RFA 系统‑Celon RFITT 系统（如

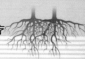

图 12－2－13 所示），该系统采用双极电极，治疗时需要以 1～1.4 cm/s 速度持续
后撤射频导管。

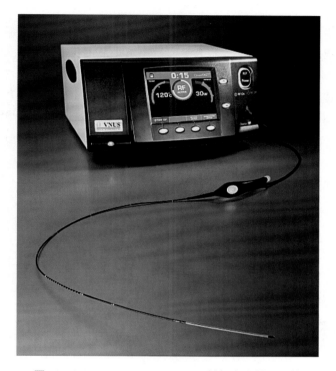

图 12－2－12　VNUS ClosureFast 射频发生器和导管

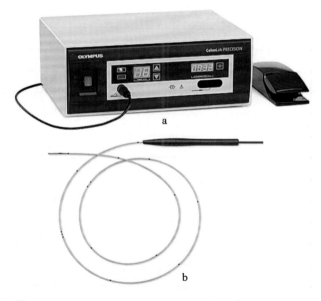

图 12－2－13　Olympus Celon RFITT 射频发生器和导管

（二）适应证与禁忌证

1. 适应证

RFA 适应证为下肢浅静脉反流性疾病，主要包括大隐静脉曲张、小隐静脉曲张、属支静脉曲张和穿支静脉功能不全。对于采用节段性 RFA 者，靶静脉长度应超过导管电极长度。

2. 禁忌证

RFA 绝对禁忌证包括：急性浅静脉血栓形成，急性深静脉血栓形成，穿刺部位急性感染以及深静脉阻塞患者的功能性侧支静脉。相对禁忌证包括：卧床不能行动的患者，合并明显外周动脉疾病患者（踝肱指数＜0.5），高血栓栓塞风险患者（易栓症和血栓栓塞症病史），妊娠，下肢严重水肿（对一般治疗反应不佳）无法行下肢静脉彩超检查者，其他无法控制的严重疾病。此外，从技术角度出发，静脉扭曲严重以致无法顺利进入导管、靶静脉直径＜3 mm 导致穿刺困难或导管无法进入以及靶静脉内存在节段性闭塞者均可作为 RFA 的相对禁忌证。尽管应用心脏起搏器者未被列入禁忌证中，但在对装有起搏器的患者进行射频消融时应格外谨慎，必要时可向患者的心脏病专科医师咨询沟通。

（三）围术期处理措施

1. 术前准备

术前应常规对病人进行病史采集和体格检查，同时应行下肢深静脉彩超检查，评估深静脉通畅性及深浅静脉瓣膜功能，必要时行下肢静脉逆行造影，严格把握 RFA 治疗适应证和禁忌证。术前常规采用外科标记笔标记靶静脉，最好在超声引导下进行，标记前应常规让患者站立 5～10 分钟，建议采用温暖的超声耦合剂，在温暖舒适的环境下进行，以免血管痉挛。术前准备的器械及材料用品包括：21G 穿刺针，7F 血管鞘，射频发生器，射频导管，0.025 英寸软导丝，双功超声，弹力绷带、循序减压弹力袜等。

2. 术后处理

RFA 术后应即刻采用弹力绷带均匀加压包扎患肢，24 h 后更换循序减压压力袜，穿至少 1 周；同时患肢伤口应定期清洁换药，2 周内禁止游泳及泡澡。我们建议术后常规进行皮下注射低分子肝素抗凝治疗，以预防静脉血栓栓塞症的发生。建议术后 3 天可行下肢静脉彩超检查有无累及深静脉的血栓形成和评估靶静脉闭合情况，并分别于术后 1 周、2 周、3 个月、6 个月进行门诊随访。

（四）手术方法

RFA 可在局麻、区域麻醉或全身麻醉下进行。

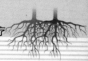

为保证对靶静脉各静脉段的有效治疗，最好在超声引导下确定手术入路。为避免神经损伤，进行大隐静脉消融术时，可选择膝关节水平或稍上位置穿刺，也有学者选择内踝水平进行穿刺；对于小隐静脉，则建议在小腿中间或偏上位置进行穿刺。穿刺时让患者处于反 Trendelenburg 体位，超声引导下采用 21G 穿刺针经皮穿刺进入大隐静脉或小隐静脉主干腔内，也可用尖刀片做一小切口。沿穿刺针送入导丝，移除穿刺针，置入 7F 血管鞘。移除导丝，将 7F ClosureFAST 导管经鞘送至靶静脉腔内直至其顶点到达隐股交界（大隐静脉）或隐腘交界下方 2 cm 处（小隐静脉）。经超声确定导管顶端位于正确位置后，超声引导下沿靶静脉全程于静脉周围注射肿胀液，使靶静脉周围形成液体层。

患者改为 Trendelenburg 体位，打开射频发生器，备好射频装置，开始进行射频消融。应用 ClosureFAST 系统节段性消融技术时，每 20 s 治疗时间针对性治疗 7 cm 静脉节段，为一个治疗周期。按下导管手柄按钮即可释放射频能量，每 20 s 治疗周期完成，能量自动停止释放。建议治疗起始部位时进行两个 20 s 治疗周期，以增加静脉闭合成功率。此外，针对静脉瘤或局部扩张明显的静脉段，可由术者根据经验决定是否进行两个或以上的治疗周期。在每一个 20 s 治疗周期中，能量开始释放后 5 s 内温度即达到 120 ℃，如果 5 s 内未达到该温度，该节段静脉应再进行一个 20s 治疗周期。射频发生器可以检测整个治疗周期内的所有参数，如果参数未达到有效值，会报警提醒术者。完成每个 7 cm 节段静脉的治疗后，导管回撤到下一个节段，两个节段之间可存在 0.5 cm 的重叠，以避免遗漏。当导管到达最末端节段时，术者应避免拉出加热元件至鞘内，因为高热可以融化血管鞘。治疗过程中应使用超声探头或手指纵行压迫加热原件，有助于提高靶静脉闭合率。治疗结束后，行双功超声检查评估靶静脉闭合情况。对于 Celon RFITT 系统，治疗时需要持续以 1～1.4 cm/s 速度后撤射频导管。治疗完成后，患肢即刻采用弹力绷带加压包扎。

（五）术中疑难问题的处置

1. 导管进入困难的处理

下肢静脉曲张患者常存在大隐静脉主干局部静脉瘤或严重扭曲，可能造成射频导管无法顺利送达隐股交界位置，此时我们可以将 0.025 英寸的软导丝置入导管内，在导丝导引下将导管顶端送至目标位置。射频导管送入时应缓慢轻柔操作，以免穿破静脉壁导致皮下血肿，因此熟练的导丝导管技术有助于提高 RFA 成功率。导管末端送达大隐静脉隐股交界处后，应通过双功超声予以确认，以免误入深静脉造成严重后果。

2. 肿胀液的注射和配制

RFA 开始前应在靶静脉周围注射肿胀液，不仅可以起到止痛、止血的作用，同时还可产生压力使静脉壁更贴近导管,并避免或减轻对周围组织的热损伤。肿胀液的理想注射部位在隐筋室,以达到对靶静脉压迫的最佳效果。最好在超声引导下进行,同时应该注入足够的量,使靶静脉周围形成直径约 10 mm 的液体层,以隔开靶静脉与皮肤的距离。肿胀液标准配比为 1%利多卡因肾上腺素注射液 50 ml 溶于 450 ml 生理盐水,并加入 8.4%碳酸氢钠溶液 5~10ml。操作时应注意安全用量,建议利多卡因的安全剂量限度为 35 mg/kg 体重。

(六) 并发症预防

由于 RFA 用于治疗下肢静脉曲张仅有 10 余年历史,因此相关研究数据较少,潜在的可能并发症包括疼痛、浅静脉炎、深静脉血栓形成、皮肤灼伤、感觉异常、皮肤色素沉着、感染等。

1. 疼痛

RFA 术后疼痛发生率通常较静脉曲张的其他治疗方法低,而且疼痛程度较轻,很少需要镇痛治疗,60%以上会在 3 天内恢复正常。如患者疼痛主诉较重,可给予非甾体消炎类镇痛药物治疗。

2. 浅静脉炎

RFA 的治疗原理是通过热能损伤静脉内皮,使静脉管腔闭合及血栓形成,并最终纤维化而达到治疗目的,所以术后大多数患者常存在沿靶静脉走行的痛性条索或硬结,其中部分患者可出现靶静脉周围局部充血、水肿和压痛的炎症表现,即为浅静脉炎,发生率约为 8%。RFA 治疗时将患者处于 Trendelenburg 体位,治疗过程中适度地压迫静脉血管以及术后的加压包扎,均可以减少静脉管腔中血液量,不仅可以增加靶静脉闭合成功率,还可以降低血栓性浅静脉炎的发生。

3. 深静脉血栓形成(deep vein thrombosis,DVT)

DVT 是 RFA 术后的少见并发症,可发生于小腿段深静脉,也可由近端大隐静脉血栓延伸进入股静脉引起。RFA 治疗时应将导管头端准确定位于隐股交界下方至少 2 cm 处,以避免导管误入股静脉而诱发 DVT。RFA 术后 DVT 的发生率从 0%~16%不等,可能与操作者经验和操作技术有关。对于存在恶性肿瘤、年龄超过 60 岁、既往有 DVT 病史等血栓高危因素的患者,围术期应给予低分子肝素皮下注射抗凝治疗,以降低 DVT 发生率。此外,患肢压力治疗和腓肠肌功能锻炼均可减少 DVT 的发生。

4. 皮肤灼伤

皮肤灼伤是 RFA 术后的早期并发症之一,发生率约为 8%。适度在靶静脉周围注射肿胀液,可以在一定程度上阻断热能传导,有助于减少 RFA 术后皮肤灼伤的发生。

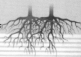

5. 感觉异常

RFA 术后局部感觉异常通常是由于治疗时热能传导损伤伴行神经所致,早期报道的发生率高达 20%。为避免神经损伤,进行大隐静脉 RFA 时,可选择膝关节水平或稍上位置穿刺;对于小隐静脉,则建议在小腿中间或偏上位置进行穿刺。此外,在靶静脉周围适度注射肿胀液,也可显著降低神经损伤发生率。

6. 皮肤色素沉着

皮肤色素沉着是 RFA 术后的晚期并发症之一,发生率从 6%～19% 不等,常在数月内缓慢消退。在靶静脉周围注射肿胀液和避免采用 RFA 治疗过于表浅的静脉曲张,均有助于减少皮肤色素沉着的发生。

(七) 典型病例

某患者,女,48 岁。主诉右下肢青筋暴露伴小腿酸胀不适 2 年。临床诊断:右下肢静脉曲张 C2 级。术前下肢静脉 B 超检查:深静脉通畅,隐股交界处大隐静脉瓣膜功能不全。经内踝前方穿刺大隐静脉行 RFA 治疗。术后随访 3 个月,静脉曲张消失。手术前后患肢对比见图 12-2-14。

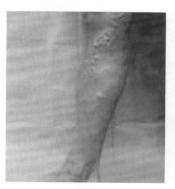
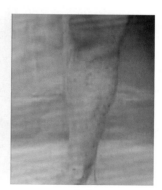

术前　　　　　　　　　　　术后

图 12-2-14　RFA 治疗前后对比

第三节　透光直视旋切术

一、治疗原理

透光直视旋切术(transilluminated powered phlebectomy,TIPP) 作为新近发展的一种手术治疗方式,因其具有治疗快速、彻底、微创、适应证广、术后恢复快等优点,被越来越多地应用于下肢静脉曲张的治疗。实施 TIPP 手术采用 Smith-Nephew Trivex 浅表静脉曲张动力去除系统(图 12-3-1),主要部件为冷光源及旋切刀(图 12-3-2),术中使用冷光源进入皮下浅筋膜层,灌注肿胀液,扩大组织空间,通过皮肤透光使得迂曲浅静脉直接显示,在透光直视下,利用高速旋转的旋切刀准确旋切目标曲张浅静脉(图 12-3-3),将旋切碎的血管及组织经负压吸引器吸除,从而到达治疗的目的。

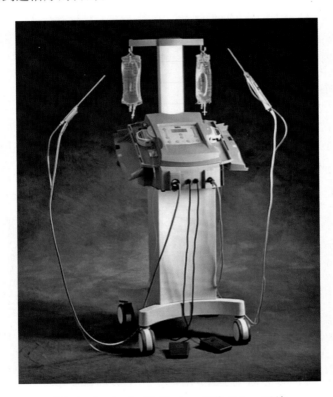

图 12-3-1 Smith-Nephew 二代 Trivex 系统

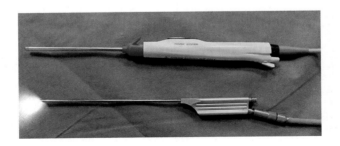

图 12-3-2 旋切刀及冷光源

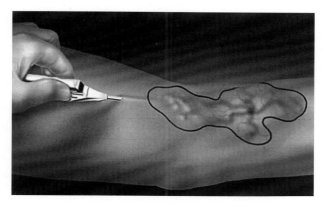

图 12 - 3 - 3　冷光源透光旋切原理

二、适应证

虽然 TIPP 手术在临床已得到广泛的应用并得到国内外专家的认可,但目前国内尚缺乏统一的临床诊疗共识。

上海中山医院符伟国等首先报道此项手术国内应用结果,认为 Trivex 微创旋切术适应证较为广泛,可适用于深静脉通畅的全部曲张静脉病例。因此,即使下肢浅静脉曲张伴小腿色素沉着、湿疹样皮炎、溃疡、出血但无下肢肿胀病史,结合静脉无创或有创检查显示深静脉通畅者都可选用该术式。

三、围术期处理措施

1. 术前完善辅助检查

术前按手术常规行血常规、凝血常规、生化、心电图、X 线胸片等检查,评估患者手术耐受能力。根据医院技术条件选择下肢深静脉彩超检查、下肢静脉顺逆行静脉造影等检查,评估下肢深静脉通畅程度、有无畸形、瓣膜功能等情况。

2. 控制局部感染

对于有慢性静脉溃疡的患者,取创面分泌物行细菌培养及药敏试验,选择适宜抗生素,局部加强换药,待感染控制且肉芽组织新鲜后,可制定手术计划;对存在血栓性静脉炎的患者,术前可给予活血化瘀等药物治疗,病情稳定后实施手术。

3. 患者知情同意

因 TIPP 虽为微创技术,但仍有一定手术风险,故术前务必做好患者知情同意方面的工作,告知患者及家属手术方式、手术体位、麻醉方式、手术时间、手术风险、术后注意事项等情况。

4. 手术前常规准备工作

手术部位的备皮和病变部位的标识。患者站立位时标记曲张静脉位置、走形及范围,初步选取手术切口。

四、手术步骤

1. 设备与器械

Trivex 浅表静脉曲张动力去除系统(包括冷光源照明棒、旋切刀等);大隐静脉剥脱专用器械包,负压吸引器;肿胀液(0.9%氯化钠溶液 1 000 ml+肾上腺素溶液 1 ml+5%碳酸氢钠溶液 114 ml);冲洗用 0.9%氯化钠溶液;弹力绷带。

2. 麻醉方法

常规选择腰麻、硬膜外麻醉或腰硬联合麻醉,如患者较为紧张或者有腰部疾病,可选择气管插管全麻。

3. 常规行大隐静脉高位结扎及剥脱术

于腹股沟韧带下、股动脉内侧卵圆窝处取 2~4 cm 斜切口,找到大隐静脉,离断结扎分支,大隐静脉主干的近端结扎+缝扎。经内踝前侧或以上处找到大隐静脉远心端,仔细分离血管周围神经及其他组织,离断后远心端确切结扎,剥脱器顺行插入大隐静脉主干并剥脱。用肿胀液灌注创腔,3~5 分钟后挤压吸净肿胀液,必要时再次灌洗或外部加压,直至大隐静脉剥离面无活动性出血为止。

4. 透光直视静脉旋切术

根据术前所标记曲张浅静脉范围,合理选择长 2~5 mm 的 2 个手术切口,一个切口插入已连接好冷光源及肿胀液的照明棒,刺入皮下层,显示曲张的浅静脉,在拟旋切的区域适当注入肿胀液;沿切口或内踝切口于皮下置入连接好负压吸引器及 0.9%氯化钠溶液作为冲洗液的旋切刀头。根据曲张静脉情况选择合适的旋切刀规格及转速,通常 300~500 转/分即可,也有报道认为可用到 800~1 000 转/分甚至更高的转速,但笔者认为旋切刀的转速在满足手术效果的前提下应越低越好,以确保对皮下组织及皮肤损伤较小。在透光直视下,用旋切刀对曲张静脉一边旋切一边吸引,充分切除曲张浅静脉。旋切过程中保持皮肤适度张力,以保证切除的安全性和速度。旋切结束后退出旋切刀头,重新灌注肿胀液,透照手术区,原不显影的曲张静脉消失,或因渗血残留于皮下脂肪层留下浅淡不规则的显影,判断静脉切除完全,结束该区域内操作。术毕应用肿胀液反复冲洗旋切面,血管钳抽出未吸引干净的残留血管,充分挤压出肿胀液、积血及脂肪组织,直至创面无明显活动及出血。可选择性地用尖刀片在剥离区域皮肤刺扎,以便于术后积液引流。缝合腹股沟与内踝处手术切口,旋切切口不予缝合,无菌敷料覆盖,弹力绷带加压包扎患肢。

五、疑难问题的处理

1. 切口的选择

除常规腹股沟及内踝处切开,辅助大隐静脉主干剥除两处手术切口外,根据

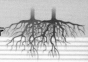

曲张静脉团块部位及范围选择 2～4 处小切口,需避开内踝及胫骨内上髁,以免影响手术操作。切口需靠近曲张静脉团,不要在曲张静脉表面做切口。对于小腿胫骨前区的曲张静脉团,可在该区域外围成对角线确定 2 个小切口,照明棒或者旋切刀头在切口内操作尽量避开小腿上下两端的骨性隆起。切口为透照孔和手术旋切孔互用,可减少手术切口,发挥该技术切口小而少的优势。

2. 目标血管显示不清

术中冷光源照明棒进入皮下时尽量紧贴真皮层,如果皮下组织层较厚,或进入过深,或灌注肿胀液后组织膨隆不明显,都会导致光源透射范围小且亮度不够,目标血管显示不佳。此时可沿切口突破真皮层,即向目标区皮下潜行,以高压力灌注肿胀液,可以充分透射显示迂曲血管范围及走行。灌注肿胀液尽快旋切,避免血管痉挛后显示不清。

3. 掌握正确的旋切策略

在冷光源透光指示下,旋切刀应尽量顺曲张静脉的走行刨削,适当增加皮肤张力,匀速缓慢移动,不宜在同一点上旋切时间过长或反复旋切,以免引起皮肤损伤甚至坏死。对曲张静脉团可适当呈扇形旋切,剥离面不宜过大。另外,不论是照明棒还是旋切刀,均不宜在皮下进行横行操作,以免加大组织损伤。

4. 术中出血的处理

直接旋切直径较粗的曲张静脉、静脉瘤样扩张者、交通静脉支等均易导致出血较多,对于以上情况建议点式剥脱确切结扎,或者直接切开完整显露该段静脉,结扎远近段静脉及与之相通的交通静脉,直接剥除,可以避免不必要的出血。术中一旦出血量过大,可通过加压止血、血管结扎、肿胀液压力灌注等方法来控制。

5. 特殊病情的处理

我们在临床实践中总结认为所有适宜行下肢静脉曲张手术的患者均可考虑选用 TIPP,但是有些特殊病例在应用 TIPP 过程中可以优化手术方式,结合其他治疗手段,灵活搭配,弥补 TIPP 手术的不足。

(1)合并血栓性静脉炎及溃疡者:合并血栓性静脉炎及溃疡者术前应取创面分泌物行细菌培养及药物敏感性试验,术前术后选择合适的抗生素抗感染治疗,避免术后手术创面的大面积感染。静脉溃疡不宜直接旋切,避免引起感染及皮肤坏死,溃疡周围常有曲张的浅静脉,且因色素沉着、皮肤脂质硬化等因素,即使照明棒透视也不易显示,通过触诊可感知曲张的静脉,在手指示下进行旋切,不宜过度旋切以防皮肤损害;对于大隐静脉及其分支内血栓形成的患者,旋切完毕后要反复冲洗,避免血栓遗留在皮下;针对增大、质地变硬的血管组织,因长期炎症刺激、皮肤真皮层萎缩,高速旋切容易切破皮肤或由于真皮层破坏引起术后皮肤溃疡,术中可采用低速旋切模式(如 300 转/分)破坏静脉血管。对残留的血管、血栓碎片不必强求通过刀头打碎吸除,可以直接在照明棒透射下用血管钳取出。

（2）合并严重色素沉着的病例：因病变区域皮肤颜色深甚至变黑，冷光源照明效果极差，血管显示不能满足临床要求，不可盲目旋切，容易导致大量出血，需要另作相应切口，切除局部曲张静脉或结扎交通静脉。

（3）注射硬化剂治疗后复发的病例：由于局部组织粘连，纤维化较重，肿胀液灌注难以发挥作用，加之血管僵硬，质地较韧，Trivex 旋切刀亦难以发挥作用，需切除局部曲张静脉或结扎交通支静脉，小腿其他部位曲张静脉仍可应用 Trivex 微创旋切。

（4）粗大的曲张静脉团或合并血栓的曲张静脉：在反复旋切过程中，无法完全打碎静脉团，易导致周围侧枝的断裂出血及血管的残留，进而术后形成皮下硬结，此种情况可配合传统的点状剥脱技术予离断结扎，旋切后血管钳取出残留碎片。

六、治疗经验

运用 Trivex 透光直视旋切术治疗下肢静脉曲张，应重视治疗过程的每一个重要环节，做到快速、微创以及减少并发症的发生。

1. 准确标记病变部位

术前应让患者站立或行走，使曲张浅静脉充分显露，通过视诊与触诊在曲张静脉周围作详细标记，避免遗漏。

2. 大隐静脉主干高位结扎处理要点

尽可能处理近端属支，以降低复发率。合并小隐静脉曲张需同时处理小隐静脉主干。对内踝严重色素沉着或有溃疡病例，先做交通静脉结扎；对合并静脉炎及感染患者，应控制炎症后再考虑手术治疗。

3. 切口选择的要点

术中选择点状切口时，力求达到既满足最大限度地去除曲张静脉组织又能减少切口的数目并方便操作。避免在皮下组织少的区域取切口，以免引起皮肤坏死；旋切刀应顺曲张静脉走行刨削，不宜在皮下横行操作，加大组织损伤；吸引器应保持良好状态，旋切同时尽量将静脉碎片及脂肪组织吸出体外。

4. 较粗大曲张静脉或静脉团的处理

可多次反复旋切，术毕以血管钳将残存的静脉碎片取出，用肿胀液将创腔反复充分冲洗，发挥术后止血等作用，在弹力绷带包扎前将肿胀液完全挤出，以减少皮下血肿的发生。

5. LDVT 的预防

绷带缠压力度应适当，既能压迫止血又不影响下肢静脉回流。要求患者术后 6~8 h 下床活动，根据病情及患者耐受程度术后 1~3 天拆除换药。换药后注意适当调整绷带加压强度，一般来说要比术后第一次加压强度要小，术后 2 周继续穿用弹力袜进行弹力支持治疗。

一项 Meta 分析[6]表明，TIPP 技术在切口数目、术后美学评分、广泛静脉曲

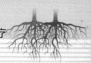

张手术时操作时间上均优于传统静脉切除术,而在疼痛评分、小腿血肿等并发症方面则有增高趋势。综上所述,TIPP 作为一项新的微创技术,治疗下肢静脉曲张具有独特的优势,但不同的治疗机构在病例选择、技术操作以及术后并发症处理等方面均存在差异,要发挥其最大作用及减少并发症需要熟练细致操作。在治疗过程中,只要掌握正确的操作方法,重视各环节的处理,合理应用,Trivex 旋切术不失为一种安全有效的治疗静脉曲张的微创技术。

七、典型病例

【例1】某患者,男,54 岁,因右下肢静脉曲张 12 年余,加重伴足靴区色素沉着 1 年入院。术前下肢深静脉顺行造影示:右下肢深静脉回流通畅,未见血栓及血管狭窄、畸形,浅静脉迂曲扩张,大隐静脉及小腿中下段部位交通支静脉可见明显反流现象。术前诊断:右大腿、小腿浅静脉曲张,交通支异常;临床分期 C4 级。在腰硬联合麻醉下实施大隐静脉高位结扎加 TIPP 术。针对穿通支静脉反流,术前定位标记,术中分别予以分离结扎。术后弹力绷带加压包扎患肢,腹股沟区沙袋压迫 6 h,2 周后仅穿医用弹力袜。术后 3 天患者出院,定期随访。术后 2 周可见曲张静脉消失,刀口愈合良好,足靴区色素沉着减轻,无明显皮肤淤斑。手术前后对比情况见图 12 - 3 - 4。

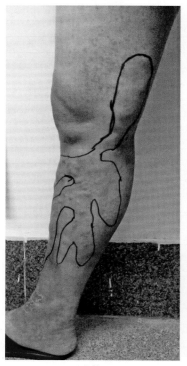
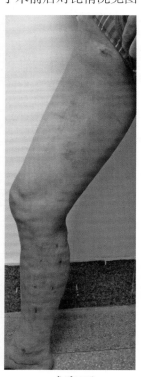

术前　　　　　　　　　　　　　术后14天

图 12 - 3 - 4　右下肢 C4 级静脉曲张行大隐静脉高位
结扎加 TIPP 术前后比较

【例2】某患者,女,48岁。因右下肢静脉曲张10年入院。术前下肢深静脉顺行造影示:右下肢深静脉回流通畅,未见血栓及血管狭窄、畸形,小腿部浅静脉迂曲扩张,小隐静脉可见明显反流现象,交通支未见明显反流。术前诊断:右小腿浅静脉曲张;临床分期C3级。在腰硬联合麻醉下实施小隐静脉高位结扎加TIPP术。术后弹力绷带加压包扎患肢,腹股沟区沙袋压迫6 h,2周后仅穿医用弹力袜。术后3天患者出院,定期随访。术后2周随访可见曲张静脉消失,切口愈合良好,术后出现较为明显的皮肤淤斑。手术前后对比情况见图12-3-5。

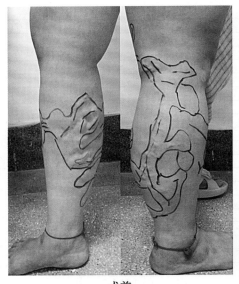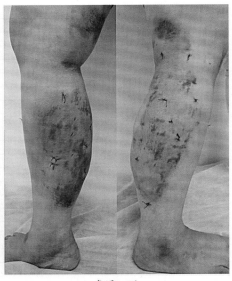

术前　　　　　　　　　　　　术后14天

图12-3-5　右下肢C3级静脉曲张行大隐静脉高位结扎加TIPP术前后比较

第四节　腔镜交通支手术

一、治疗原理

各种原因引起的下肢静脉瓣膜功能不全均可导致静脉压升高。当下肢静脉高压时,深静脉血流即会通过功能不全的交通静脉逆流进入浅静脉,进一步加快静脉溃疡的形成速度。在CVI的发展过程中,交通静脉瓣膜功能不全具有重要的作用。在正常的肢体中,交通静脉具有数量不等的瓣膜,允许血液从浅静脉到深静脉系统单向性流动。在浅静脉反流时,通过正常的交通静脉,流向深静脉系统的血流增多,导致静脉高压,深静脉扩张,有可能继发深静脉瓣膜功能不全;另一方面,交通静脉瓣膜功能不全,将导致深静脉系统血液向浅静脉异常逆流,引起小腿静脉瘀血。研究表明,下肢静脉性溃疡发生率在仅有浅静脉反流时为6%,但在伴有交通支静脉功能不全时可上升至30%,在深、浅静脉反流同时存在时,溃疡发生率为33%,但在合并交通支静脉功能不全时可上升至47%。Neglen报道[19]的一组下肢慢性静脉功能不全病例中,临床重度分级者有86%存在深静脉瓣膜功能不全,71%存在浅静脉瓣膜功能不全,而100%都存在着交通静脉瓣膜功能不全。因此,治疗交通静脉瓣膜功能不全已经成为下肢静脉性溃疡的关键环节[20]。阻断交通静脉对加速溃疡的愈合和降低溃疡的发生率都是有效的,而且有助于防止静脉曲张的复发。

下肢静脉较重要的交通支主要分布在小腿中下段内侧,常有3～4支,一般位于小腿内侧距足跟(13±1.0)cm、(18±1.0)cm 和(24±1.0)cm 这三个相对恒定的平面,且与大隐静脉不直接相通,单纯结扎抽剥大隐静脉无法起到阻断作用。当交通静脉明显扩张时,经皮肤可触及扩张的交通静脉穿达深筋膜的圆形裂孔,结扎交通静脉就可以阻断高压的静脉血由深静脉流向浅静脉的途径,也就阻断了交通静脉导致的局部静脉短路循环,从而促使静脉性溃疡早日愈合。

1938年Linton提出了由于下肢交通静脉瓣膜功能不全导致压力较高的深静脉血逆流入浅静脉,认为这是引起足靴区溃疡形成的重要原因。他主张在整个小腿内侧,沿交通静脉穿出深静脉的位置做纵向切口,切开皮肤和深筋膜,游离皮瓣,彻底显露交通静脉,在深筋膜下予以结扎,即Linton手术。但由于该手术存在创伤较大、并发症较多等问题,随后又出现了改良Linton手术,采用经溃疡旁入路进行溃疡基底部深筋膜下交通静脉结扎术,但也存在导致溃疡面增大、易并发感染的弊端。于是,1985年Hauer首先利用内镜做交通静脉离断术,即腔镜筋膜下交通静脉离断术(SEPS),手术切口位置较高,很好地避开了溃疡表面,而又能通过器械对溃疡下的交通静脉进行离断,同时由于在内镜下操作,使得离断更加精准、彻底,具有手术时机灵活、疗效确切、创伤小、并发症少及住院时间短等优点。此后随着腔镜技术的不断完善和发展,该手术得到了广泛的应用及改进。1992年O'Donnell首先应用腹腔镜器械做SEPS。1994年Conrad首先采用筋膜下充CO_2技术进行手术。国内开展最早的张强等于1997年报道免驱血腹腔镜技术做SEPS,并于1998年尝试利用超声刀离断交通静脉,其原理为利用电流转换成超声振动,产生低热效能,导致组织变性、凝固从而闭合血管后切割离断。超声刀在低频时凝固作用强,高频时适于切割,其优点在于对周围组织损伤小,也不产生烟雾,从而明显减少了手术的创伤和术后的并发症。

二、适应证

目前对SEPS的手术适应证仍有争议:Pierik等主张SEPS的适应证只是严

重的慢性静脉功能不全,CEAP 分类 C4～C6 级者;Stuart 等认为 SEPS 应作为下肢静脉曲张常规治疗方法,C2 和 C3 同样具有 SEPS 手术适应证。目前比较得到共识的适应证为:慢性下肢静脉功能不全皮肤脂质硬化;愈合性溃疡或活动性溃疡患者,即 CEAP 分类 C4～C6 级者。此外,美国血管外科学会的临床实践指南和美国静脉论坛的相关指南建议:位于已愈合的溃疡或正处于活动期的溃疡(CEAP 分类 C5～C6 级)下方的交通静脉(血流速度≥500 ms,管腔直径≥3.5 mm),需要进行处理(2B 级)。

禁忌证:合并动脉闭塞性病变、感染性溃疡、不能站立、溃疡合并风湿性关节炎或硬皮病、DVT、弥漫性皮肤营养障碍、环形巨大溃疡、严重淋巴水肿、全身情况差者。

三、围术期处理措施

SEPS 围术期处理措施基本与其他静脉曲张微创治疗方法相同,如完善检查、术前准确定位、术后压力治疗及预防 DVT 等。术前如溃疡面积大、炎症反应重,应及时清创换药,待渗出减少后择期手术,必要时可合理应用抗生素抗感染治疗。

四、手术步骤

全麻或腰硬膜外联合麻醉起效后,患者取头低足高仰卧位,腘窝及小腿垫高后略外展。常规消毒铺巾后,于患肢小腿中上 1/3 胫骨内侧处(约胫骨结节远端10 cm 与胫骨内侧 5 cm 交界处)做长约 1 cm 的纵形切口(图 12－4－1 中所示A),钝性分离皮下组织,切开深筋膜,在深筋膜下向远侧钝性分离出一定空隙,向深筋膜下置入 10 mm 的套针(Trocar)及光源,然后向深筋膜下注入 CO_2 气体建立气腔,并使压力维持在 15～20 mmHg。再于该切口内侧 5 cm 处取另行长 0.5 cm 的纵形切口(图 12－4－1 中所示 B),钝性分离逐至深筋膜下。于腔镜电视引导下置入另一套针(Trocar)作为主操作孔,置入分离钳,缓慢分离深筋膜下疏松组织,显露交通支静脉,见明显粗大者予以离断,直至分离至内踝(图 12－4－2)。充分止血后,撤除腔镜器械。术后弹性绷带加压包扎。

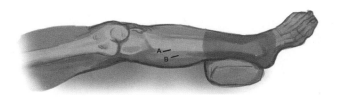

图 12－4－1　腔镜交通支手术切口示意图

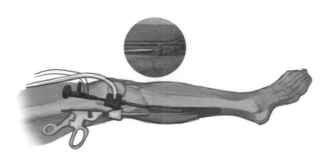

图 12 - 4 - 2　腔镜交通支手术操作示意图

五、疑难问题处理

1. 术式的组合选择

如单纯行腔镜筋膜下交通静脉离断术,可于术前于患肢驱血后于大腿根部上止血带,压力 350～400 mmHg,可保证术区清晰的视野。合并有浅静脉瓣膜功能不全者,可同期行大隐静脉高位结扎剥脱术,小腿曲张浅静脉行小切口点状剥脱术,或行经皮小腿曲张浅静脉连续环形缝扎术,或采用 EVLT 或 RAF 等微创方法处理。合并严重下肢深静脉瓣膜功能不全者可加行深静脉瓣膜腔内或腔外修复术[32]。对于 C6 级患者如溃疡创面较大,可考虑辅助行植皮治疗。为了建立气腔和易于操作,需将患肢抬高并屈曲膝关节 135°,使手术操作者有足够的空间使用器械。

2. 交通支结扎离断处理

功能不全的下肢交通静脉数目越多、交通静脉扩张的直径越大,静脉性病变的程度就越重,下肢皮肤营养性损害的程度也越严重;而增粗且功能不全的下肢交通静脉也常是下肢静脉曲张复发的原因,并将导致下肢静脉性溃疡愈合困难、不愈合,故手术必须结扎直径≥2 mm 的交通静脉。

在交通静脉结扎及离断方式上,自 1998 年以来,文献报道大多使用金属钛夹闭合交通静脉或者单纯进行电凝,一般手术根据交通静脉数量,使用钛夹 2～10 个不等。但其有异物感染的潜在风险,而且在寻找和夹闭多处交通静脉的过程中也增加了皮下气肿及血肿的风险。在狭小的深筋膜腔隙中使用电凝,其热传导易损伤深部组织或神经,产生的烟雾也易影响视野。对于肌间隔疏松的组织应钝性游离,交通支多分布于此,应仔细缓慢分离,以免损伤血管不易止血且模糊视野。当遇有与皮肤垂直方向的阻力时,不要粗暴地分离,以免造成血管断裂,应耐心缓慢地分离暴露。

3. 临床应用研究

与传统的交通静脉结扎术比较,SEPS 能够远离溃疡创面对溃疡部位的交通静脉进行结扎与离断，这是其最大的优势。根据德国 Ulm 大学的一项专门研究表明，SEPS 可以改善 60％肢体血流变学的指标。与传统的交通静脉结扎术相比较，Linton 手术治疗慢性下肢静脉性溃疡的术后溃疡愈合率约为 90％(75％～97％)，复发率约为 22％(0％～55％)，伤口感染率约为 24％(3％～58％)。1997年 Pierik MD 等研究显示传统 Linton 术溃疡愈合率为 90％，复发率为 0，伤口感染率约为 53％，浅静脉曲张复发率约为 16％，隐神经损伤率约为 11％；单侧肢体手术过程需时 19～70 min，平均 41 min，术后平均住院天数 7 天(3～39 天)。2002 年程勇等研究显示改良 Linton 术后溃疡愈合率约为 85.7％，复发率约为14.3％，伤口感染率约为 42.9％，溃疡愈合时间约为(35.3±5.2)天。2006 年姚凯的研究显示，SEPS 手术溃疡愈合率约为 94.4％，复发率约为 5.6％，术后未发现浅静脉曲张复发及隐神经损伤等并发症，伤口感染率约为 5.6％，手术耗时平均 29 min(15～40 min)，术后住院时间约(9.87±3.9)天，溃疡愈合时间约(22.37±5.33)天。有作者通过对 20 项 SEPS 手术的研究进行荟萃分析，得出的结论：CEAP 分类 C6 级的患者接受 SEPS 手术，术后初始溃疡愈合率接近 90％，复发率只有 13％。SEPS 手术无论是在伤口愈合率、复发率、并发症、手术时间以及住院时间上，均优于 Linton 术。

然而，关于 SEPS 的效果也有一些不同的结论。Mahmoud 等对在 1980—2012 年间对下肢慢性静脉性溃疡的 22 项研究、10676 篇文献进行荟萃分析，认为与单纯的传统压力治疗相比，加做 SEPS 并不能提高静脉性溃疡的愈合率，也不能显著降低小腿内侧的大面积溃疡的复发率。

综上所述，SEPS 是治疗下肢慢性静脉功能不全的一种安全有效的方法，其具有操作简便、创伤小、术后并发症少等特点，尤其是对交通静脉瓣膜功能不全所致的复发性的静脉曲张具有确切的疗效，而对于促进下肢慢性静脉性溃疡的愈合也是有益的。由于一些争论的存在，我们更应该对该术式进行更全面、深入的研究与探讨。

第五节　硬化剂注射治疗

一、治疗原理

硬化剂注射治疗是下肢静脉曲张的微创治疗方法之一，与其他治疗方法相比，硬化注射治疗具有简单、易行、经济、美观、患者痛苦少、可重复操作、无需住院等特点，因此在临床上被广泛应用。

硬化剂注射治疗原理是通过向曲张静脉内注入化学硬化剂，造成静脉内皮甚

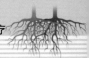

至管壁损伤而产生炎症反应,使静脉管腔闭合,并进一步纤维化,最终形成纤维条索,使静脉腔永久性闭塞,以达到治疗目的。其疗效与静脉曲张的手术治疗相当。硬化注射治疗的临床目标主要为曲张静脉的闭合,慢性静脉功能不全并发症的防治,静脉曲张症状的改善,以及患者生活质量的提高,静脉功能的改善,审美外观的提高等。硬化剂注射治疗既可以单独应用于治疗各种静脉曲张,也可与其他治疗方法联合应用以提高疗效。

根据硬化剂形态不同分为液体硬化注射疗法和泡沫硬化注射疗法,早期硬化剂均为液态硬化剂。泡沫硬化剂最早在 1944 年由 Orbach 提出,他将空气混合入液体硬化剂中,通过空气的作用使静脉管腔内的血液得到最大程度的排空,同时减少血流对硬化剂的冲刷,从而可以更充分地发挥硬化剂对静脉内皮组织的作用,这种技术可使大隐静脉主干闭塞率至少增加 10%。液体硬化剂和泡沫硬化剂由于其各自不同的特点,在治疗不同类型的静脉曲张时疗效有所差异。泡沫硬化剂理论上的优势在于注射后其与静脉内皮接触更充分,适用于网状静脉和直径超过 3mm 的静脉曲张;液体硬化剂则更适用于 C1 级静脉曲张(包括毛细血管扩张症和网状静脉)。

2000 年 Tessar 公布了他的泡沫制备法,即 Tessari 法:使用两支注射器和一个三通连接器手工制作;后来加入了一个预先与注射器连接的、特制的含"无菌空气"的试剂盒,可进一步保证泡沫硬化剂的真正无菌性,从而使得这项技术更加完善。Tessari 法是目前制备泡沫硬化剂的主要方法,由于其简单实用性,在临床上得到了广泛应用。2003 年 4 月在德国专门召开的欧洲泡沫硬化剂疗法协调会议上,专家们认为泡沫硬化剂注射治疗是静脉曲张治疗的有效方法之一,容许有经验的医生应用泡沫硬化剂疗法治疗包括隐静脉干的大的静脉曲张。2006 年 4 月在德国召开的第二届欧洲泡沫硬化剂疗法协调会议上,与会专家认为泡沫硬化剂已经被广泛用于治疗各种类型的静脉曲张,其安全有效性已经得到世界范围的公认,该方法已经成为静脉曲张治疗的确切选择之一。专家们修订并扩展了他们之前的推荐,同时也关注一些重要的治疗热点问题,如泡沫硬化剂疗法的适应证、液体硬化剂的浓度和用量、相对和绝对禁忌证、穿刺入路的选择以及超声引导下治疗效果的记录等。2012 年 5 月德国静脉协会在美因茨组织召开会议,制定了代表欧洲 23 个静脉协会的针对慢性静脉功能不全的硬化剂治疗指南 2014-CN(2014 年再版),该指南主要聚焦于十四羟基硫酸钠(STS)和聚多卡醇两种硬化剂,进一步对静脉曲张的硬化注射治疗进行了规范。

二、适应证与禁忌证

对于下肢静脉曲张硬化注射治疗的适应证和禁忌证,因不同国家和地区的传统习惯和学术观点差异而有所不同。本书主要依据硬化剂治疗指南 2014 - CN。

1. 适应证

硬化剂注射治疗被推荐应用于所有类型的下肢静脉曲张,尤其是隐静脉功能不全、属支静脉、穿支静脉功能不全、网状静脉曲张、毛细血管扩张症、经治疗后残留的或复发的静脉曲张、盆腔起源的静脉曲张、下肢溃疡近端的静脉曲张(存在反流)和静脉畸形。

2. 禁忌证

绝对禁忌证包括:硬化剂过敏、急性深静脉血栓形成和(或)肺栓塞、硬化注射治疗部位存在感染或严重全身性感染和长期卧床,而症状性的右→左分流(如卵圆孔未闭)则被单独列出作为泡沫类型硬化剂的绝对禁忌证。

相对禁忌证包括:妊娠、母乳喂养、严重的外周动脉闭塞性疾病、一般情况差、强过敏体质、高血栓栓塞风险(如存在血栓栓塞症病史,存在严重血栓形成倾向、高凝状态和肿瘤活动期)和急性血栓性浅静脉炎。而既往行泡沫硬化注射治疗后发生偏头痛等神经系统事件则被单独列出,作为泡沫硬化注射治疗的相对禁忌证。抗凝治疗不被作为硬化注射治疗的相对禁忌证。

三、围术期处理措施

术前应常规对患者进行病史采集和临床检查,同时应行下肢深静脉彩超检查,评估深静脉通畅性及深浅静脉瓣膜功能,严格把握硬化注射治疗适应证和禁忌证。术前准备弹力绷带和循序减压压力袜。尽管过敏性休克罕见,仍需在治疗室内应配备急救药物、心肺复苏设备等,以便处理可能发生的紧急情况。

硬化注射治疗完成后即刻给予弹力绷带加压包扎,24 h 后更换循序减压压力袜,穿 3~6 周。48h 内应尽量避免服用阿司匹林、布洛芬等非甾体类消炎药物,同时禁止桑拿、热水浴等。分别于治疗后 1 周、2 周、1 个月、3 个月、6 个月、1 年、2 年进行门诊随访。

四、手术步骤

不同种类和浓度的硬化剂对静脉内皮的作用强弱不一,治疗时应根据病变静脉大小和管径粗细等个体化选择。十四羟基硫酸钠和聚多卡醇是目前常用的两种硬化剂,前者已获美国 FDA 批准,而后者目前尚未获批;国产制剂为聚桂醇注射液。对于直径 0.2~1.0 mm 的毛细血管扩张症,十四羟基硫酸钠的建议治疗浓度为 0.1%~0.3%;对于直径 2~4 mm 的静脉曲张,STS 的建议治疗浓度为 0.5%~1%;对于直径超过 4 mm 的静脉曲张,STS 的建议治疗浓度为 1.5%~3%。

1. 液体硬化剂注射治疗

常规让患者站立 10~15 min,使静脉充盈,标记各注射点。沿静脉走行选择注射点,一般每隔 2~3 cm 距离标记一处,直至靶静脉全程。注射点数量应根据

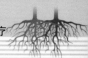

病情确定,可多达 6～8 个。在大腿根部扎止血带阻断浅静脉回流,让患者处站立位或足部下垂位,穿刺针由远心端向近心端分别穿刺,证实有静脉回流后妥善固定。令患者平卧,松解止血带,抬高患肢 70°～80°,使静脉血流空。股部重新扎止血带,放平肢体。将硬化剂按要求稀释到所需浓度后,逐一注射。

为达到最佳治疗效果,应先处理直径较大的静脉,然后再处理较小的静脉。每个部位注射硬化剂需局部充满,剂量取决于静脉直径大小。建议对较大的曲张静脉每个部位注入量≤1 ml,网状静脉每个部位注射 0.25～0.50 ml,毛细血管扩张症每个部位注射 0.10～0.20 ml。应缓慢注射,避免阻力过高。注射时如果患者出现明显疼痛,表明可能注入静脉周围组织,应立刻停止注射。每个注射点注射完毕后,助手用消毒干棉球紧压针眼,迅速拔针。完成全部注射点治疗后,患肢立即给予加压包扎。

2. 泡沫硬化剂注射治疗

患者准备及静脉穿刺操作同液体硬化注射治疗,可预先多点穿刺预留穿刺针备用。泡沫硬化剂的制备采用 Tessari 法:液体硬化剂和气体的比例通常为 1:4 或 1:5,可让泡沫硬化剂稳定性和有效性最佳。备用 2 个注射器,分别抽取 2 ml 硬化剂和 8 ml 气体,将两个注射器与 1 个三通连接头连接并打开通路,快速推注两个注射器,使气体和硬化剂迅速混合形成泡沫混合液,可反复操作 20 次。然后将预先混匀的泡沫硬化剂缓慢注入静脉内,如遇阻力过高出现注射点局部隆起,应立刻停止注射,更换其他穿刺点进行注射。注射时应由远心端向近心端依次完成。注射后相关事项同液体硬化剂。术后嘱患者适当步行,即使有少量泡沫硬化剂进入深静脉也会被迅速排走。

第二届欧洲泡沫硬化剂疗法协调会议就泡沫硬化剂的安全性进行了讨论,建议泡沫硬化剂的安全用量为 6～8 ml,常规应用 40 ml 以内的泡沫硬化剂均未见严重并发症,但超过该剂量可见干咳、胸闷、一过性脑缺血性发作和黑蒙等。为减少并发症发生,可在超声引导下完成泡沫硬化剂注射治疗,即注射硬化剂前经超声确认针头位置,可先注射小剂量泡沫硬化剂来确认针头位于静脉内,然后继续注射直至超声声像图观察到靶静脉腔内充满泡沫。

3. 经导管硬化剂注射疗法

经导管硬化剂注射疗法是将末端带有空隙的导管置入隐静脉内,使其末端达到隐股交界处,然后边注射泡沫硬化剂边回撤导管。该操作须在超声或 X 线引导下完成。

五、疑难问题处理

硬化注射治疗成功的关键是硬化剂必须注射到病变静脉管腔内,临床实践中如何百分百做到精准静脉穿刺是个难题。大部分操作者习惯采取平卧位进行静脉穿刺,由于平卧位时静脉充盈差,很难保证一针穿刺成功率,因此随后在注射硬化剂时容易发生血管外渗漏,从而导致术后皮下硬结、疼痛等并发症。

为避免出现硬化剂外渗问题,静脉穿刺时可让患者处于站立位或足部下垂位,同时大腿根部扎止血带,以增加静脉充盈度,提高一针穿刺成功率。由于站立位时曲张静脉内压力较高,注射硬化剂后静脉管壁不易立即闭合,而且容易被血液稀释冲走,降低疗效,因此穿刺成功后可改为平卧位,再进行硬化剂注射。为避免频繁更换体位给患者带来不适,给操作带来不便,可预先同时多点穿刺后再逐一注射点行硬化剂注射治疗。

如果在治疗过程中遇到阻力过大而不能顺利注射硬化剂时,应及时停止操作,改换其他部位静脉进行硬化注射,切勿强行推注,避免硬化剂渗漏至皮下组织内。

六、典型病例

【例1】某患者,女,28岁。临床诊断:右下肢静脉曲张C1级(毛细血管扩张及网状静脉并存)。根据患者病情及治疗意愿,采用1%聚多卡醇泡沫硬化剂2 ml液体3个穿刺点注射治疗,术后即刻右下肢网状静脉及毛细血管扩张完全消失,然后采用二级循序减压压力袜压迫治疗2周。术后3个月随访时右下肢静脉曲张无复发。治疗前后对比见图12-5-1。

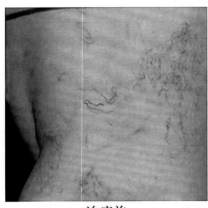 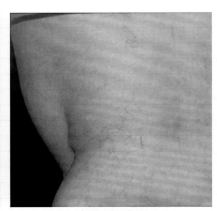

治疗前　　　　　　　　　　　　治疗后3个月

图 12-5-1　C1级静脉曲张硬化注射治疗前后对比

【例2】某患者,男,42岁。临床诊断:左下肢静脉曲张C2级。采用3%聚多卡醇泡沫硬化剂注射治疗,术后即刻左下肢静脉曲张完全消失,然后采用二级循序减压压力袜压迫治疗2周。术后3个月随访时左下肢静脉曲张无复发。治疗前后比较见图12-5-2。

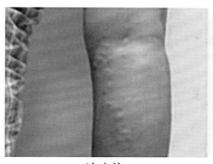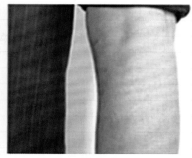

治疗前　　　　　　　　　　治疗后

图 12－5－2　C2 级静脉曲张硬化注射治疗前后对比

参考文献

[1] Spitz G A，Braxton J M，Bergan J J. Outpatient varicose vein surgery with transilluminated powered phlebectomy. Vasc Surg,2000,34(3):547-555.

[2] 符伟国,徐欣,王玉琦,等.微创刨吸术治疗静脉曲张 22 例报告.中国实用外科杂志,2003,23(1):59.

[3] Kim J W，Han J W，Jung S Y，et al. Outcome of transilluminated powered phlebectomy for varicose vein:review of 299 patients(447 limbs). Surg Today,2013,43(1):62-66.

[4] 徐欣,符伟国,王玉琦,等.TriVex 术后并发症的治疗.中国临床医学,2004,11(4):604-605.

[5] 汪忠镐、张福先.血管外科手术并发症的预防与处理.北京:科学技术文献出版社,2001.

[6] Luebke T，Brunkwall J. Meta-analysis of transilluminated powered phlebectomy for superficial varicosities. J Cardiovasc Surg(Torino),2008,49(6):757-764.

[7] Evans C J，Fowkers F C，Hajivaddilion C A，et al. Epidemidogy of varicose vein. Int Angiol,1994,13(30):263-270.

[8] 纪道怀,顾建萍.下肢浅静脉曲张的流行病学调查.上海医学,1990,13(11):656-658.

[9] Serra R，Buffone G，de Franciscis A，et al. A genetic study of chronic venous insufficiency. Ann Vasc Surg,2012,26(2):636-642.

[10] Nicolaides A N. Lnvestigation of chronic venous insufficiency. Circulation,2000,102(1):126-163.

[11] Linton R R. The communicating veins of the lower leg and the operative tech～nique for their ligation. Ann Surg,1938,107:582-593.

[12] Elias S M，Frasier K L. Minimally invasive vein surgery:its role in the treatment of venous stasis ulceration. Am J Surg,2004,188:26-30.

[13] 孙英新,孔令泉.下肢静脉性溃疡的外科治疗.第三军医大学学报,2003,25(14):1297-1299.

[14] Padberg Jr F T. Endoscopic perforating vein ligation its complementary role in the surgical management of chronic venous insufficiency. Ann vasc surg,1999,13(3):343.

[15] 李晓曦,吴志棉,王深明.腔镜深筋膜下交通静脉结扎治疗下肢静脉曲张.中国修复重建外科杂志,2002,16(6):374-375.

[16] Nicolaides A N. Surgical management odeep venous reflux. Vasc,1997,31(30):289.

[17] 王深明.慢性静脉疾病的外科治疗进展.中国实用外科杂志,2000,20(6):371.

[18] Hauer G. Endoscopic subfascial discussion of perforating veins-preliminary report. Vasa,1985,14(1):59-61.

[19] O'Donnell TF Jr. The present status of surgery of the superficial venous system in the management of venous ulcer and the evidence for the role of perforator interruption. J Vasc Surg,2008,48:1044-1052.

[20] 张强,王跃东,李君达.电视内镜下静脉交通支离断术治疗下肢复发性静脉性溃疡.中华外科杂志,1999,37(7):423.

[21] 尚德俊,王嘉桔,张伯根.中西医结合周围血管疾病学.北京:人民卫生出版社,2004:329.

[22] Kiguchi M M, Hager E S, Winger D G,et al. Factors that influence perforator thrombosis and predict healing with perforator sclerotherapy for venous ulceration without axial reflux. J Vasc Surg,2014,59:1368-1376.

[23] Alden P B, Lips E M, Zimmerman K P, et al. Chronic venous ulcer:minimally invasive treatment of superficial axial and perforator vein reflux speeds healing and reduces recurrence. Ann Vasc Surg,2013,27(2):75-83.

[24] 李晓曦,吴志棉,李松奇,等.腔镜深筋膜下结扎交通支静脉治疗慢性下肢静脉溃疡.中国实用外科杂志,2000,20(8):469-470.

[25] Neglen P, Raju S. A comparidion between descending phlebography and duplex Doppler innertigation in the evaluation of reflux in chronic venous insufficiency:a challenge to phlebography as the "gold stadard". Vasc Surg,1992,16:687-693.

[26] 王深明,胡作君.内镜筋膜下交通支静脉结扎术治疗重度慢性下肢静脉功能不全51例.中华普通外科杂志,2003,18(9):527-529.

[27] Bergan J J. Venous insufficiency and perforating veins. Bt J Surg,1998,85(6):721.

[28] Kister R L. Surgical technique:external venous valve repair. Straub Foundation Proc,1990,55(6):15-16.

[29] AL Salman M M. Venous ulcers in chronic venous insufficiency. Inter Angiol,1998,17:108-112.

[30] Pierik E G, van Urk H, Hop W C J, et al. Endoscopic versus opensubfascial division of incompetentperforating veins in the treatmentof venous leg ulceration:A random ized trial. J Vasc Surg,1997,26(6):10-49.

[31] Stuart W P, Adam D J, Brabury A W, et al. Subfascial endoscopicperforator surgery is associated w ith significantlyless morbidityand shorter hospital stay than open operation (Linton 'sprocedure). Br J Surg,1997,84(10):13-64.

[32] Gloviczki P, Comerota A J, Dalsing M C, et al. The care of patients with varicose veins and associated chronic venous diseases:clinical practice guidelines of the Society for

Vascular Surgery and the American Venous Forum. J Vasc Surg,2011,53（5 Suppl）：2S－48S.

[33] O'Donnell TF Jr，Passman M A，Marston W A，et al. Management of venous leg ulcers：clinical practice guidelines of the Society for Vascular Surgery and the American Venous Forum. J Vasc Surg,2014,60(2 Suppl)：3S－59S.

[34] 张强,黄士明,丁季青.内镜超声刀交通支离断术治疗静脉溃疡.中华外科杂志,2004,42(7)：443－444.

[35] Bergan J J. Venous insufficiency and perforating veins. Bt J Surg,1998,85(6)：721.

[36] Zerweck C，von Hodenberg E，Knittel M，et al. Endovenous laser ablation of varicose perforating veins with the 1470～nm diode laser using the radial fibre slim. Phlebology,2014,29(3)：30－36.

[37] Dumantepe M，Tarhan A，Yurdakul I，et al. Endovenous laser ablation of incompetent perforating veins with 1470 nm,400 mum radial fiber. Photomed Laser Surg,2012,30(3)：672－677.

[38] 王深明,李晓曦,吴状宏,等.下肢瓣膜功能不全的瓣膜修复成形术.中华外科杂志,1999,37(1)：38.

[39] 徐德春,李旭,沈卫星.慢性下肢静脉功能不全的个体化手术治疗.安徽医学,2009,30(6)：659－661.

[40] 梁启发.交通静脉结扎术.血管外科手术学.北京：人民卫生出版社,2002：427.

[41] Nelzen O. Prospecrive study of safety,patient satisfaction and leg ulcer healing following saphenous and subfascia endoscopic perforator surgery. Br J Surg,2000,87(1)：86.

[42] 马瑞鹏,戴向晨,罗宇东,等.腔镜深筋膜下交通静脉离断术治疗下肢静脉性溃疡.中国普通外科杂志.2012,21(12)：1510－1514.

[43] Pierik E G，van Urk H，Hop W C，et al. Endoscopic versus open subfacial division of incompetent perforating veins in the treatment of venous leg ulceration：a randomized trial. J Vasc Surg,1997,26(6)：1049－1054.

[44] P. Golviczki. Surgical treatment of the superficial and performatingveins. Phlebology,2000,15：131－136.

[45] Pierik E G，Van Urk W，Wittens M D,et al. Endoscopic venous open subfascial division of incompetent perforating veins in the treatment of venous leg ulceration：Arandomized trial. Vasc Surg,1997,26(6)：1049－1054.

[46] Sato E，Goff D G. Subfascial perforator vein ablation：Comparison of open versus endoscopic techniques. Endovasc Surg,1999,6(2)：147－154.

[47] Stuart W P，Adam D T. Subfascial endoscopic perforator surgery is associated with significantly less morbidity and shorter hospital stay than open operation（linton's procedure）. Br Surg,1997,84(10)：1364－1368.

[48] 程勇,赵渝,时德,等.小腿深筋膜下内镜交通支离断术与传统手术在下肢静脉溃疡治疗中的比较.第三军医大学学报,2002,24(7)：833－835.

[49] Kistner R L, Eklof B, Masuda E M. Deep venous Valve Reconstruction. Cardiovasc Surg, 1995,3(2):129 - 140.

[50] Mark D, Iafrati M D, Harold J, et al. Subfascial endoscopic perforator ligation: An analysis of early clinical outcomes and cost. J Vasc Surg,1997,25(6):995 - 1000.

[51] Mohoney P A, Nelson R E. Venous stasis:successful outcome and symetomatic relief in patient undergoing lionton procedures. S D J Med,1994,2:45 - 48.

[52] 姚凯. 内镜筋膜下交通支静脉离断术治疗下肢慢性静脉性溃疡的研究. 中南大学,2006,

[53] TenBrook J A Jr, Iafrati M D, O'Donnell T F Jr, et al. Systematic review of outcomes after surgical man~ agement of venous disease incorporating subfascial endoscopic perfo~ rator surgery. J Vasc Surg,2004,39(2):583 - 589.

[54] Eric S. Factors that influence perforator vein closure rates using radiofrequency ablation, laser ablation, or foam sclerotherapy. Journal of Vascular Surgery,2016,4(1):51 - 56.

[55] Mahmoud B. M, Umair Q, Gerald L, et al. Comparative effectiveness of surgical interventions aimed at treating underlying venous pathology in patients with chronic venous ulcer. Journal of Vascular Surgery,2014,2(2):212 - 225.

[56] Orbach E J. Clinical evaluation of a new technic in the sclerotherapy of varicose veins. J Int Coll Surg,1948,11(4):396 - 402.

[57] Tessari L, Cavezzi A, Frullini A. Preliminary experience with a new sclerosing foam in the treatment of varicose veins. Dermatol Surg,2001,27(1):58 - 60.

[58] Rabe E, Breu F X, Cavezzi A, et al. European guidelines for sclerotherapy in chronic venous disorders. Phlebology,2014,29(6):338 - 354.

[59] Breu F X, Guggenbichler S. European Consensus Meeting on Foam Sclerotherapy. Dermatol Surg,2004,30(5):709 - 717.

[60] Breu F X, Guggenbichler S, Wollmann J C. 2nd European Consensus Meeting on Foam Sclerotherapy 2006. Tegernsee Germany Vasa,2008,37(Suppl 71):1 - 29.

[61] Rabe E, Pannier F. Indications, contraindications and performance:European Guidelines for Sclerotherapy in Chronic Venous Disorders. Phlebology,2014,29(1):26 - 33.

(孙宝华　李学锋　王清霖　武　欣　曹　娟　王小平　周建华

柯建清　刘卫怀　张　健　孙　波　吴海生　职康康)

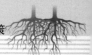

第十三章　下肢静脉曲张的治疗决策

第一节　根据静脉曲张分级把握适应证

下肢静脉曲张临床分级（clinical，etiology，anatomic，pathophysiology classification，CEAP）不同，就有不同的处理方式，例如不需治疗、加压保守治疗、硬化剂注射治疗、激光治疗、射频治疗、透光旋切治疗和手术治疗等。尽管静脉疾病的非手术治疗有明显效果，但这些治疗并不能纠正疾病本身的病理学改变。如果患者不能坚持抬高患肢和压迫治疗，很快就会出现症状的复发，并且可能病情继续进展，容易并发静脉性溃疡。

下肢静脉曲张的治疗目的包括美容（改善外观）、缓解临床症状、改善下肢功能及预防并发症。治疗下肢静脉曲张的方法很多，对于选择哪种方法目前仍有争议，而每种方法均有其利弊，应基于治疗目的不同，结合患者具体的临床情况，尤其是静脉曲张严重程度（CEAP 分级），而采用不同的方法。

一、C0 级治疗选择

C0 级即患者无可见的或可触及的静脉疾病体征。对于有静脉症状主诉而又无可见的或可触及的静脉疾病体征的患者，原则上应采取保守治疗。

二、C1 级治疗选择

C1 级患者中仅有毛细血管扩张或网状静脉为唯一表现的无症状患者，通常的主诉是美观问题。因为这些患者不如症状性患者那样容易发生潜在的静脉反流，所以可采用表面激光疗法或硬化剂注射疗法。对于伴有静脉反流的患者，在成功处理静脉反流问题后，残留的毛细血管扩张和网状静脉也可采用硬化剂注射疗法或表面激光疗法。

目前认为大多数下肢毛细血管扩张、网状静脉以及小静脉曲张的患者，硬化剂注射疗法均是优选的初始疗法。三项小型观察性研究比较了激光疗法与硬化剂注射疗法治疗毛细血管扩张的相关情况：第一项研究推断激光疗法的效果比硬化剂注射疗法差,且费用比硬化剂注射疗法高;第二项研究采用客观测量指标观察,证实两种疗法在静脉清除率上并无差异,但患者偏爱硬化剂注射疗法;第三项研究评估激光疗法后采用硬化剂注射疗法、单独激光疗法或单独硬化剂注射疗法的效果,结果显示,联合治疗组可更好改善静脉清除率。硬化治疗失败的患者、硬化治疗后血管丛生患者、对针头恐惧患者以及对组织硬化剂过敏的患者可采用激光疗法;位于踝关节或踝关节以下部位的血管也可首选激光疗法,因为这些部位采用硬化剂注射疗法更容易形成溃疡。

三、C2级治疗选择

此型患者有明显静脉曲张(曲张静脉团直径≥3 mm),可能涉及隐静脉(大隐静脉、小隐静脉)、隐静脉属支以及腿部非隐浅静脉,并且伴或不伴轴向静脉瓣膜功能不全。C2级病变的治疗目的为改善症状,处理交通支,处理深静脉反流。因C2级病变可采取的治疗方法很多,目前争议也较大。

静脉腔内激光闭合术和静脉腔内射频消融闭合术都是针对治疗大隐静脉主干反流的,对于C2级以内、曲张程度轻的患者,单纯应用这两种方法中的任意一种均可,效果良好。两种方法都是运用热能量使管腔收缩、迅速机化并形成纤维条索,最终使静脉闭合,以达到消除反流的目的。静脉腔内激光闭合术优点是速度快、操作简便,但是必须对所作用的静脉直径有明确了解,直径大的静脉在治疗过程中激光纤维退行速度要相对慢一些,才能保证效果。而且,激光在治疗过程中,有穿破血管、烧伤皮肤和光纤断裂等危险。因此,对于大隐静脉激光闭合术,并发症发生率、治疗效果与术者的操作技术和经验密切相关。静脉腔内射频消融闭合由于有计算机的控制,可以保证治疗效果,但是所需要时间很长,操作相对激光而言较为繁琐。

需要强调的是,激光和射频治疗并不适合于所有下肢静脉曲张,必须对所作用的静脉直径有明确的了解。大隐静脉剥脱术在过去几十年里一直是大隐静脉曲张治疗的标准手术治疗方法,只要剥脱器能通过的患者均可使用剥脱治疗。剥脱术虽能彻底消除大隐静脉主干的反流,大大降低术后的再手术的机会,但其术后大多数患者会有疼痛,创伤大、活动受限并且伤口不美观。近年来随着仪器设备的发展,激光和射频治疗静脉曲张已普及,我们建议根据患者病情、患者意愿、术者对某种技术的掌握情况而选择适合的治疗方法。

四、C3～C6级治疗选择

C3～C6级病变为晚期静脉疾病。C3表现为水肿,通常发生于踝周;C4级表现为皮肤改变,有色素沉着(pigmentation)、湿疹(eczema)、脂质硬皮症(lipodermatosclerosis)和白色萎缩(atrophie blanche, white atrophy)4种临床表

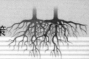

现;C5 级和 C6 级以静脉性溃疡已愈合(C5)或活动期(C6)为区别,好发部位在踝周及小腿下 1/3,尤以内踝和足靴区内侧最多见,同时伴有 C4 级所有的皮肤改变。

C3~C6 级病变的治疗目的包括改善症状,治疗并发症,促进溃疡愈合,注意如并存髂-股静脉梗阻、下腔静脉梗阻需及时处理。对有水肿、皮肤改变或溃疡形成者,单纯闭合大隐静脉主干是不够的,必须同时处理曲张的静脉团和反流的交通支才能保证疗效,此时的病变往往合并穿通支及深静脉病变。国外研究表明,静脉曲张患者中单纯浅静脉系统反流占 60%~65%,浅静脉系统与部分阶段性深静脉反流占 25%~30%,浅静脉反流同时伴深静脉全程反流约占 10%~15%,而单纯深静脉反流与深静脉梗阻患者不足 5%。对于 C3~C6 级病变,建议有条件的单位在治疗前行静脉造影检查,了解患者交通支、深静脉反流及有无腔静脉梗阻等问题。若合并上述问题,需在手术过程中一并处理,才能保证切实的临床效果。另外,根据目前的研究结果,对于直径小于 5 mm 的静脉曲张,注射硬化剂尤其是泡沫硬化剂治疗有明显的优势,且安全性高;对于直径 5~10 mm 的静脉曲张,硬化剂注射与腔内热损伤治疗有优势;对于直径大于 10 mm 的静脉曲张,传统开放手术仍是主要选择。

当静脉曲张合并深静脉功能不全时,处理前首先要排除深静脉梗阻病变。当深静脉反流为 Kistner 0~Ⅱ级时,应先处理静脉曲张,然后随访观察患者术后恢复情况。如术后残留曲张静脉,则辅以手术局部切除或采取硬化剂注射治疗。当深静脉反流为 Kistner Ⅲ、Ⅳ级时,则需要同期处理深静脉。

如无条件使用筋膜下静脉分离镜(SEPS)处理交通支,手术切除不失为简便有效的方法。因此,术者必须了解交通支的解剖,并了解其反流造成静脉曲张的特点。多数交通支位于大腿下段和小腿,在小腿中下段有三支重要的交通支,称为 Cockeet Ⅰ、Ⅱ、Ⅲ,分别位于内踝后方和内踝上方,约在从足跟向上 6 cm、12 cm 和 18 cm 处。小腿上段有数个交通支静脉连接大隐静脉和腘静脉,最高一支位于膝关节下方,称 Boyd 穿通静脉;在大腿的中、下 1/3 处有 Dodd 和 Hunter 交通静脉。任何一支或几支交通静脉瓣膜功能不全,均可导致浅表静脉曲张。交通支的反流对下肢皮肤营养性改变有重要意义,约 2/3 患者的下肢溃疡患者都存在交通支静脉瓣膜功能不全。由 Boyd 穿通静脉瓣膜功能不全导致的浅静脉曲张,静脉团发生在小腿前,更常见于小腿后部。来源于股隐接点反流的静脉曲张常表现为明显的"绳索样",并向侧下走行。而静脉曲张源于大腿中、下段的 Dodd 和 Hunter 穿通静脉,则静脉团孤立存在。小隐静脉曲张患者临床上比较少见,高位结扎处理效果良好。另外,对于合并下肢静脉溃疡或深静脉瓣功能不全的患者,有条件的单位应行下肢静脉造影检查,以了解具体交通支反流部位和深静脉瓣膜情况。此类患者须同时处理好交通支和瓣膜成型,才能保证更好的临床疗效。

对于 C5、C6 级病变，透光直视旋切术 TRIVEX（transilluminated powered phlebectomy，TIPP）可以较彻底去除溃疡周围的静脉团，促进溃疡愈合。国内赵渝教授做了较多的病例及研究，获得了较为满意临床效果。但是针对交通静脉的治疗，直径小的交通静脉再旋切术后可以通过局部压迫的方法止血，对于较大的交通静脉，旋切术后局部出血量很大，术后血肿形成的几率也会大大增加，因此可考虑进行局部的结扎术。

越来越多的微创治疗方法应用于临床，微创技术的应用与仪器设备的进步息息相关。微创技术治疗大隐静脉曲张必须满足以下条件：①治疗彻底，复发率低；②并发症少；③切口数少且切口小、美观；④手术时间短；⑤术后恢复快。目前，采用仪器的微创治疗方法包括 TIPP、EVLT、VNUS 以及 SEPS，其他微创技术包括硬化剂注射治疗、曲张静脉团块的皮下连续缝扎或电凝治疗等。由于大多数微创治疗技术需要特殊仪器设备，受患者经济条件、术者经验、人员培训及患者静脉曲张严重程度的限制，外科手术仍是国内目前治疗静脉曲张的主要方法，但微创治疗的理念已逐渐被业界所认可。目前微创疗效虽与手术治疗相当，但缺少长期随访数据的支持。需要注意的是，同种治疗方法并非均适用于各级别的静脉曲张，目前只有手术治疗静脉曲张有长期随访资料且疗效满意，没有一种微创治疗方法能完全替代另一种治疗方法，不同 CEAP 分期的静脉曲张患者其治疗方法应有所不同，才能切实减少并发症的发生，提高治疗效果。

第二节　手术方式的选择原则

下肢静脉曲张的治疗是针对大隐静脉（小隐静脉）主干、曲张静脉团、交通静脉、溃疡等治疗，目前静脉腔内激光闭合术（endovenous laser treatment，EVLT）、静脉腔内射频消融闭合术（radiofrequency endovenous occlusion，VNUS closure system）和小切口内翻剥脱等主要针对静脉干的治疗；而硬化剂注射、透光直视旋切术 TRIVEX、电凝在治疗曲张静脉团上有优势；关于交通静脉的处理，腔镜交通支手术（subfascial endoscopic perforator surgery，SEPS）具有定位准确、疗效确切的优势，也有学者将透光直视旋切、电凝应用在此。对于大多数需要手术治疗的患者而言，存在静脉主干、曲张静脉团甚至交通静脉的多个问题，需要将上述不同的手段相结合，从而达到缩短手术时间、治疗彻底的效果。

一、EVLT 的应用原则

激光和射频治疗均是针对大隐静脉主干的处理，因此其适应证为大隐静脉主

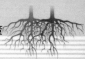

干反流为主的静脉曲张患者。虽然大隐静脉高位结扎和大隐静脉剥脱术在过去几十年里一直成为治疗大隐静脉曲张最主要的和标准的手术治疗方法,但高位结扎由于仅消除了隐股接点处的反流常常致术后复发而被废弃;大隐静脉剥脱虽能彻底消除大隐静脉主干的反流,大大降低了术后的再手术的机会,但其术后大多数患者会有疼痛,创伤大、活动受限并且伤口不美观。因此,既能彻底消除大隐静脉主干的反流、创伤又小的微创技术在过去 10 年中迅速发展并成为治疗大隐静脉曲张的主要方法。

在进行针对大隐静脉主干的治疗前,必须对各种治疗技术所作用的静脉直径有明确的了解。激光治疗适用于大隐静脉主干直径<8 mm,主干无血栓、无静脉炎的静脉曲张;射频治疗适用于大隐静脉主干直径<10 mm,主干无血栓、无静脉炎的静脉曲张;而内翻剥脱治疗适用于各种情况,以剥脱器可通过静脉为标准,但是大隐静脉主干必须通畅,如遇激光纤维或射频电极导入失败时,则采用剥脱的办法。

EVLT 开始应用于 1998 年,适用于 C2～C6 级大隐静脉曲张,有症状,要求手术治疗,曲张静脉直径<8mm 者。绝对禁忌证:妊娠或哺乳期女性;继发于 DVT 或盆腔肿瘤的大隐静脉曲张;动脉闭塞症;并发严重的身体其他部位的疾病如糖尿病足等。相对禁忌证:青少年,无症状者。建议采用非手术治疗,如穿戴弹力袜。对有心脏病,特别是有冠心病家族史的患者,不建议过早手术清除大隐静脉,因大隐静脉是冠状动脉旁路移植术的桥血管,应该保留可能需要做冠状动脉旁路移植术患者的大隐静脉。

对于曲张静脉直径>8 mm 者,单纯激光治疗复发几率大,需结合其他方法联合治疗。Mundy 等收集 2004 年 9 月以前文献中有关 EVLT 的报道 13 篇,共计 1 289 例 1 582 侧下肢,随访 1～19 个月,发现术后并发症分别为皮肤烫伤(4.8%)、暂时性隐神经损伤(2.8%)、短时间皮下条索状硬结(55%～100%)、浅静脉炎(1.6%)、血肿(4.8%)、DVT 等;大隐静脉主干闭合者为 87.9%～100%,仅部分闭合并有倒流者占 1.8%～3.0%,再通率为 4.8%。该研究认为,EVLT 术后短期疗效令人满意。2005 年 Corcos 等指出,EVLT 后管腔闭合是一个渐进的愈合过程,对管壁、神经和周围组织并不造成严重的损伤。管径<10 mm 者,光纤后撤的速度可加快(>1 mm/s),而管径为 17 mm 者应减慢后撤速度,必要时可重复治疗 2～3 次,以取得最佳疗效,并且同时做大隐静脉高位结扎术。

中日友好医院 2003 年即开始应用 EVLT 加 TIPP 治疗单纯性大隐静脉曲张,并报道了局部麻醉联合静脉麻醉或硬膜外麻醉下 EVIT 治疗下肢静脉曲张。共入组 250 例 323 侧肢体,男 114 例,女 136 例;年龄 22～81 岁,平均 51 岁。结果,323 侧患肢均获得满意疗效,手术时间平均 41 min;门诊手术 21 例,住院手术 229 例;住院 1～7 天,平均 3 天。术后皮下淤斑 3～10 周吸收;术后发生皮下蜂窝织炎 4 例,小腿内侧感觉麻木 26 例,25 例溃疡、湿疹,术后 2 周内全部治愈。98 例随访 1～14 个月,平均 7.6 个月,2 例大隐静脉内有血流,但大隐静脉内径由术前 1 cm、1.2 cm 缩小到 0.2 cm,无临床症状;余 96 例无复发。该研究认为 EVLT 联合 TIPP 治疗下肢静脉曲张方法简单、美观、疗效好、复发率低。

二、RFA 的应用原则

腔内射频治疗(endovenous radiofrequency ablation,RFA)开始应用于 1998 年,该法首先在欧洲提倡应用,次年于美国推广应用。其作用机制为热能导致静脉痉挛和胶原降解。2004 年,Salles-Cunha 等报道 89 例共 106 侧下肢行 RFA 治疗,超声检查随访 4～25 个月(平均 9 个月),结果发现术后 2 年 65% 的患者于隐股静脉交界处和(或)大腿段有小血管网形成和大隐静脉主干近侧段再通;小腿段大隐静脉主干未处理者,管腔未闭者占 79%,其中有血液反流的占 58%。2005 年,Merchant 等报道全球 34 个医疗中心,在 2004 年 10 月以前治疗的 1006 例共 1222 侧下肢静脉曲张术后随访 5 年的结果,显示术后 6 个月和 1、2、3、4、5 年的复发率分别为 7.7%、13.1%、14.8%、14.3%、22.7% 和 27.4%;术后并发症包括 DVT(0.9%)(其中 1 例发生肺栓塞)、皮肤灼伤(1.2%)、浅静脉炎(2.9%)、隐神经损伤(12.3%)。研究指出,在发射射频时导管后撤的速度过快,则管腔的闭合以血栓闭合为主,因此术后管腔再通可能导致病情复发。

三、TIPP 的应用原则

TIPP 是处理曲张静脉团块的新方法,切口的设计必须兼顾对交通支的处理。同时要保证连接电动组织旋切器的负压吸引足够强,才能保证曲张静脉会被吸入并被碎解后吸出。但负压吸引过大则会损伤过多的组织甚至皮肤,因此,吸引器选择 400～700 mmHg 的压力。抽出静脉后,应该用麻痹肿胀液冲洗被切除的静脉血管床,并挤压患肢肿胀的皮下组织,充分将皮下淤血挤出,可抑制血肿的形成,并有助于术后止痛。TIPP 尤其适合于严重而广泛的曲张静脉团的治疗。当静脉团广泛而严重但无旋切仪时,手术切除可保证治疗的彻底,其代价则为手术切口长或切口数多;对于小范围或局限性静脉曲张团的处理,则可采用直接手术切除、皮下连续缝扎,电凝或硬化剂注射等治疗。

四、硬化剂注射的应用原则

硬化剂注射疗法(sclerotherapy)治疗下肢浅静脉曲张起自 19 世纪中期,它原是将具有腐蚀性的药液直接注入下肢曲张的浅静脉,因静脉内膜损伤后发生结缔组织增生,使扩张的管腔纤维化闭塞。硬化剂注射和压迫包扎疗法的目的在于使曲张浅静脉的管壁相互粘连而愈合,机化后形成条束状纤维化结构以闭塞其管

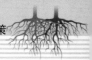

腔,不会因其形成血栓再通而复发。长期以来,注射疗法一直被认为是一种操作方便、价格低廉、容易推广的优选方法。理想的硬化剂应该是注入静脉后不引起大量的血栓形成,主要是使管腔发生纤维化而闭塞。临床常用硬化剂在导致纤维性病理变化的能力、浓度、剂型和致痛等各方面各有差异。作用较弱的硬化剂主要为铬酸盐甘油等,多用于治疗毛细血管扩张和网状浅静脉曲张;作用较强的硬化剂则为 4%~8% 碘溶液等,用以治疗隐静脉主干、隐-股(腘)段交界处和交通静脉的倒流和曲张。近年来在临床使用的聚多卡醇泡沫制剂,其特点为注入后可在局部停留较长时间,而不会很快被血流稀释和冲散,对内膜可维持较长时间的作用,更不易流入深静脉引起血栓形成等不良后果,其疗效较聚多卡醇强 4 倍以上,副作用也极少。目前在临床已有多种泡沫制剂用于毛细血管扩张、网状浅静脉曲张、交通静脉和隐-股段交界处等。

近来,在超声引导下腔内置管注入泡沫制剂的疗法已在临床广泛开展。导管置入的部位和注射的全过程都可通过超声显像予以监控,逐一用于隐静脉主干、交通静脉和隐-股(腘)交界处的硬化治疗,其疗效良好,硬化剂外溢、组织坏死等并发症都极为少见。21 世纪初期,Tessari 等和 Cabrera 等报道,采用泡沫硬化剂做注射治疗时,少量的药剂即可覆盖更大范围的静脉内膜,并将其中的血流排空,其优点为减少并发症和提高疗效。术后 28 天和 3 年,大隐静脉闭塞率分别为90% 和 81%。如在超声引导下做硬化剂注射治疗,则疗效进一步提高。2000 年,Belcaro 等报道,将做传统硬化剂治疗或单做股隐交界(saphenofemoral junction,SFJ)高位结扎与硬化剂加 SFJ 结扎者术后 10 年的结果相比较,前二者有 SFJ 倒流的占 19%,后者为 9%;有大隐静脉远侧段倒流者中,硬化剂注射组为 44%,SFJ 结扎组为 36%,硬化剂加 SFJ 结扎组为 16%。因此他们认为,单做硬化剂注射治疗远期效果欠佳。Myers 评价了超声引导硬化剂治疗的中期效果,该前瞻性研究共入组 1189 名患者,主要和次要成功率分别为 52.4% 和 76.8%,影响预后的危险因素包括:年龄<40 岁,小隐静脉曲张,大隐静脉直径>6 mm,液体硬化剂,硬化剂剂量<12 ml,高度或未稀释的 3% 稀释硬化剂。Smith 也报道了一组应用超声引导泡沫硬化剂治疗下肢静脉曲张的病例,共入组 808 例,CEAP 分级为 C1 级占 15%,C2 级占 81%,C3 级占 0.5%,C4 级占 2.0%,C5 级占 0.2%,C6 级占 0.4%。结果显示,对于单侧静脉曲张的患者,43% 行一次手术治疗,48%需行两次手术治疗。对于双侧静脉曲张的患者,40% 需两次手术治疗,46% 需三次手术治疗,并在结果统计时发现大隐静脉直径>5 mm 的患者血管再通率高。因此泡沫硬化剂治疗对于直径<5 mm 的静脉曲张有明显的优势,且安全性高;对于直径 5~10 mm 的静脉曲张仍可考虑使用泡沫硬化剂注射或腔内热损伤治疗;若静脉曲张的直径>10 mm 的,则推荐行传统开放手术。

虽然硬化剂疗法是治疗下肢浅静脉曲张一种可供选择的优选方法,但绝不能滥用,更不能替代手术治疗。Bergan 指出,注射疗法对下肢分支浅静脉曲张有效,而大的曲张浅静脉团、大(小)隐静脉主干曲张伴明显倒流和膝上的浅静脉曲张,均以手术治疗为宜;硬化剂注射疗法对手术后残留的浅静脉曲张、管径在4 mm 以下的曲张浅静脉,以及膝以下的浅静脉曲张,有较好的疗效。有些学者认为,对年老、体弱的患者,硬化剂注射是优选的治疗方法。

1994—1995 年,国际静脉病学会联盟提出的硬化剂注射疗法适应证为:①对于毛细血管扩张症,硬化剂注射疗法是选用的方法;②对于非隐静脉主干的明显曲张浅静脉,硬化剂注射疗法是手术外的另一种选择;③对交通静脉硬化剂注射疗法的疗效各家学者看法尚不一致;④大隐静脉主干的硬化剂注射疗法,不少学者对其效果提出质疑,认为临床实践证明手术的远期疗效远优于硬化剂注射疗法;⑤小隐静脉主干可根据曲张的严重程度、股-腘段有无明显倒流等,考虑选用硬化剂注射疗法是否合适。学者们一般主张术毕时将患肢做压迫包扎,其目的在于压缩受注射的静脉段,使其管腔尽量缩小,以免血栓过度形成,从而促使管腔发生纤维化闭塞。

五、内窥镜血管取材系统的应用原则

内窥镜血管取材系统(endoscopic vessel harvesting,EVH)在冠状动脉血管重建领域作为微创手段,已成为获取大隐静脉等血管移植材料的主要方法,是一种成熟完善的技术。内窥镜手术同样可用于下肢静脉曲张手术治疗。中日友好医院采用 EVH 技术治疗大隐静脉曲张,并比较了 EVH 治疗组与对照组(传统手术组)术后 48 h 和术后 1 周疼痛视觉模拟评分(visual analogue pain scale,VAPS),术后 1 周皮下淤血、血肿、皮肤麻木等症状,术后第 3 个月 CEAP 临床分级,手术效果及手术满意度评分情况。结果术后 48 h 和术后 1 周 VAPS 评分,EVH 组均低于对照组($P<0.01$);术后皮下淤血发生率对照组高于 EVH 治疗组,但组间差异无统计学意义($P>0.05$);术后皮下血肿发生率、下肢麻木发生率对照组均明显高于 EVH 治疗组($P<0.01$);两组患肢 CEAP 分级组间比较差异无统计学意义($P>0.05$),但两组在手术前和手术后 3 个月 CEAP 分级的比较差异均有统计学意义($P<0.01$)。两组术后 3 个月手术效果评分,EVH 组与对照组差异无统计学意义($P>0.05$);手术整体满意度评分,EVH 组高于对照组,两组差异有统计学意义($P<0.05$)。研究表明 EVH 可以成为治疗静脉曲张的微创治疗手段之一,但其长期疗效有待于进一步观察。

六、个体化治疗原则

综上所述,目前临床治疗静脉曲张的方法众多,如何根据患者具体的临床情况,结合患者的经济情况及手术风险及效率等诸多问题,选用哪种治疗方法最优,

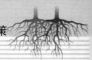

或如何联用合适的治疗方法,目前仍争议颇多。NICE(National Institute for Health and Care Excellence)大隐静脉曲张治疗指南推荐确诊大隐静脉曲张后,首选治疗为对大隐静脉主干行静脉腔内射频消融术(radiofrequency ablation)或 EVLT,其次为超声引导下泡沫硬化剂治疗(ultrasoundguided foam sclerotherapy)或手术治疗,术后早期应用弹力绷带建议不超过 7 天,弹力袜 1~3 个月。

Nesbitt 报道的一篇 Cochrane 图书馆系统综述,比较了 EVLT、RFA、泡沫硬化剂和手术治疗静脉曲张的疗效,共纳入 13 篇随机对照文献,累计 3 081 例。其中比较硬化剂注射疗法和手术的文献 3 篇,比较 EVLT 和手术的文献 8 篇,比较 RFA 和手术的文献 5 篇,其中 2 篇文献比较了两种及以上的治疗方法。在硬化剂注射疗法和手术的比较中,临床医生评估的复发率以及症状复发率差异无统计学意义,两组的手术失败率差异也无统计学意义。在 EVLT 和手术的比较中,临床医生评估的复发率以及症状复发率差异无统计学意义,两组的早期、晚期血管再通率差异也无统计学意义;但激光治疗组的手术失败率和新生血管发生率显著性降低。在 RFA 和手术的比较中,临床医生评估的复发率以及症状复发率差异无统计学意义;早期、晚期血管再通率差异也无统计学意义。研究最终认为,当前的临床实验证据支持在大隐静脉曲张的治疗上,硬化剂注射疗法、EVLT 和 RFA 的效果至少和手术效果相当。

中日友好医院曾分析了在该院接受治疗的 2 200 例下肢静脉曲张临床资料,主要采用 EVLT、RFA 和选择性大隐静脉内翻剥脱术三种方法处理静脉主干反流;而曲张静脉团则采用 TIPP、直接手术切除、EVLT、电凝曲张静脉、皮下连续缝扎或硬化剂注射方法治疗。根据患者具体病情选择手术方法,其中 1802 例采用 EVLT,82 例采用 RFA 联合 TIPP,218 例采用选择性内翻式大隐静脉剥脱术联合硬化剂治疗;其余 98 例分别采用 EVLT、RFA 处理大隐静脉主干,辅以曲张静脉团手术切除、激光、电凝、皮下连续缝扎或硬化剂注射方法治疗。对于伴有交通支功能不全的患者,术中切断并结扎交通支;对于严重深静脉瓣功能不全的患者,同时处理深静脉瓣膜。结果显示,全组手术时间为 20~78 min,平均 40 min。所有患者手术后静脉曲张均临床症状缓解,达临床治愈标准。共有 998 例(45.4%)术后随访 1~480 个月,共出现并发症 126 例(12.6%),其中皮肤浅表烫伤 1 例、皮肤色素沉着 24 例、小腿表皮麻木感(隐神经损伤)48 例、皮下血肿或硬结 35 例、皮肤感染 15 例,皮肤穿孔 3 例。其中小腿表皮麻木感均位于治疗侧踝靴部,麻木面积不同,其中 21 例术后 2 周内症状消失,22 例在 3 个月内症状消失。故该研究认为激光、射频、内翻剥脱是针对大隐静脉有反流的下肢静脉曲张的治疗方法;手术切除、皮下连续缝扎、电凝(分支)、硬化剂注射对静脉团的处理有很好的效果;切断结扎反流的交通支十分重要;EVLT 对静脉团的处理十分理想,但需注意操作方法。

Rasmussen 的随机临床实验比较 EVLT、RAF、泡沫硬化剂治疗（foam sclerotherapy）、大隐静脉剥脱术的疗效。术后 1 年随访，激光组、射频组、泡沫硬化剂组和手术组的大隐静脉再通畅率分别为 5.8%、4.8%、16.3%、4.8%，组间比较差异有统计学意义（$P<0.001$）。所有的治疗方法均有效，手术失败率在泡沫硬化剂组最高，但是射频组和泡沫硬化剂组较其他两组恢复快，且术后疼痛轻。

中日友好医院也曾比较了 EVLT、RAF 及内翻剥脱联合治疗下肢静脉曲张的近期疗效，共纳入有明确大隐静脉反流的下肢静脉曲张 460 例，其中 200 例（232 条肢体）采用 EVLT 治疗；80 例（88 条肢体）采用 RAF 治疗，180 例（202 条肢体）采用内翻剥脱术治疗，曲张静脉均采用 TIPP 治疗。结果显示，手术时间 RAF 组最长，平均（41±8）min，EVLT 组与内翻剥脱组相近；术后住院时间比较，EVLT 组（1.2±0.4）天与 RAF 组（2.1±0.8）天较短，与内翻剥脱组比差异有统计学意义（$P<0.05$）。术中出血量内翻剥脱组较其他两组多；EVLT 组与 RAF 组的手术切口少；术后 1 年三组复发率相当，隐神经损伤在内翻剥脱组较多。VCSS 评分各组术后较术前明显减少，结论三组手术效果均满意且疗效相当，但激光、射频具有创伤小、并发症少的优点。

对于因大隐静脉反流所致的下肢静脉曲张的疗效判断，应以反流消失、曲张静脉团消除和下肢症状缓解为标准。相对于传统的手术方式，微创手术有着较多的优势，但是手术的目的是治疗疾病，微创只是治疗疾病的一种手段而已。目前，治疗静脉曲张疾病的微创手段有很多，每一种都有着其相应的适应证和相对禁忌证，但并没有哪一种方式能完全适用于所有的患者。任何技术都有其两面性，合理的术前评估和手术适应证的选择，仍是治疗方案制定的根本原则。

第三节　术后辅助治疗的选择

（一）一般措施

1. 腿部抬高

将双足抬高至心脏水平或以上并保持 30 min，一日 3～4 次，此法可改善慢性静脉疾病患者的皮肤微循环并减轻水肿，同时也能促进静脉性溃疡愈合。需要注意的是，将足部抬高至低于心脏水平位置（例如在躺椅上），对于减轻静脉高压无效。虽然抬高腿部可能足以缓解轻度静脉性疾病患者的症状，但是这种疗法通常不足以缓解更严重病例的症状。

（1）坚持锻炼：每日步行以及进行简单的屈踝锻炼对于治疗慢性静脉疾病是廉价且安全的策略。几项小型研究已表明，简单的腓肠肌（跖屈）锻炼可改善血流

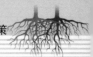

动力学参数。在慢性静脉功能不全患者中，腓肠肌泵将静脉血液沿双腿上推的效力通常受损，因此导致发生静脉性溃疡并延迟其愈合。术后坚持锻炼可帮助侧支循环的建立，有助于改善症状。

（2）加压疗法：诸如弹力袜、弹力绷带等静态加压疗法是慢性静脉疾病治疗中一个至关重要的内容，很多静脉曲张患者在使用弹力袜后症状得到迅速改善。静态压迫治疗的特点是从肢体远端到近端的压力梯度恒定（分级压迫）。压力治疗对静脉曲张的治疗机制是多因素的，详见第五章压力治疗。但克服静脉高压所需要的最佳压力尚有争议，目前大多研究认为，为了防止静脉曲张受累腿部的毛细血管渗出，需要在踝部给予 35～40 mmHg 的外部压力。

（二）药物治疗

1. 静脉活性药物

大多数静脉活性药物被证实可通过一种与去甲肾上腺素途径相关的机制而增加静脉张力，其他作用包括降低过高的毛细血管通透性、改善淋巴引流、抗炎作用以及降低血液黏度，这些药物对于任何一种静脉疾病的治疗可能均有用。如常用药物马栗种子提取物片有减轻或消除患肢肿胀、酸胀，减轻皮肤营养障碍性病变等功效；地奥司明片具有保护血管和提高静脉张力、增加淋巴回流、改善毛细血管通透性等功效。

2. 影响血液流变学的药物

（1）阿司匹林：阿司匹林可加快慢性静脉性溃疡的愈合，并因此可用于治疗对其无禁忌证的患者。血小板增多症和血小板体积增加是与慢性静脉功能不全有关的特征，但血小板在静脉淤滞和溃疡的形成过程中的实际作用尚不清楚。一项纳入了 20 例下肢静脉曲张的小型双盲随机临床试验发现，300 mg/d 的肠溶阿司匹林与安慰剂相比显著提高了 4 个月时治愈的溃疡患者数（38% vs 0），并且溃疡范围显著减少的患者人数增加（52% vs 26%）。

（2）司坦唑醇：司坦唑醇是一种口服促蛋白合成类固醇，它能刺激血液纤维蛋白溶解，研究者已对其用于脂性硬皮病相关较晚期皮肤病变的治疗进行了评估。数项随机试验发现使用司坦唑醇会使脂性硬皮病区域出现改善，皮肤厚度降低并且可能加快溃疡愈合速度。

（3）前列环素类似物：伊洛前列素是前列环素的合成类似物，也是一种强效的血管舒张药，可抑制血小板聚集和黏附，增加红细胞变形性，改变中性粒细胞功能以及毛细血管通透性，并可能有助于修复受损的内皮。在一项随机试验中，静脉输注 3 周的伊洛前列素与安慰剂对照组比较，150 天后前者溃疡治愈率和下肢溃疡缓解的比例高于对照组（100% vs 84%）。

（4）己酮可可碱：许多试验已在静脉性溃疡患者中对不同剂量己酮可可碱

（加或不加辅助性加压疗法）的效果进行了研究。一项 Meta 分析对 11 项质量不一的试验进行了评估,结果表明与安慰剂组或不治疗组相比,己酮可可碱对静脉性溃疡全部或部分愈合更为有效（RR 1.7,95％CI 1.3～2.2）。当不与加压疗法联合使用时,己酮可可碱（800mg 每日 3 次）比安慰剂或不治疗更为有效。

（三）皮肤护理

淤积性皮炎表现为瘙痒、含铁血黄素沉积、红斑和鳞屑的组合形式,并且通常见于较晚期的疾病（CEAP 分级为 4 级或更高）。瘙痒可能十分剧烈,有时会出现水疱和渗出。通过皮肤清洁、使用润肤剂和（或）皮肤屏障制剂进行适当的皮肤护理,有助于保持完整的皮肤屏障。预防干燥和龟裂并减少瘙痒和搔抓,对于预防皮肤溃疡的发生很重要。患者应每日使用温和的无皂清洁剂轻柔地清洗腿部,以去除鳞屑、细菌和痂皮。不含人工色素和香精的产品刺激性可能更小,而矿脂基沐浴露或沐浴护肤水可最大限度地降低因每日清洗造成的皮肤干燥。润肤剂可提供一层油膜以润滑皮肤,这可抑制干燥、瘙痒和随之而来的皮肤皲裂,最好在皮肤湿润时使用润肤剂（即浴后立即使用）,可锁住水分并预防皮肤表面干燥。润肤剂中的常用成分包括矿脂、矿物油和二甲硅油。尽管羊毛脂也是一种有效制剂,但其与淤积性皮炎的皮肤致敏有关,因此应予避免。

（四）溃疡治疗

1. 溃疡清创术

伤口清创是静脉性溃疡治疗的必要措施,因为失活的组织有可能会增加出现局部细菌感染和脓毒症的机会,去除静脉性溃疡中的坏死组织和纤维蛋白碎屑有助于健康肉芽组织形成并增强表皮细胞再生。使用局部麻醉低共熔混合物（eutectic mixture of local anaesthetics,EMLA,即恩纳制剂）可减轻静脉性溃疡清创术的疼痛。一项纳入 6 项试验（343 例参与者）的系统评价对采用 EMLA 处理溃疡清创相关疼痛进行了评估,对于 100 mm 疼痛量表所测定的疼痛的组间差异,EMLA 处理组明显占优势（平均差－20.65,95％CI－29.11～－12.19）。

2. 全身应用抗生素

尚无证据支持常规使用全身性抗生素可促进下肢静脉溃疡的愈合。全身应用抗生素仅用于存在急性蜂窝织炎或溃疡感染临床症状体征者。在没有感染体征的情况下无需对腿部溃疡进行常规擦拭,因大多数静脉性溃疡均被革兰阳性菌和革兰阴性菌严重污染,常规使用抗生素治疗无并发症的溃疡并不会减少细菌定植或提高治愈率,但可导致耐药微生物的出现。一项研究显示,常规使用全身性抗生素与 94％使用环丙沙星的患者、12％使用甲氧苄啶和 4％使用安慰剂的患者出现耐药微生物相关。目前基本共识是全身性抗生素仅适用于出现以下一项或

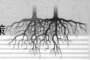

多项提示严重感染患者：①局部发热和压痛；②周围皮肤红斑增加；③淋巴管炎（沿肢体蜿蜒上行的红色线条）；④溃疡快速增大；⑤发热。如果每克组织中有 $10×10^4$ 个以上的细菌，可能会影响伤口愈合。如果疑似临床感染，则应对溃疡进行培养并根据培养结果选择抗生素；冲洗溃疡以清除表面碎屑，随后从溃疡基底部活检取得组织样本并送培养。部分临床医生采取向溃疡周围真皮处注射 $1\sim 2\ ml\ 0.9\%$ 氯化钠注射液后迅速抽吸液体并送培养。

第四节　问题与思考

静脉曲张的治疗在临床决策的时候必须时刻谨记手术的目的是治疗疾病。虽然微创的手术方式改进了传统手术疼痛、创伤大、活动受限、恢复慢的缺点，使得患者可以在短时间内达到美观、快速康复的目的，但是微创技术不等于无创，手术的切口数也不是越少越好，必须结合临床，在保证手术疗效的前提下，尽量做到微创。另外，微创不等于无并发症，目前所采用的各种方法仍存在与之相关的并发症，如静脉穿破、血栓、静脉炎、血肿、感染、皮肤烧伤、损伤及术后局部组织皮肤感觉麻木等，在实际工作中必须注意预防并发症，才能使微创技术成为实际意义上的微创。目前国内开展的微创手段有很多，但每一种都有着相应的适应证和相对的禁忌证，不能一味追求微创而将一种手术方式用于所有的患者，最终会导致更多的并发症、复发率的出现，从而失去微创的意义。随着新的治疗方法在临床上广泛被应用，势必会伴随各种问题的出现，我们提出如下问题和策略与同道商榷、共同思考：

一、下肢静脉曲张治疗中值得关注的问题

1. 静脉腔内激光闭合术远期复发率如何

EVIT 是临床治疗下肢静脉曲张较早的一种微创方法，其效果主要是受到手术操作者操作技能以及手术操作习惯而决定。有学者认为，EVLT 治疗下肢静脉曲张波长越大、能量越高，疗效越理想。解放军总医院刘小平、郭伟将 EVIT 与传统手术治疗下肢静脉曲张的临床疗效进行比较，结果术后 3 个月的随访，两组临床疗效差异无统计学意义（$P>0.05$），随访 26 个月后两组在美观、患者满意度以及疼痛感等方面的差异均无统计学意义（$P>0.05$）。然而存在的一个突出问题就是：目前已有的几项对比研究报道的随访时间均不长，所以对于 EVIT 治疗静脉曲张的复发率的判断仍未得到更为可靠性的结论。

2. 静脉腔内射频消融闭合术疗效是否更值得期待

RAF 治疗原理与 EVLT 相似，由于各种治疗参数完全由计算机所控制，因此疗效不会由于手术操作者的操作技能及习惯而存在差异性。目前，RAF 治疗下

肢静脉曲张的临床效果随机对照试验有数篇文献报道,尽管有研究提示在患者术后住院时间、恢复正常生活以及患者满意度方面,RAF 治疗均显著优于传统手术,但是临床荟萃分析结果表明,两种治疗方法的复发率差异却无统计学意义($P>0.05$)。关于 RAF 治疗与 EVLT 的疗效对比研究显示,RAF 组大隐静脉闭合率为 80%,显著高于 EVLT 组的 66%($P<0.05$);但 Ravi 等研究提示 RAF 治疗与 EVLT 对大隐静脉及小隐静脉反流情况的疗效,两组并无统计学意义($P>0.05$),而且两组术后两周大隐静脉闭合率均在 95% 以上,隐-股交界点均处于开放状态且存在血流,且经 3 年随访,患者均未见新生血管出现。然而两组手术均同时使用硬化剂注射以及小切口切除等其他治疗方法。故综合目前的研究报道,RAF 疗效是否更佳? 且其似乎存在较多的并发症,如激光光纤断裂、皮肤烧伤以及血管破裂等。

3. 透光直视旋切术如何更有效发挥作用

TIPP 对处理下肢静脉曲张团具有非常独到的优势,尤适宜面积广泛而且严重的曲张静脉团、皮肤色素沉着以及皮肤溃疡、注射硬化剂之后复发的下肢静脉曲张。然而,也有相关专家学者认为该术式对患者产生较大的创伤,术后并发症发生率较高。此前临床治疗策略存在一定误区,均认为 TIPP 应该采取高转速,然而对此已经有新的认识。Nitecki 和 Bass 的研究认为遵循如下原则可使 TIPP 发挥最大的作用:①高负压及低转速的原则:直径 4.5 mm 的刀头一般使用 300~500 rpm 转速;直径 5.5 mm 的刀头一般使用 200~300 rpm 转速。需要特别强调的是,不管采用何种类型的刀头,连接负压吸引的压力均需要保持在 600 mmHg 以上。②强调 TLA 液的冲洗:在围术期均需要使用大量的 TLA 液进行冲洗,以有效缓解周围组织的损伤加以缓解,而且术后血肿的临床发生率也显著降低。TLA 液的配方:0.9% 氯化钠 1 000 ml,2% 利多卡因 40 ml,5% 碳酸氢钠 114 ml,1% 肾上腺素 2 ml。

4. 硬化剂注射治疗的如何提高安全性

硬化剂注射也是治疗大隐静脉曲张临床应用比较早的手段,近年来特别是泡沫硬化剂的使用,在临床实践中又被重新得到认识。对于硬化剂注射治疗下肢静脉曲张的疗效及其安全性,一直是临床医师普遍关注的问题。目前,临床常见的制备泡沫硬化剂的气体包括空气、二氧化碳、氧气-二氧化碳以及氮气等气体。空气简单易取,且经济实惠,但是用空气制备的泡沫则不太均匀且稳定性较差。所以,用空气制备的泡沫硬化剂相比于其他气体制备的硬化剂疗效更差,气体栓塞的发生率也显著要比其他气体要高。至于采取何种方式注射硬化剂,除了传统的直接注射方法之外,近年来超声引导下导管内注射以及 DSA 下直接注射硬化剂治疗已经在临床上得到了较为广泛的应用,其可以将硬化剂直接注射于大隐静脉与曲张静脉团之中,而且注入深静脉引起深静脉血栓形成等合并症的发生率明显下降,获得了非常满意的临床效果。

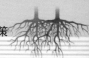

5．传统大隐静脉剥脱术还有哪些问题被忽视

大隐静脉高位结扎及大隐静脉剥脱术是目前治疗下肢静脉曲张的一种常见方法，但临床上对大隐静脉的剥脱范围一直存在较多争议。目前主要有 CHIVA 与 ASVAL 两种方法是保留大隐静脉主干的。美国早在 2011 年关于下肢静脉临床治疗指南中建议，上述两种方法主要用于如下下肢静脉曲张者的治疗中：①不存在大隐静脉反流，或仅存在阶段性反流的静脉曲张；②大隐静脉直径＜1 cm 以内、年龄较小者以及具有美容要求者。对于剥脱大隐静脉的范围而言，除了对大隐静脉反流至踝静脉者需要进行全程剥脱加以明确之外，其他情况一般建议仅将其剥脱至膝以下约 5 cm 处，这样便能够有效地减少手术创伤及损伤隐神经的风险。所以，必须根据患者具体情况个体化策略来决定大隐静脉的剥脱范围。对于大隐静脉的 5 个属支的处理策略，相关研究结果显示所有或者部分处理分支与不处理间的差异不存在统计学意义（$P＞0.05$）。此外，近年来腔内热损伤治疗静脉曲张的结果也间接地证实了不采取任何措施处理大隐静脉的 5 个属支临床效果也令人满意。临床上普遍关注的另一个重要问题就是传统手术治疗下肢静脉曲张的长期临床效果，国外报道，对高位结扎及大隐静脉剥脱术患者随访 6 年，术后复发率为 19％，其复发原因主要是手术不完全、解剖发生异常、疾病自身的发展以及血管新生等，需引起我们的重视。

二、下肢静脉曲张治疗策略的思考

临床上治疗下肢静脉曲张的方法非常多，对于选取何种治疗方法目前尚存在较大的争议性，对于每种治疗方法而言，各有其利弊。目前，临床上争议最大的就是 C2 级病变，由于其可采取的临床治疗方法较多，所以在实际治疗过程中应该按照患者的实际病情、患者的知情度以及手术操作者对手术的熟练程度来选择合适的治疗方式。然而对于 C3 级以上病变，尤其 C4～C6 级病变，则建议在治疗前需要静脉造影检查了解患者深静脉反流情况，以及是否存在腔静脉梗阻等方面的问题。需要特别指出的是，同种治疗手段并非均适合各种级别的下肢静脉曲张，目前唯有手术治疗下肢静脉曲张有长期随访资料，而且其临床疗效让患者满意。目前尚无一种微创治疗方法可以完全代替另外一种临床治疗方法，对于不同分期的下肢静脉曲张患者的临床治疗方法应有所差别。

总之，面对如今临床众说纷纭的治疗方法，如何根据患者具体情况和诉求，挑选出最经济适用的方法，尽可能减少并发症的发生，最大程度的减轻患者痛苦，缩短患者的恢复时间，仍是未来临床研究的重点和方向。

参考文献

[1] Myers，K A. Outcome of ultrasound-guided sclerotherapy for varicose veins：medium-term results assessed by ultrasound surveillance. Eur J Vasc Endovasc Surg, 2007, 33（1）: 116 - 121.

[2] Smith P C. Chronic venous disease treated by ultrasound guided foam sclerotherapy. Eur J Vasc Endovasc Surg,2006,32(5):577 - 583.

[3] O'Flynn N，Vaughan M，Kelley K. Diagnosis and management of varicose veins in the legs：NICE guideline. Br J Gen Pract,2014,64(623):314 - 315.

[4] Nesbitt C. Endovenous ablation(radiofrequency and laser) and foam sclerotherapy versus open surgery for great saphenous vein varices. Cochrane Database Syst Rev,2014,7(5):5624.

[5] Rasmussen L H. Randomized clinical trial comparing endovenous laser ablation, radiofrequency ablation, foam sclerotherapy and surgical stripping for great saphenous varicose veins. Br J Surg,2011,98(8):1079 - 1087.

[6] 沈彤,刘洪燕,辛华秀. 中西医结合治疗静脉曲张合并下肢溃疡 26 例. 辽宁中医杂志,2006,5(6):55 - 57.

[7] Schmid-Seh6nbein G W,Takase S，Bergan J J. New advances in the understanding of the pathophysiology of chronic venous insufficiency. Angiology,2001,52(1):27 - 34.

[8] 郑晶晶,练庆武,胡伟中. 经皮浅静脉连续缝扎术治疗下肢静脉曲张. 中国临床医生,2007,6(11):72 - 73.

[9] 刘小平,郭伟. 导管引导下泡沫硬化剂疗法治疗大隐静脉曲张. 中华外科杂志,2009,47(24):529.

[10] Pang K H, Bate G R, Darvall K A, et al. Healing and recurrence rates following ultrasound-guided foam sclerotherapy of superficial venous reflux in patients with chronic venous ulceration. Eur J Vasc Endovasc Surg,2010,40(6):790 - 795.

[11] 曾德筠,杨维竹. 聚桂醇泡沫硬化剂与无水乙醇硬化治疗静脉畸形的临床疗效及作用机制研究. 福建医科大学硕士研究生毕业论文,2012.

[12] Bergan J，Pascarella L，Mekenas L. Venous disorders：treatment with sclerosant foam. J Cardiovasc Surg(Torino),2006,47(1):9 - 18.

[13] Nitecki S，Bass A. Ultrasound-guided foam sclerotherapy in patients with Klippel-Trenaunay syndrome. Isr Med Assoc J,2007,9(2):72 - 75.

[14] Bergan J，Cheng V. Foam sclerotherapy of venous malformations. Phlebology,2007,22(6):299 - 302.

（叶志东　孔　杰　刘　丽　于　敏　任补元）

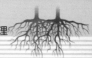

第十四章　下肢静脉曲张的围术期管理

围术期是指从确定手术治疗时起，至与本次手术有关的治疗基本结束为止的一段时间，包括手术前、手术中、手术后三个阶段。围术期管理是指以手术为中心而进行的各项处理措施，包括患者的体质与精神的准备、手术方案的选择、特殊情况的处理、手术中的监护、手术后并发症的预防和处理等，即术前管理、术中管理、术后管理三部分。重视围术期管理，对保证患者安全、提高治疗效果有重要意义。

第一节　术前管理

术前管理是指针对患者的术前全面检查结果及预期实施的手术方式，采取相应的措施，尽可能使患者具有良好的心理准备和机体条件，以便更安全地耐受手术。

一、术前准备的基本工作

1. 询问病史

单纯下肢静脉曲张常伴有酸胀、不适、疼痛等感觉，在站立时明显，行走或平卧后消失。严重者下肢出现明显的乏力、胀痛，有时可有小腿肌肉抽搐或小腿均匀性肿胀，甚至有下肢皮肤萎缩、脱屑、瘙痒、色素沉着、皮肤和皮下组织硬结、湿疹和溃疡形成。详细询问病史有助于了解患者一般情况、基础病情况、静脉曲张严重程度及症状，可以个体化地选择合理的治疗方案，利于患者进一步的治疗。

2. 体格检查

根据下肢浅静脉曲张的临床表现，诊断并不困难，但需必要的检查，以明确下肢浅、深和交通静脉系统的情况，才能作出正确的诊断，并为采取有效的治疗方法提供可靠的依据。传统方法包括浅静脉瓣膜功能试验（trendelenburg test）、深静脉通畅试验（perthes test）和穿通静脉瓣膜功能试验（pratt test）。

3. 实验室检查

包括血液、尿、便常规，肝、肾功能，电解质、血糖、血脂、凝血功能、传染病，以及有关血管的免疫学检查。

4. 充分评估心、脑血管功能情况

术前需详细了解患者心功能状态及脑供血情况，对手术的难受力作出正确评估。对心脏病患者除实验室检查和心电图检查外，可行多普勒超声检查及 24 小时动态心电图判断心功能储备及心律失常类型；可行脑电图、彩色多普勒超声、CTA 等了解颈动脉和椎动脉的供血情况。

5. 肺功能情况

术前常规胸部摄片，了解肺部情况。对 60 岁以上患者应常规行肺功能检查，有肺部病史者也应检查肺功能。行动不便或不能配合者可行动脉血气分析，监测呼吸系统换气情况和酸碱平衡。

6. 控制感染

对于下肢溃疡、感染患者，术前必须严格控制局部及全身感染，以防术后发生手术区感染、败血症等严重并发症。

7. 高血压病及糖尿病的处理

高血压病患者血压在 160/100 mmHg 以下可不做特殊准备。糖尿病患者血糖控制在轻度升高状态(5.6～11.2 mmol/L)较为适宜，此时尿糖＋～＋＋。

8. 饮食营养及水、电解质平衡

饮食应富有营养、易消化、高热量、高蛋白；及时纠正贫血及营养不良，维持水、电解质及酸碱平衡。

二、履行知情同意制度

医务人员应从关怀、鼓励的角度出发，就病情、实施手术的必要性、可能取得的效果、手术的危险性、可能发生的并发症、术后恢复过程和预后，以恰当的言语和安慰的口气，对患者做适度的解释，向患者家属做详细的介绍，提供有关手术的真实情况，取得他们的理解和信任，减轻其不良心理反应，并签署手术同意书、输血同意书和麻醉同意书，使患者能以积极的心态接受手术和术后治疗，使患者家属能配合整个治疗过程。

首先进行自我介绍，然后针对不同文化层次的患者加以指导，介绍麻醉方式及手术的大致过程和时间，激光手术的安全性和优越性，如手术创伤小、术后恢复快，不易复发等，针对爱美女性关注的是创伤及美观问题，可着重讲解，同时可让已治愈者与患者交流，更有说服力，减轻患者对手术的恐惧，增强患者对手术治疗的信心。

三、术前标记曲张静脉

术前腿部全面检查，对曲张的静脉进行仔细的标记，避免术中遗漏。患者站立使下肢静脉充盈，仔细标记曲张的浅静脉，标记时要位置准确，以提高穿刺成功

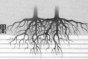

率。新型标记笔具体标记方法:标记细小静脉时用笔锋,标记粗大的静脉时用笔的外缘,标记曲张成团的静脉,前二者相结合的基础上,同时借助手指及手腕的力度控制粗细。

四、术前讨论与术前小结

术前讨论包括对术前所做的一切准备进行全面深入的复核,所有不足之处必须予以补足,对手术适应证及拟定的几套手术方案必须反复讨论,对每一个步骤和可能发生的严重情况必须准备相应的处置办法,必须做到心中有数。术前小结是对术前诊断和准备工作的最后审查和综合归纳,应在手术前一天完成,包括:术前诊断及诊断依据、手术指征、拟行手术、术前准备、术中注意事项、术后可能的并发症及其预防处理、麻醉选择、手术日期、手术者。

第二节　术中管理

手术中的围手术处理,一定程度上关系到手术后并发症发生的多少,也关系到手术是否彻底。除了手术中一般的处理和麻醉管理外,和手术操作有直接关系的主要包括以下几个方面:

一、确认手术的肢体

患者麻醉平睡后,曲张的静脉就会看得不明显,手术中进行肢体的确认非常重要,严格防止发生手术健康肢体的错误,手术开始前术者必须与手术室工作人员对患肢再度确认。此外要确保手术中曲张静脉的标记明显,因患者麻醉平卧后,曲张的静脉不会很明显,如果手术中因为消毒或其他原因导致曲张静脉手术前标示消失,术中无法识别曲张血管的位置,特别是对一些曲张静脉比较多的患者,就可能造成部分曲张的静脉剥离不彻底,影响手术的效果。

二、留置导尿管

静脉曲张手术通常都要在大腿根部,高位结扎大隐静脉及其分支。麻醉后留置尿管可减轻术前留置导尿管给患者带来的不适,也可以防止因手术时间过长膀胱潴留引起患者烦躁不安,更重要的是防止术后因麻醉导致的尿潴留,避免排尿时污染手术伤口。导尿管一般保留至手术次日晨,以利于患者早期下床活动。

三、消毒彻底

消毒是每台手术的必须程序,但静脉曲张手术消毒相对其他部位消毒更困难。遇及严重的静脉曲张患者，曲张的静脉不仅在下肢前方，部分会累及下肢后方，因此消毒时要抬高肢体，前后同时消毒，避免消毒不彻底污染手术野，造成术后伤口感染。

四、彻底驱血

静脉曲张手术是要剥离曲张的静脉血管，如果手术时不进行驱血，在剥离血管时出血较多。手术时如果能够进行彻底驱血，扎止血带，手术中就可以很从容地剥离血管，大大减少手术的出血，同时也使手术野保持清晰，便于操作。

第三节　术后管理

一、常规进行生命体征监测

包括神志、体温、血压、心率、心律、呼吸和尿量等。而对于一些危重患者，甚至需要监测中心静脉压、肺动脉楔压、心搏出量、组织灌注及体液平衡情况。一旦发现异常，则需要增加观察密度和时间，综合分析其可能产生的原因并进行相应的处理。必要时可转入 ICU 进一步治疗。

二、术后一般管理

低流量给氧有助于患者术后恢复，采用咳嗽或药物（如沐舒坦等）的方法促进患者定期排痰则可以减少术后发生肺不张或肺部感染的风险。根据术后胃肠道功能的恢复情况，患者可逐步恢复饮食（流质-半流质-正常饮食）。治疗期间适当的液体限制被证明是有利的，部分患者根据病情需要，也可考虑给予白蛋白或适当延长抗生素使用时间。而对于有肝硬化等基础病变、手术创伤较大等的患者，术后合理应用各种保肝药物和乌司他丁，可有效控制发生术后过度炎症反应，保护重要脏器功能。对于术后一段时间内不能正常进食的患者，能量制剂可以提供必要的能量供应及氮平衡，确保氨基酸代谢正常化。而对于严重脑病或高危患者，则需要调整能量供应结构，适当增加支链氨基酸成分，并辅助其他措施来减轻肝性脑病。如果患者因特殊原因不能进食且超过 7 天，则应考虑给予全肠外营养（TPN），全面补充机体所需的各种营养物质，以免发生营养不良。

三、术后弹力治疗及切口管理

术后应用弹力绷带及弹力袜加压包扎，对确保手术效果尤为重要，是减少复发的关键措施之一。患者第一周昼夜穿着，后三周夜间可脱去，使用弹力袜 3 个月以上可确保静脉完全粘连、闭合、吸收,有效避免闭合静脉的再通;术后应定期观察手术创面,根据切口愈合情况定期换药处理,感染创面或渗液浸透的敷料则需随时更换。

四、术后并发症的发现及预防措施

小腿麻木感、痛感、淤斑、水肿和皮肤灼伤是激光静脉腔内闭合术后的常见并发症,均可通过术前合理评估及合并症的处理来预防,或根据术后具体的情况行相应的措施来处理。详见第十二章。

综上所述,围术期的管理对于下肢静脉曲张的外科治疗是至关重要的。虽然目前仍有许多措施存在争议,但做好围术期的管理,制定最优的个体化治疗方案是患者安全接受手术治疗并获得良好预后的保障。

参考文献

[1] 陈孝平. 外科学. 第 2 版. 北京:人民卫生出版社,2013.

[2] 将米尔. 临床血管外科学. 第 4 版. 北京:科学出版社,2014.

[3] 汪忠镐. 汪忠镐血管外科学. 杭州:浙江科学技术出版社,2010.

[4] 张玉浩,梅家才,戴坤扬. 腔内激光和传统手术治疗下肢静脉曲张的临床疗效比较. 临床外科杂志,2007,15(5):315 - 317.

[5] 张琦,黄修燕,赵珺,等. 新型标记笔在下肢静脉曲张患者术前应用中的效果评价. 河北医药,2013,35(19):2885 - 2887.

[6] 廖雯俊,毛一雷. 肝癌围术期规范化管理. 中国实用外科杂志,2014,34(8):783 - 785.

（张　　宁　　汪　　涛　　李晓光　　张杰峰）

第十五章　下肢静脉曲张合并静脉性溃疡的处理

CVI最严重的结果是下肢静脉性溃疡(venous leg ulcers,VLU),在成年患者中发生率约1%。初发VLU的危险因素包括家族史、机体活动情况、深静脉血栓形成史。据统计美国约有500万人患有CVI,且50万人患有VLU,我国尚缺乏大规模统计资料。VLU总体愈合较差,延期愈合和复发常见。大部分VLU需要长期治疗,治疗周期多超过1年。因此,有必要就其病理生理学改变和治疗、预防工作加以阐述。

第一节　发病机制研究

CVI进展到VLU,确切的病理生理学研究仍处于起步阶段,但是目前已经建立起为今后进一步研究的理论框架。VLU的基本病理生理改变是静脉压增高,这启动细胞体液级联反应,随后通过基因放大这种级联反应。原发性和继发性慢性静脉疾病血流动力学异常导致疾病进一步进展。这个概念强调了VLU病理生理学两个相互联系但各自独立的方面:开放伤口导致慢性和病理性血流动力学改变。

血流动力学异常是原发和继发性慢性静脉疾病(chronic venous disease,CVD)的基本特征。深静脉反流可存在于原发性和继发性疾病中,而深静脉阻塞通常只存在于血栓形成后疾病中。长期的血流动力学异常会造成静脉高压,通过一系列级联反应,一些患者就会形成VLU。伴随血流动力学改变,微循环发生改变,引起细胞分子机制上的变化包括炎症,蛋白水解活性增加和纤维化。在血栓形成后疾病中,炎症是部分血栓形成的启动因素,并持续存在于血栓的溶解过程中。

在血栓形成和溶解的过程中,静脉高压使机体产生一系列变化,包括血管内皮生长因子(VEGF)、基质金属蛋白酶(MMP)、炎症细胞因子、白细胞介素、纤溶酶、纤溶酶原激活物和抑制物等。具体病理生理改变过程为:随着静脉压的增高,毛细血管后微静脉扩张,进一步造成毛细血管扩张扭曲,从而造成血管内皮功能

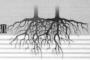

失调和交感副交感神经功能失调，大量的纤维蛋白原、红细胞、α-2球蛋白和其他分子从血管中渗出至组织间隙，造成淋巴系统功能失调，进而形成细腿肌肉泵功能失调。同时白细胞开始黏附和嵌入血管壁，导致局部炎症，形成毛细血管血栓。皮肤营养毛细血管减少，同时VEGF水平升高，毛细血管局部再生，但组织的修复能力大大降低。在此外渗部位，转化生长因子-β（transforming growth factor-β，TGF-β）表达和生成量显著增高，使纤溶酶、MMP水平升高，破坏血管壁弹性，局部组织进行重塑。炎症刺激成纤维细胞生长加快，造成炎症组织的纤维化，从而减少踝部血液灌注，最终形成溃疡。这些改变进一步造成静脉壁和静脉瓣膜的损伤。在原发性CVD中，静脉壁和瓣膜的损伤可发生在血流动力学异常之前。

无论导致静脉壁和静脉瓣膜受损的因素是原发性CVD或是血栓造成的血管阻塞，血流动力学异常均在CVD演变成早期溃疡的过程中起着重要的作用。CVD中基本的血流动力学异常时反流、阻塞、腓肠肌泵功能下降，这三者之间的相互作用是复杂的，反流的程度、阻塞的解剖位置、反流与阻塞是否同时出现在同一侧肢体等，都决定了疾病的不同严重程度和发病机制。

第二节　发病原因及相关学说

一、发病原因

1. 静脉瓣膜功能不全

多项研究显示VLU的患者有不同类型的静脉瓣膜功能不全。单独的深静脉瓣膜功能不全并不常见，但如果同时合并交通支功能不全的患者，VLU发生率高达80%～100%。单纯大隐静脉功能不全的患者溃疡发生率为25%～50%。浅静脉合并交通支静脉功能不全的患者溃疡发生率在21%～40%。静脉反流发生的解剖位置和范围决定了病情的严重程度，有学者提出从腹股沟向踝部的轴向性静脉反流患者往往CVD的病情最严重。最新研究发现，小的皮内静脉瓣膜功能不全在VLU的形成中也起着重要的作用，这或许可以解释同样严重的CVD患者，部分患者却不会进展成VLU。

2. 静脉管腔阻塞

静脉管腔的阻塞在CVD患者病理生理变化中起着重要的作用，尤其是近端静脉管腔阻塞的患者VLU发生率明显高于远端静脉阻塞的患者，且对治疗反应差，预后不良。有学者证实，近端静脉阻塞完全或部分再通，可以很大程度提高溃疡的治疗效果。

3. 腓肠肌泵功能失调

腓肠肌泵功能失调加剧了患者的静脉高压,在有些患者中可能是造成其静脉高压的唯一原因。正常腓肠肌泵的基础是踝关节全方位的运动,任何原因造成踝关节运动的限制,就会导致小腿肌肉收缩减弱,从而增加静脉压力。研究表明快速行走时可最大减少静脉压力,而当踝关节运动减少时,静脉压力就会大幅增加。老年患者踝关节运动幅度通常会减小,这也是老年人 CVD 发病率较高的原因。

4. 遗传因素

流行病学调查显示,遗传和环境因素是疾病形成的主要原因,包括家族史、性别、怀孕、雌激素水平、久立和久坐,肥胖也被认为是诱发疾病的重要因素。静脉曲张在以下几种疾病中发病较早提示了遗传因素的重要性,包括 K-T 综合征、先天性结缔组织发育不全、FOXC2 基因突变、常染色体显性遗传病合并皮质下梗死和白质脑病等。一些研究已经开始评估包括静脉曲张和 VLU 在内的 CVD 形成的潜在基因基础。

尽管引发 CVD 的特殊基因仍不明确,但还是有研究支持该疾病的遗传倾向。已有研究开始评估铁代谢和纤维蛋白交联在溃疡的病理机制中起的作用,CVI 与铁负荷过量、血黄铁质沉积、组织损伤导致的自由基形成和皮肤溃疡的进展有关。ⅩⅢ因子是一个重要的交联蛋白,在溃疡的愈合中扮演着重要的角色。基于这些观察发现血色沉着病有关的基因和ⅩⅢ因子在 CVD 患者中发生了突变。血色沉着病 282YC(HFE)因子突变和确定的ⅩⅢ因子 V34L 基因变体可能会增加 VLU 发生的风险。

二、发病原因假说

关于 VLU 形成的原因,学者们提出了很多种理论。实际上 VLU 的成因很复杂,这些仅仅是假说而已,简要概述如下:

1. 静脉淤血学说

下肢静脉曲张随着病程的进展,静脉压力逐渐增高,形成静脉高压。静脉高压对皮肤表皮和真皮长期持续刺激、损伤,造成皮肤的慢性炎症,称为静脉淤积性皮炎。损伤的主要原因可能是大分子和红细胞产物外渗至真皮组织间隙,造成继发炎症反应。相关的临床表现包括皮肤增厚、肿胀和硬结、足靴区组织破损伴溃疡形成。被称为静脉疾病之父的 John Homans 在 100 多年前就对 VLU 的病因和治疗做了深入的研究,提出了静脉炎后综合征这一概念,并指出:静脉壁的扩张和瓣膜的破坏造成静脉压力的进一步升高,从而造成皮肤和皮下组织氧合和营养情况发生变化。他将静脉瘀血形象称为"血管在停滞的血液中沐浴",并推测淤滞的血液使皮肤和软组织缺氧,进一步形成 VLU。

2. 动静脉瘘学说

Alfred Blalock 在分析 CVD 患者股静脉、大隐静脉血液标本时发现，CVD 患者静脉血中氧含量要高于正常人同部位静脉血样本。他认为唯一可以解释这一现象的原因是动静脉瘘的存在所致。最近有学者为此提供的理论依据是：B 超提示 80% 曲张的浅静脉存在搏动性血流，并且用热像仪能找出这些动静脉瘘的位置。但此学说迄今没有被证实，动静脉瘘究竟是 VLU 的原因还是其后果，尚未有研究报道证实。

3. 纤维袖套学说

在正常情况下白蛋白可以从毛细血管向外渗出，而纤维蛋白则受到严格的限制。当下肢静脉高压时，毛细血管通透性增加，使组织间纤维蛋白浓度增加 2 倍以上，而溶纤维蛋白的能力却无增强，并可发现有 α-抗纤维蛋白溶酶的存在，纤维蛋白沉积在毛细血管壁周围形成一层鞘状结构，在毛细血管和其临近组织间筑成一道屏障，使物质交换减慢或停顿，从而使组织细胞缺氧和坏死。静脉高压时组织清除纤维蛋白的能力下降，从而导致皮肤增厚、硬结形成等皮肤营养障碍。组织学研究发现静脉壁细胞外基质变化，同时明确了真皮间隙中的胶原蛋白沉积以及血管周围的组织袖套。细胞外基质包括Ⅰ型和Ⅲ型胶原蛋白、纤连蛋白和玻连蛋白、层粘连蛋白、键糖蛋白和纤维蛋白，同时发现通过加压可使纤维蛋白"袖套"逐渐消退，这既显示了它们之间的组织学关联，也表明纤维袖套的形成未必是一种发病机制。

4. 白细胞嵌陷学说

血液通过微循环，由动脉侧流向静脉侧，依赖于动静脉压差、血管阻力和血黏度等因素。白细胞虽然在血液中为数甚少，大小也与红细胞相似，但其内部的黏度和变形时间要比红细胞高出 2000 倍。由于受流变作用，白细胞被排到血流边缘，离开血流中心轴，紧靠内皮细胞翻转流动，白细胞会发生嵌陷或丢失现象。在静脉高压的患者中，这种嵌陷现象更加严重。嵌陷的白细胞会释放出一些酶，损坏毛细血管后微小静脉管壁，而毛细血管后微小静脉的数量和表面积远大于毛细血管前的微小动脉，因此毛细血管后微小静脉在液体和溶质的交换中发挥十分重要的作用。白细胞嵌陷于毛细血管后，可引起微循环内的炎性反应，使纤维蛋白聚集，并由纤溶酶和白细胞弹性蛋白酶释放出血管活性物质，使局部血管扩张和炎性充血，进一步形成 VLU。但需要指出的是，白细胞的活动仅仅是形成溃疡的一系列细胞体液反应的一部分，并不是全部原因。

5. 淋巴回流障碍学说

组织间过量的液体和小分子物质均通过淋巴管引流，所以淋巴管的通畅在维持组织间体液平衡以及正常的细胞内环境等方面起着十分重要的作用。在肢体静脉高压时,淋巴管的回流量显著减少,即可造成组织间隙内体液积聚,并进一步影响腓肠肌泵功能。

第三节　局部治疗措施

下肢静脉曲张形成 VLU 时,由于溃疡处皮肤的完整性遭受破坏,极易感染,进一步加重病情,延长溃疡的愈合时间,因此局部伤口的科学处理对促进溃疡的愈合至关重要。局部治疗的原则是控制感染和恢复皮肤的完整性,除常规清洁伤口外,目前临床上主要的治疗有局部手术、物理治疗和皮肤移植等。

常规创面清洁包扎

清洁创面的目的是去除坏死组织,控制局部感染,为溃疡的愈合创造适宜的环境。静脉疾病导致的局部溃疡是由静脉淤血所致,故在清洁创面时,除了一般清创的无菌原则外,还需注意以下几点:

1. 清洁伤口

VLU 溃疡面往往有较多分泌物,不宜直接消毒,应用 0.9％氯化钠溶液冲洗,既可以有效冲刷伤口表面的分泌物,也可以保持伤口的生理性湿润,有利于细胞迁移和基质形成,通过促进自溶性清创来加速伤口愈合,亦减轻疼痛,为进一步清创奠定基础。皮肤消毒剂络合碘由于不含酒精,对皮肤刺激性较小,适用于溃疡周围皮肤的消毒,可以有效杀灭溃疡面的细菌,创造良好的局部微环境,但由于消毒剂对成纤维细胞具有毒性作用,故不可直接用于创面消毒,应尽量避免。

2. 清除坏死组织

对创面的坏死组织最好采用小量、多次的清除方法,不宜进行一次性的彻底清除。清创时不宜使用局麻药物,以免造成组织的进一步坏死。对于溃疡边缘的隆起不规则组织应取病理活检,以排除皮肤恶变。

3. 局部药物使用

对于局部溃疡表面是否使用抗生素,目前还存在争议。有学者认为,VLU 患者局部循环差,增加机体对抗生素的过敏和其他不良反应的概率,且局部感染并非是溃疡加重的主要因素。另有学者认为,抗生素应用可以较快控制局部感染,有利于创面的愈合。目前临床上,在局部使用 XⅢ因子后溃疡渗液明显减少,实验研究发现 XⅢ因子可以减少血管内皮通透性,促进溃疡愈合。故笔者认为,在无侵入性感染时,无局部使用抗生素的必要。

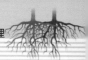

4. 外用敷料的选择

选择合适敷料的对 VLU 的愈合十分重要。应选择能够吸收伤口渗液和保护溃疡周围皮肤,且易于固定、剪切力和摩擦力小、不宜引起额外组织损伤的敷料。研究表明,多种水解胶体和泡沫敷料可以有效引流伤口。水解胶体闭合性敷料能维持伤口湿润的环境,使用中患者感觉舒适,且有利于伤口肉芽组织上皮化,但目前并无文献资料可以证实其可以提高 VLU 治愈率。

对于伴发感染的溃疡,银离子敷料可以有效控制感染,银离子敷料应用的理论基础是湿性愈合理论,利用创面的湿润环境减少组织坏死、加速新生上皮形成、强化各种生长因子对伤口内组织细胞的修复,因此具有抗感染、促进创面肉芽形成、上皮增生的作用,有利于慢性创面的愈合,减轻患者治疗过程中的痛苦,且无不良反应。银离子敷料减轻疼痛的原因在于其保护了裸露的神经末梢,简化了换药流程和次数,只要擦去明显溢出的分泌物及未成形的凝胶成分,填入修整好的敷料即可,避免了反复采用纱布或纱球清洁损伤转移的上皮及新生肉芽,减少了对神经末梢的刺激,同时缩短了单次换药所花费的时间。虽然银离子材料单次换药的费用较高,但由于明显减少了换药次数,所以在总的治疗费用上并无明显提高。根据现代伤口湿性愈合理论,常用的消毒药剂如碘酊、碘附、次氯酸钠液、过氧化氢等,均能破坏伤口愈合的成纤维细胞,影响伤口血流速度,损伤刺激伤口的神经末梢导致不良症状。由于银离子敷料良好的抑菌性,降低了创面细菌的繁殖速度和浓度,有利于慢性创面的早期愈合。

5. 加压包扎

VLU 的主要原因是下肢静脉高压,经过换药等处理措施后,创面最好应用弹力绷带进行包扎,这样可以减少局部的静脉淤血,促进溃疡的愈合。

第四节 局部溃疡的处理

一、物理疗法

常用的物理方法有低能量激光照射治疗、低频超短波仪照射治疗等。应用上述仪器局部照射创面可促进局部组织血液循环,增加组织代谢,从而起到加快创面愈合的作用。

超短波治疗是基于超短波电疗对下肢局部炎症水肿有良好的抗炎脱水作用,它可通过改善病灶神经营养和神经功能状况,消除组织酸中毒,降低炎性组织兴奋性,减少炎性渗出液。紫外线照射不但可以促使溃疡表面坏死组织脱落,刺激肉芽及上皮生长,改善局部及周围血液循环,同时对局部表浅的炎症具有消炎抑菌、促使皮肤免疫因子释放、控制感染等作用。两种疗法综合治疗,可改善血液和淋巴循环,使炎性病灶迅速局限化,病理产物和细菌分泌毒素得以排除。它能使巨噬细胞系统和白细胞吞噬能力增强,结缔组织再生过程加强,肉芽组织生长良好,因而使炎症局限和加速溃疡愈合。该疗法具有疗效明显、无副作用、操作简单等优点,便于临床应用。

二、手术治疗

1. 溃疡周围经皮缝扎术

(1) 治疗目的:溃疡周围经皮缝扎术将溃疡周围的皮肤和皮下组织进行缝扎,旨在解除下肢静脉系统淤血和高压,从而达到阻断血液反流、降低静脉压力的目的。尤其是溃疡周围的缝扎及溃疡区的缝扎,更有利于溃疡愈合。

(2) 治疗要点:在溃疡周围经皮间断 7 号或 10 号丝线,在溃疡周围左多个经皮单纯间断缝合,减张缝合,缝合深度深达筋膜,范围选择溃疡周围有色素沉着、皮下浅静脉扩张区域。溃疡清创后用凡士林油纱布覆盖缝合伤口,防止敷料粘连,嘱患者下肢抬高,并予以口服静脉活性药物协同治疗。

(3) 注意事项:此手术操作简便易行,不需要特殊设备条件,属于常规手术。但需要注意的是,在合并血栓性静脉炎或溃疡面感染严重时,须在基本控制炎症反应急性期后再行手术。由于溃疡周围皮肤常合并水肿、静脉淤积性皮炎,皮肤韧性较差,故缝扎后极易造成皮肤的切割伤,需注意在缝扎处做好减张措施。

2. 植皮术

(1) 治疗目的:近年来,随着整形外科学的发展,对创面面积大、经换药或手术处理后创面肉芽组织新鲜的患者可以考虑进行植皮术,以改善患者局部外观,提升患者远期生活质量。目前,临床上常用的静脉性溃疡的植皮方法有游离皮肤移植术、皮瓣移植术和人类皮肤替代品移植术。邮票植皮或点状植皮成活率高,对创面的愈合有积极作用。不足之处是,一旦植皮失败,将使创面扩大,进一步加重病情。

(2) 手术方式:①游离植皮术:在溃疡创面的感染被控制、肉芽形成后,可采用游离植皮术采自身片状皮肤进行移植。沿溃疡周边约 1 cm 切取溃疡面老化的痂皮及肉芽组织,用刀片搔刮创面底层至新鲜组织。取纱布图样后,用滚轴式取皮刀在同侧大腿外侧取一与溃疡面大小一致的薄厚或中厚皮片,皮片戳孔后(防止皮片下积液),整张缝合于溃疡边缘。弹力绷带整个下肢加压包扎。术后口服抗血小板药物,鼓励患者早期离床活动,以防止深静脉血栓形成。皮片成活 1 周后,改穿弹力袜。②皮瓣移植术:早在 1916 年,Homans 就推崇植皮术。手术在止血带下进行,彻底切除迂曲、扩张的静脉和结扎穿通支静脉,切除溃疡周围变性、硬化的组织,以保证患区的血液供应。按要求处理皮瓣。彻底止血,引流和压

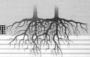

迫包扎,均获满意效果。此外,还有血管游离皮瓣移植术,但应具备显微外科技术。③人类皮肤替代品移植术:近年来,生物技术快速发展,人类皮肤替代品开始应用于临床。组织工程皮肤替代品是一种表皮胶原基质层,包含角质化细胞和真皮基底膜,是一种包含成纤维细胞的生物工程产品。角质化细胞和成纤维细胞来源于新生儿的包皮。该产品的应用使皮肤溃疡从解剖修复进入生理修复的时代成为可能,同时为大面积难治性静脉溃疡的治疗带来希望。

（3）注意事项:①植皮术须控制感染,待创面清洁、彻底止血后进行,以增加移植皮瓣的成活率,加速愈合。②根据溃疡大小从供皮区取相应面积的薄断层皮片,将皮片角化层面粘贴在凡士林纱布上,制备成小邮票状备用。③对溃疡创面进行彻底的扩创,修整肉芽使其平整,以保证移植皮肤与创面紧密贴合。④用0.9%氯化钠溶液及碘附反复冲洗创面。⑤以无菌油纱布覆盖受区皮片,油纱布上再覆盖多层网眼纱布,用绷带加压包扎。⑥术后患者需卧床,抬高患肢,踝关节处较大的植皮可使用夹板固定制动,全身用抗生素 3～5 天,5 天切口换药,暂不打开植皮区打包缝合线,并在生理盐水纱布湿敷后拆除打包缝合线。换药后继续加压包扎,12～16 天撤去敷料。

三、高压氧疗法

高压氧促进毛细血管的开放和功能恢复,提高血氧分压、组织氧分压和有效血氧弥散半径,并能促进物理溶解氧,增加了血氧含量及氧储量,因此可有效地改善闭塞血管远端组织的缺氧状态。高压氧可加速毛细血管增生和侧支循环的建立,改善毛细血管的通透性,有效阻止血浆、水分的外渗,减轻局部水肿,增加患肢的血供;并能使红细胞氧合作用增加,血液黏度和细胞凝聚活性下降;改善神经组织缺血、缺氧状态,神经膜细胞活力增加,加速细胞的有丝分裂和髓鞘的形成。高压氧可提高溃疡局部氧化亚氮浓度,促使局部生长因子发挥良好作用,促进组织的更新,加速溃疡愈合疗效明显。高浓度的组织氧还可抑制厌氧菌的生长及毒素产生,有利于控制感染,促进炎症消散,加速组织修复,同时亦可促进药物吸收,缩短病程,从而有效防治溃疡。

高压氧疗法在 VLU 的应用是将患者需要治疗的部位置于高压氧舱内,强化进行供氧,尤其适用于溃疡愈合缓慢、局部水肿明显的患者。国外有学者报道慢性血管性溃疡患者在经过高压氧治疗后,由于溃疡的愈合,患者远期生活质量得到了显著提高。

参考文献

[1] Beebe-Dimmer J L, Pfeifer J R, Engle J S, et al. The epidemiology of chronic venous insufficiency and varicose veins. Ann Epidemiol,2005,15(3):175 - 184.

[2] Etufugh C N, Phillips T J. Venous ulcers. Clin Dermatol,2007,25(2):121 - 130.

[3] Callam M J, Harper D R, Dale J J, et al. Chronic ulcer of the leg:clinical history. BMJ, 1987,294:1389 - 1391.

[4] Rabe E, Pannier-Fischer F, Gerlach H, et al. for the German Society of Phlebology. Guidelines for sclerotherapy of varicose veins. Dermatol Surg,2004,30(5):687 - 693.

[5] Cullum N, Nelson E A, Fletcher A W, et al. Compression for venous leg ulcers. Cochrane Database Syst Rev,2000,3(2):265.

[6] Anthony Comerota, Fedor Lurie. Pathogenesis of venous ulcer. Seminars in Vascular Surgery,2015,28(1):6 - 14.

[7] Raffetto J D, Khalil R A. Mechanisms of varicose vein forma-tion:valve dysfunction and wall dilation. Phlebology,2008,23:85 - 98.

[8] Burnand K, Thomas M L, O'Donnell T, et al. Relation between postphlebitic changes in the deep veins and results of surgical treatment of venous ulcers. Lancet,1976,1(7966):936 - 938.

[9] Shami S K, Sarin S, Cheatle T R, et al. Venous ulcers and the super cial venous system. J Vasc Surg,1993,17:487 - 490.

[10] Lim K H, Hill G, van R A. Deep venous re ux de nitions and associated clinical and physiological signi cance. Lymphat Disord,2013,1:325 - 332.

[11] Vincent J R, Jones G T, Hill G B, et al. Failure of microvenous valves in small super cial veins is a key to the skin changes of venous insuf ciency. J Vasc Surg,2011,54(suppl): 62S - 69S.

[12] Rosales A, Sandbaek G, Jorgensen J J. Stenting for chronic post-thrombotic vena cava and iliofemoral venous occlu-sions:mid-term patency and clinical outcome. Eur J Vasc Endovasc Surg,2010,40(5):234 - 240.

[13] Zamboni P, Tognazzo S, Izzo M, et al. Hemochromatosis C282Y gene mutation increases the risk of venous leg ulceration. J Vasc Surg,2005,42(5):309 - 314.

[14] Blalock A. Oxygen content of blood in patients with varicose veins. Arch Surg 1929,19: 898 - 905.

[15] 刘端俊.大隐静脉高位结扎联合泡沫硬化剂治疗静脉曲张溃疡50例临床观察.湖北中医杂志,2014(06):47.

[16] Scultetus A H, Villavicencio J L. Microthrombectomy reduces postsclerotherapy pigmentation:multicenter randomized trial. J Vasc Surg,2003,38:896 - 903.

[17] 王志刚,雷泽华,余慎林.静脉腔内激光和传统手术治疗下肢静脉曲张的近期疗效比较.中国普外基础与临床杂志,2010,17(4):372 - 375.

[18] 刘珊,杨镛,杨国凯,等.经皮透光负压旋切治疗下肢浅表静脉曲张性溃疡130例.中国现代普通外科进展,2013(09):731 - 733.

[19] 刘小平,郭伟,贾鑫,等.内翻剥脱加点式抽剥治疗下肢静脉曲张(附500例报告).中国血管外科杂志,2010,2(3):166 - 168

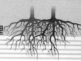

［20］李晓曦,吴志棉,李松奇,等.腔镜深筋膜下结扎交通支静脉治疗慢性下肢静脉溃疡.中国实用外科杂志,2000,20(8):469－470.

［21］Tawes R L,Barron M L,Coello A A,et al. Optimal therapy for advanced chronic venous insufficiency. J Vasc Surg,2003,37(6):545－551.

［22］Mauck K F,Asi N,Elraiyah T A,et al. Comparative systematic review and meta-analysis of compression modalities for the promotion of venous ulcer healing and reducing ulcer recurrence. Journal of Vascular Surgery,2014,60(2):71S－90S.

［23］Mayberry J C,Moneta G L,Taylor L M,et al. Fifteen-year results of ambulatory compression therapy for chronic venous ulcers. Surgery,1991,109(1):575－581.

［24］Jones S A,Bowler P G,Walker M,et al. Controlling wound bioburden with a novel silver-containing Hydrofiber dressing. Wound Repair Regen,2004,12(5):288－294.

［25］刘韬,徐海栋.银离子敷料促慢性创面愈合效应.中国组织工程研究,2013(42):7494－7500.

［26］汪忠镐,杨镛,王深明,等.微创血管外科学.北京:中国协和医科大学出版社,2011.

［27］杨博华.下肢静脉曲张的诊断与治疗.北京:中国协和医科大学出版社,2013.

［28］克罗妮韦特,约翰斯顿著.郭伟,符伟国,陈忠译.卢瑟福血管外科学.第7版.北京:北京大学医学出版社,2012.

［29］Londahl M,Landin Olsson M,Katzman P. Hyperbaric oxygen therapy improves health-related quality of life in patients with diabetes and chronic foot ulcer. Diabet Med,2011,28(2):186－190.

（崔佳森　尹扬军　焦　健）

第十六章 网状静脉曲张及毛细血管扩张

下肢网状静脉曲张及毛细血管扩张多发于女性,随着生活水平及健康意识的提高,追求腿部美观的人日益增多,很多女士认为下肢的血管扩张影响形象,倾向接受治疗处理。但是,目前针对下肢网状静脉曲张及毛细毛细血管扩张的治疗报道较少。本章结合文献及笔者经验,简述其发病机制及诊断治疗问题。

第一节 病因和病理

一、病理生理

通常皮肤浅层的血液由皮内静脉和位于皮肤和皮下组织交接部位的静脉引流,当这个部位的静脉发生病理性扩张时,即形成毛细血管扩张和网状静脉曲张。网状静脉曲张及毛细血管扩张属于静脉疾病的 CEAP(clinical etiologic anatomic pathophysiologic)分类的 C1 期,网状静脉是皮下扩张迂曲的蓝色静脉,通常直径在 1～3 mm,毛细血管扩张的直径通常小于等于 1 mm。

毛细血管扩张俗称血红丝,大多数是后天继发产生的,也有部分患者是先天性的。在皮肤菲薄或皮肤较为透明的区域也存在一些肉眼可见的静脉,但此为正常静脉,并非网状静脉曲张或毛细血管扩张。

二、发病因素

(一)网状静脉曲张

先天因素与静脉瓣膜缺陷、静脉壁薄弱和遗传因素有关。后天因素可有长期站立、重体力劳动、妊娠、慢性咳嗽、习惯性便秘等,增加下肢静脉瓣膜压力和循环血量超负荷是主要的后天因素。

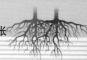

（二）毛细血管扩张症

1. 原发性毛细血管扩张症

主要与遗传因素有关，如遗传性良性毛细血管扩张等。

2. 继发性毛细血管扩张

（1）气候环境因素：长期生活在较为恶劣的生活环境中，如高原空气稀薄，皮肤缺氧导致红细胞数量增多、血管代偿性扩张，久而久之血管收缩功能障碍引起永久性毛细血管扩张。长期接触风、冷、热水的人群，如厨师、农民和运动员等也容易发生毛细血管扩张。

（2）激素依赖性毛细血管扩张：常为不恰当应用类固醇激素治疗的后遗症，如滥用外用类固醇激素制剂等。

（3）物理因素刺激：温度变化的刺激使毛细血管的耐受性超过了正常范围，引起毛细血管扩张甚至破裂。

（4）滥用化妆品或换肤不当后遗症：目前很多的所谓祛斑霜实际上就是化学剥脱制剂，或者本身具有非常强的剥脱作用，容易使皮肤出现毛细血管扩张。换肤产品的酸性成分破坏了皮肤角质层的保护作用和毛细血管的弹性，使毛细血管扩张或破裂，结果导致敏感性皮肤的形成。这类患者不但对很多护肤品过敏或不耐受，且常常发生毛细血管扩张，治疗颇为棘手。

（5）妊娠及内分泌因素：女性怀孕期间循环血量增加，从而增加了静脉系统的血压。此外，怀孕期间激素的变化也是原因之一。应用口服避孕药的女性出现毛细血管扩张的机会较高。女性在任何年龄组相比男性更有可能发展为毛细血管扩张。

（6）遗传因素：部分人静脉壁或静脉瓣膜异常薄弱，他们的浅静脉即使在较低的血压水平也可能发展为毛细血管扩张扩张。

（7）职业因素：对于需要长时间站立或坐的工作的人，患毛细血管扩张的可能性较大。

（8）其他：体重过重增加了静脉的压力。创伤、跌倒、深擦伤、割伤或手术切口可能导致在受创区域或其附近形成毛细血管扩张。毛细血管扩张也可能是某些局部或全身疾病的并发症，也有一些患者原因不明确。

第二节　流行病学

有调查显示，在 18～20 岁的受试者中，有 35% 的人患有网状静脉曲张，13% 的人患有毛细血管扩张。12 年后，受试者在 29～31 岁时，74% 的人患有网状静脉曲张，50% 的人患有毛细血管扩张。在波恩静脉研究中，59% 的受试者患有单纯毛细血管扩张或网状静脉曲张。美国静脉论坛的国家静脉筛查项目显示,29%的参与者患有网状静脉曲张或毛细血管扩张。在爱丁堡静脉研究中,超过80%的参与者有毛细血管扩张或网状静脉曲张。美国静脉学会的调查认为,在美国有800余万人患网状静脉与毛细血管扩张,美国整形外科医师协会估计年龄超过21岁的女性50%以上患有此疾病,女性比男性更容易发生,且男女双方的发病率随着年龄的增长而增长。最近加利福尼亚州圣地亚哥的一项调查显示,中年人和老年人中,80%的女性和50%的男性患有毛细血管扩张或网状静脉曲张。儿童的面部毛细血管扩张也被称为蜘蛛痣,已报道在儿童中的发生率高达15%,部分可自行消退。

毛细血管扩张不是孤立的结构,它们的表现类似于其他类型的静脉。一些小的曲张表浅静脉和曲张毛细血管表现出微瓣膜功能不全的现象,也进一步证明了这些类型的静脉曲张治疗不应被忽视。

第三节 临床表现与诊断

一、临床表现

下肢毛细血管扩张多发于女性,临床表现为皮肤的丝状、点状、星芒状或片状红斑。在日常生活中我们经常可以看到有些人群腿部扩张的毛细血管,就像一丝丝线头,许多爱美的女士常常为此十分困扰。一般认为,毛细血管汇入网状静脉,但有报道指出仅71%的病例其毛细血管汇入网状静脉。毛细血管扩张症可表现为单发或多发,缓慢发展;可限于某部位,也可范围较广泛;可以原发,也可继发于硬皮病等疾病;既可以是局部的病变,也可以是某些疾病的特殊表现形式。毛细血管扩张症大多不能自行消退。

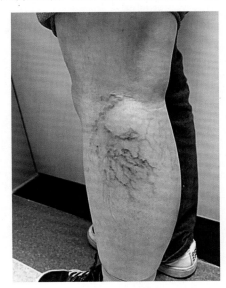

图16-3-1 下肢网状静脉曲张伴毛细血管扩张

二、诊断要点

1. 网状静脉扩张

下肢的网状静脉曲张直径为1~3 mm,通常形成分叉的网状,可伴有毛细血管扩张(图16-3-1)。

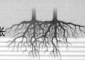

2. 毛细血管扩张

毛细血管扩张好发于下肢并可呈现出多种形态。最典型的好发部位为大腿外侧、内侧、足靴区和小腿外侧,亦常见于面部(图 16-3-2)。毛细血管壁的弹性降低,脆性增加,导致血管持续性不均匀的扩张甚或破裂,局部皮肤泛红,肉眼可见扩张的毛细血管,常伴有红色或紫红色斑状、点状、线状或星状损害的现象(图 16-3-3)。尽管通常认为毛细血管扩张仅仅影响美观,但有些患者依然会抱怨疼痛或不适。儿童的面部毛细血管扩张也被称为蜘蛛痣(图 16-3-4)。

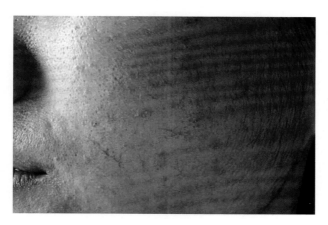

图 16-3-2　面部毛细血管扩张

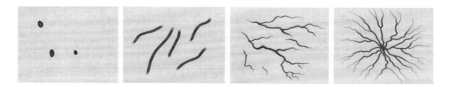

图 16-3-3　各种形态的毛细血管扩张

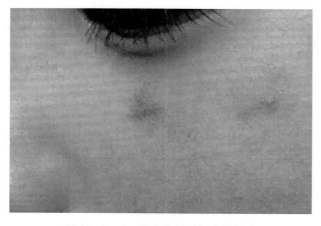

图 16-3-4　儿童蜘蛛毛细血管扩张

大腿外侧的毛细血管扩张通常呈树状或扇形分布,临床上非常常见,尤其常见于皮肤白皙菲薄的女性。可伴有网状静脉曲张。

足靴区的毛细血管扩张通常被认为是慢性静脉功能不全的早期表现,中老年人发病率高,可伴有湿疹和色素沉着等表现(图 16 - 3 - 5),以至于许多患者首先因皮肤瘙痒等症状就诊于皮肤科。

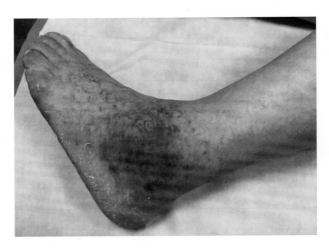

图 16 - 3 - 5   足靴区毛细血管扩张伴湿疹及色素沉着

三、鉴别诊断

大部分患者自行发现皮肤血管扩张或膨出而前来就诊,通常医生通过视诊即可比较容易诊断毛细血管扩张和网状静脉曲张。但临床上仍需要详细询问病史,排除因为药物或其他因素导致的病变,仔细鉴别诊断。以下情况需要加以鉴别诊断:①部分毛细血管扩张患者可伴随有其他原因引起的静脉畸形,如 Klippel-Trenaunay 综合征,这种静脉畸形多发生于一侧,且伴有广泛的静脉畸形或骨肥大。②皮内静脉扩张还可见于鲜红斑痣、先天性毛细血管扩张性大理石样皮肤等。③部分患者由于长期日晒紫外线损伤、长期类固醇治疗等,也可呈现出毛细血管扩张的表现。

第四节   治疗方法

一、治疗原则

随着国民健康和美容意识的提高,目前因患有网状静脉曲张及下肢毛细血管

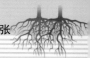

扩张而寻求救治的患者越来越多,但国内对于这方面的诊治研究和报道微乎其微。对网状静脉曲张及毛细血管扩张治疗效果的评估不同于其他的静脉疾病,对静脉直径的测量是不合适的。相反,治疗成功与否通常被定义为治疗后病灶消失或不可见,这需要治疗区域的准确定位。因此,一个可靠的照相识别系统是必要的。许多学者建议对于网状静脉曲张和毛细血管扩张患者需进行病史采集、临床体检及超声检查,欧洲慢性静脉疾病硬化治疗指南也这样推荐。

爱丁堡静脉研究指出,主干静脉曲张通常伴随有毛细血管扩张,虽然因果关系还不清楚,但大多数的学者认为解决隐静脉功能不全和其他静脉曲张是解决毛细血管扩张的先决条件。对于已行静脉曲张手术的患者,残余的隐静脉或主要分支部分促进了毛细血管扩张的发展,但这些可以通过超声引导下硬化剂注射疗法得以解决。

二、泡沫硬化剂注射

硬化剂治疗静脉性疾病有几十年的历史,早在 1944 年 Orbach 就提出泡沫硬化剂的治疗概念。1997 年有研究指出使用"微泡沫"硬化剂治疗静脉疾病,临床效果很好,这种与空气混合的泡沫硬化剂能够排空血管内的血液,增加与血管壁的作用面积,在增强治疗效果的同时,降低硬化剂浓度,减少药量,使治疗更安全。

(一)适应证与禁忌证

1. 适应证

许多指南推荐硬化剂注射治疗网状静脉曲张及毛细血管扩张。虽然网状静脉与毛细血管扩张症对身体健康没有明显影响,但仍有很多患者为了腿部的美观而寻求治疗。经过多普勒超声检查,很多人排除了下肢深部静脉与隐静脉瓣膜功能不全,只是单纯的网状静脉与毛细血管扩张,无法用手术来解决他们的需求,故目前国外应用泡沫硬化剂方法治疗网状静脉与毛细血管扩张开展得十分广泛,多由血管外科医师、整形外科医师和皮肤病学医师完成。硬化治疗的目的在于治疗静脉曲张和预防可能并发症,减轻或消除现有的症状,改善病理性血流动力学状况,达到满足美容和功能要求的良好效果。

2. 禁忌证

(1)绝对禁忌证:已知对硬化剂过敏,严重的全身疾病,急性深静脉血栓,硬化治疗区局部感染或严重的全身感染,持续制动和限制卧床,周围动脉闭塞性疾病晚期(Ⅲ或Ⅳ期),甲状腺功能亢进(使用含碘硬化剂时),妊娠(除非存在强制性医学原因),已知症状性卵圆孔未闭。

(2)相对禁忌证:失代偿的腿部水肿,糖尿病晚期并发症(如多发性神经病变),动脉闭塞性疾病Ⅱ期,一般健康状况不佳,支气管哮喘,明显的过敏体质,已知血栓形成倾向或存在血栓栓塞事件的高危因素伴或不伴深静脉血栓病史,已知无症状性卵圆孔未闭、既往泡沫硬化治疗出现视觉障碍或神经系统功能障碍。

(二) 治疗前准备

1. 所需器材

大多数硬化剂注射治疗要求患者卧位,故一个可调节和可倾斜的检查床至关重要;便于移动和携带的超声检查仪;另外还需要注射器、弹力绷带、纱布等。必要的急救药品器材根据第二届泡沫硬化疗法欧洲共识会议声明准备,硬化剂注射治疗时推荐直接穿刺治疗,也有部分医师使用蝶形针。

2. 患者术前准备

治疗前应详细采集病史,全面体格检查。皮肤毛细血管扩张可行肉眼检查,网状静脉曲张用静脉灯进行皮肤的冷光透照作为补充,曲张静脉和隐静脉行超声检查。详尽记录任何肢体的创伤、骨折及限制性疾病,深静脉血栓形成及治疗史、过敏史及药物史。应记录患者对治疗目标的需求,在治疗前须告知患者短期效果满意,可能需要进一步治疗;同时应告知治疗风险和可能的不良反应,如存在色素沉着过度和炎症的稍高风险,存在渐进性(短暂的)神经症状的风险,存在渐进性(短暂的)视觉障碍的风险,存在触发偏头痛的风险等。

治疗前,患者应停止服用阿司匹林或其他抗血小板抗凝药物;告诉患者在治疗的当天不能在腿部使用任何保湿剂、乳膏、鞣乳液或防晒油。治疗时患者应携带一条备用短裤、弹力袜和一条长裤子或长裙,用来遮盖治疗后的腿部。此外,在治疗前后都对患部拍摄照片用以评估疗效。

(三) 治疗方法

2000 年 Tessari 公布了三通法制取泡沫硬化剂,非常简单实用,其装置见图 16-4-1。建议对所有适应证均采用 Tessari 法或 Tessari/DSS 法制作泡沫硬化剂。

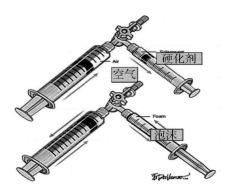

图 16-4-1 使用 Tessari 法制作泡沫硬化剂

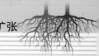

1. 网状静脉曲张

接受和/或建议对所有适应证均采用空气作为制作泡沫硬化剂的气体成分，也可使用二氧化碳和氧气的混合物。制作泡沫硬化剂的液体硬化剂和气体的推荐比例为 1 : 4，毛细血管扩张建议使用液体硬化剂。根据病灶部位的不同，患者取仰卧位、俯卧位、左侧卧位和右侧卧位。每侧患肢每疗程（单次注射或多次注射）推荐最大泡沫硬化剂用量为 10 ml。

经治疗后的下肢弹力绷带进行包扎，笔者的经验是弹力绷带持续包扎 3 天后改为白天着弹力袜至少 1 个月，这避免了过多的残留血栓、血栓性静脉炎和皮肤色素沉着。术后压迫非常重要，随机对照研究显示硬化治疗后压迫有助于毛细血管扩张以及滋养的网状静脉的消退。使用弹力绷带前，可沿治疗静脉着重加压包扎，并于之前在皮肤外涂消炎止痛消肿类的软膏。嘱患者治疗后的一个月内避免过负荷或持重，避免长途旅行。另外通常嘱患者 3～5 天复诊，以排除深静脉血栓等并发症，告知患者术后反应包括轻微疼痛、触痛性硬结及皮肤颜色改变。

两周后进行第一次随访，因为这是处理不良反应的最佳时间。患者通常已自行去除绷带。用多普勒超声检查偶见股静脉和腘静脉的血栓。若静脉内残余过多血栓，可通过穿刺去除。患者取仰卧位，用一个针头（如需要，可局部麻醉）经超声引导下或触诊穿刺入静脉挤出血栓。此方法可迅速解决静脉疼痛和肿块，减少皮肤色素沉着的风险。对于残余的静脉曲张可进一步行泡沫硬化剂注射。网状静脉曲张硬化剂注射前后对比见图 16 - 4 - 2。

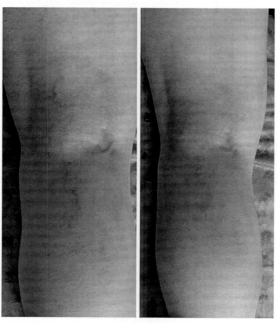

图 16 - 4 - 2　网状静脉曲张硬化剂注射前后

2. 毛细血管扩张症

毛细血管扩张症长期以来一直是治疗难点,常规治疗通常无效,药物几乎不能起到任何作用。之前曾有冷冻治疗、高频电刀治疗、同位素放射治疗等,有些虽能获得一定疗效,但易引起溃疡、瘢痕、放射性皮肤坏死等严重并发症,并不能达到理想的效果。

对于孤立的浅表静脉曲张及毛细血管扩张,超声引导下治疗是不必要的。但治疗前需要行超声检查以排除隐静脉功能不全和主干静脉曲张,如果存在这些问题,需要处理,否则单纯处理网状静脉曲张及毛细血管扩张的效果不佳。最好注射液体硬化剂,泡沫硬化剂如果注射压力过大可能导致更多的毛细血管扩张。治疗时需要同时处理扩张毛细血管的滋养静脉,这种治疗需要有经验的医生进行。毛细血管扩张硬化剂注射治疗前后对比见图 16-4-3。

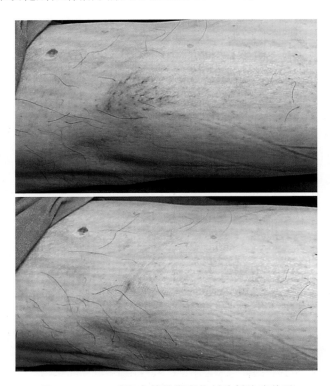

图 16-4-3 毛细血管扩张硬化剂注射治疗前后

如果不处理滋养的网状静脉曲张,尽管约 50% 的患者可以取得良好效果,但疗效未必持久;另一半患者治疗效果不满意或出现更多的毛细血管扩张。治疗后的压迫对于疗效也有明显的影响,最近的一项随机试验表明,患者需在注射治疗后着 II 级弹力袜至少三天。

由于管径的限制,仅对于直径较粗的毛细血管扩张可成功穿刺注射硬化剂,

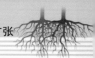

但对于管径更细的毛细血管扩张,则存在较大的困难。当然,部分更细的毛细血管扩张可在较粗血管注射治疗后逐步闭塞,但大部分患者仍残留血管无法消失,这时需要配合激光治疗。

三、激光治疗

(一)治疗机制

近年来,激光被广泛应用于治疗血管疾病。激光治疗是基于"选择性光热作用理论",特定波长的光可被血液中的氧合血红蛋白所吸收,氧合血红蛋白吸收光能后转化为热能,导致血液温度升高,热能传导至血管壁,造成血管内皮细胞肿胀、血管痉挛收缩,继而发生缺氧,血管内皮萎缩、凝固、坏死,使扩张的细血管消失,从而达到治疗目的。

(二)适应证

目前临床利用激光治疗毛细血管扩张的研究绝大部分仅局限于面部,针对下肢毛细血管扩张的治疗研究鲜有报道。治疗面部毛细毛细血管扩张的激光器波长一般为 585 nm 和 595 nm,接近氧合血红蛋白的吸收峰,此类激光治疗效果较好,但由于波长较短,激光穿透能力有限,因此对于较深在的血管扩张效果欠佳,不适于下肢毛细血管扩张的治疗。

笔者应用长脉冲 Gentle YAG 激光治疗下肢毛细血管扩张,取得了良好的疗效。长脉冲 Gentle YAG 激光的波长为 1064 nm,氧合血红蛋白对该波长的吸收相对较少,但其波长较大,穿透能力较好,能有效作用于较深在的血管扩张,且表皮黑素对该波长的竞争性吸收较少,因此在治疗时表皮的热损伤也较轻微,不良反应较少,可适当增加能量密度,从而达到更好的治疗效果。泡沫硬化剂注射后残余的毛细血管扩张采用长脉冲 Gentle YAG 激光治疗,弥补了注射治疗的不足,取得了良好的效果。

(三)治疗方法

长脉冲 Gentle YAG 激光的脉宽为 3～100 ms,接近血管的热弛豫时间,能够作用于靶色基而不会造成周围组织的热损伤,且脉宽可调范围较大,能够根据血管粗细精确地控制脉冲持续时间,缓慢加热不同管径的血管。

笔者经验,应根据患者的毛细血管管径及肤色深浅、皮肤厚薄来调节脉宽及能量密度,原则是血管管径越大、脉宽越大、肤色越深、能量越低、皮肤越薄、能量越低。治疗时应将治疗头轻贴皮损,从血管的一端移动至另外一端,同时观察皮损颜色变化,以血管颜色变暗或是瞬间消失为宜,若皮损出现发白,表皮皱缩,提示能量过大,需降低能量,以免皮肤灼伤。治疗时光斑不重叠,嘱患者术后不沾水、避光。

笔者近年采用硬化剂联合 Nd:YAG 1 064 nm 激光治疗下肢网状静脉曲张伴毛细血管扩张(见图 16-4-4)。两种治疗方法针对治疗过程的不同阶段及不同管径的血管起作用,互相弥补,相得益彰,值得临床推广使用。

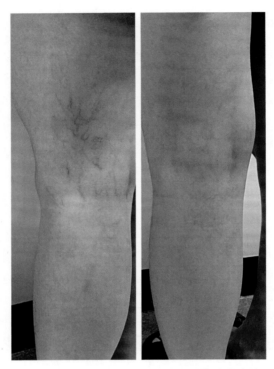

图 16-4-4　硬化剂注射联合激光治疗下肢网状静脉曲张伴毛细血管扩张

(四) 强脉冲光或脉冲染料激光进行治疗

对于面部毛细血管扩张的治疗,不同于下肢毛细血管扩张,因面部皮肤较薄。一般采取强脉冲光或脉冲染料激光进行治疗。

面颊及鼻翼周围皮肤的血管性皮损与光损伤、光老化以及内分泌调节紊乱有关,而且多伴有皮肤的粗糙、毛孔粗大、色斑等症状。面部毛细血管扩张症是皮肤科中较难治疗的皮损,虽然冷冻、高频电刀、多功能电离子、微波、同位素放射等的治疗能获得一定的疗效,但有引起溃疡、瘢痕、放射性坏死等并发症的可能,同时治疗过程较痛苦,患者难以接受。

强脉冲光及脉冲染料激光治疗毛细血管扩张症的原理是利用了激光的选择性光热解作用,即选定的光波被皮肤相应的色素结构吸收并产生作用,对皮损进行了无损伤治疗,使其变性、凝固,同时损伤血管内皮细胞,最终导致血管闭塞退化,闭合异常增生的毛细血管,以达到治疗的目的。与传统的治疗方法相比,采用强脉冲光技术治疗毛细血管扩张症,因其具有光斑大、受热均匀、不良反应少、痛苦小、恢复时间短、效果好等优点,又无侵袭性损害,所以易被患者接受,也被临床广泛应用。面部毛细血管扩张治疗前后见图 16 - 4 - 5。

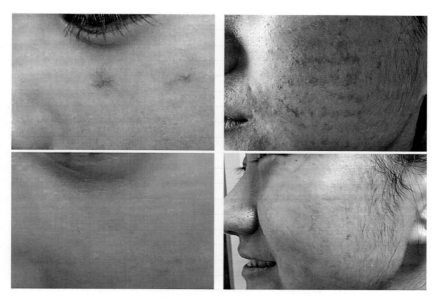

图 16 - 4 - 5　面部毛细血管扩张治疗前后

但如有以下情形禁用强脉冲光及脉冲染料激光治疗:①正在局部或全身使用类固醇者;②任何可导致光敏感的疾病增生性瘢痕者;③近期接受暴晒和即将接受暴晒者;④怀疑有皮肤癌或有皮肤癌发病倾向者;⑤孕妇和置有心脏起搏器者;⑥红斑期酒渣鼻伴有丘疹、脓疱者。

治疗注意事项:①皮肤的色泽及血管的扩张程度决定着能量、脉宽、延时和治疗次数,尽可能做到治疗参数个性化;②随时注意治疗过程中的即刻反应,根据即刻反应调整个性化参数;③对于治疗面积较大者,需延长冰敷时间,直至局部肿胀烧灼感消退,可涂一些外用药;④尽量对每次照射的部位行简单标记,防止在同一部位释放过强的能量,避免皮肤灼伤、色素沉着或色素脱失等并发症的出现;⑤治疗后注意防晒,并在 1 个月内不能对治疗部位进行任何剥脱性治疗。

由于此项技术是一项较新的技术,更准确的治疗参数需要进一步的研究确定。

第五节　并发症防治

一、泡沫硬化剂注射并发症的防治

(一) 并发症常见类型

泡沫硬化剂注射治疗并发症包括神经/感觉并发症(视觉障碍、偏头痛、类似于或实际的短暂性脑缺血发作或中风)、肺部并发症(心悸/胸闷)、血栓并发症(血栓性浅静脉炎、肌间静脉丛血栓形成、下肢深静脉血栓形成或肺栓塞)、坏死性并发症(动脉内注射)以及从血管迷走神经性晕厥到败血症等多种非特异性不良反应。必须强调的是,这些并非与使用泡沫硬化剂本身相关的特殊并发症,可见于使用各种硬化剂的静脉疾病的,只是液体硬化剂和泡沫硬化剂的并发症发生率略有不同。

Munavalli 等将硬化疗法的并发症分为以下三种类型:①常见但短暂的并发症:毛细管扩张性血管丛生,色素沉着,注射部位疼痛,刺痒(以聚多卡醇所致最重)。②罕见但自限性的并发症:皮肤坏死,血栓性浅静脉炎,隐神经或腓神经损伤,短暂性视觉障碍,血尿。③罕见的严重并发症:过敏反应,深静脉血栓形成,肺栓塞。

(二) 严重并发症表现及处理

关于注射泡沫硬化剂后不良事件的效益/风险比的描述评价仍然存在争议,发生率因研究方法以及作者的背景和个人实践而各不相同。并发症的发生率虽然很低,而严重并发症极为特别,但并不比其他治疗方法多。以下对严重或常见的并发症及其应对措施加以介绍。

1. 过敏反应

硬化剂注射过敏反应发生率约为 0.3%,任何剂型的硬化剂均可引起,通常在治疗后 30 min 内发生,但亦可有迟发型过敏反应。所有清洁剂类硬化剂均有重度过敏反应的报道,泡沫性硬化剂所致过敏反应发生率低于液体硬化剂。

过敏反应的临床表现包括气道水肿、支气管痉挛和循环衰竭。早期的症状和体征可较轻微,包括焦虑、瘙痒、喷嚏、咳嗽、荨麻疹、血管性水肿、喘息和呕吐,进而发生循环衰竭。因为存在血管性水肿或支气管痉挛的可能性,所以每例患者应在呼吸正常时于颈部和胸部听诊,以检查喘鸣音和哮鸣音,但大多数时候,表现为轻微的局部或全身荨麻疹。局部荨麻疹在注射后立即出现,一般在治疗后 30 min

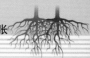

左右消失。

处理过敏反应的关键是尽早发现，每个治疗室应备有急救药品及设备，治疗室医师护士均应熟悉掌握急性过敏反应的处理措施。

可使用口服抗组胺剂治疗，如果存在喘鸣音，则应肌注苯海拉明和静脉注射糖皮质激素。据估计 0.001% 的患者在硬化治疗后发生支气管痉挛，可吸入支气管扩张剂或静脉注射氨茶碱。全身过敏反应者应立即皮下注射肾上腺素 0.2～0.5 ml，必要时间隔 5～15 min 重复。过敏反应的预防重点在于治疗前详细了解患者是否过敏体质，做好知情告知并签署知情同意书，使患者及家属知晓硬化治疗中潜在的过敏风险。

2. 深静脉血栓形成和肺栓塞

硬化剂治疗所致深静脉血栓形成（DVT）和肺栓塞的个例已有报道，已经发现过量的泡沫增加 DVT 的发生率。术前停用口服避孕药。对高危人群加强预防措施和病情监护，包括存在血栓形成倾向以及存在 DVT 和肺栓塞病史或家族史者，根据风险评估酌情使用低分子肝素或口服抗凝剂进行预防。

为了减少 DVT 的发生，Myers 等认为应使用高浓度的硬化剂、治疗静脉直径不应超过 5 mm、泡沫硬化剂用量应限制在 10 ml 内。术中要求患者反复足部背屈，有助于驱除进入深静脉内的硬化剂。治疗后患者先步行走动 15～30 min 后再离开治疗区，步行有助于减缓浅表静脉的压力，增加流入深静脉系统内的血流。治疗后患者一般穿Ⅰ级弹力袜（20～30 mmHg）或Ⅱ级弹力袜（30～40 mmHg）2 周，第一周全天持续穿着。小规模的研究证明硬化治疗后穿阶梯弹力袜能改善疗效，缓解硬化疗法引起的不适，降低术后 DVT 的风险。嘱患者治疗后 1～2 周每天户外活动至少 30～60 min，应避免热水浴、蒸汽浴等；亦应避免举重，特别是隐股静脉结合处功能不全者。已报道 DVT 患者在 3 个月内均无症状亦不导致后遗症，可通过弹力袜或绷带压迫以及运动锻炼后缓解，多无需使用抗凝剂，但必须定期常规超声检查复查。

3. 神经并发症

神经并发症包括短暂性视觉障碍、偏头痛、类似于或实际的短暂性脑缺血发作或中风等症状，所有硬化剂剂型均可发生，但更多见于泡沫硬化剂。

神经并发症的发生机制尚不清，考虑为气体栓塞可能，可能是气泡经右向左循环分流的通路（卵圆孔未闭或肺动静脉瘘）导致的大脑气体栓塞。卵圆孔未闭在普通人群的发病率约为 15%～25%。心脏科医生将生理盐水和空气混合物注射入臂部静脉用于超声诊断卵圆孔未闭，发生短暂性视觉障碍者极少见。因此，如果气体栓塞是神经并发症的原因，那么短暂性视觉障碍的发生率要比已经观察到的病例高许多。也有人认为使用 CO_2 泡沫可减少神经并发症的发生，但对于这一点并未达成共识。

短暂性视觉障碍一般表现为闪光感、视力模糊乃至一过性黑蒙,持续不超过2 h。出现盲点者多伴有其他视觉异常如视野局部模糊不清和不规则彩色图案。部分患者可合并头痛、恶心和血管迷走神经性晕厥。短暂性视觉障碍可在后续的硬化治疗过程中再次出现。即使短暂性视觉障碍确实令人忧虑,但使患者了解这纯属短暂现象以打消疑虑、恢复信心是很有必要的。

4. 血栓性浅静脉炎

泡沫硬化治疗后血栓性浅静脉炎的发生率与外科手术后和液体硬化剂治疗后血栓性浅静脉炎相比,并无统计学差异。据报道血栓性浅静脉炎的中位发生率为 4.7 %(0~25.0%),后期(≥30 d)发生率为 1.3%~10.3%。硬化治疗期间同时使用口服避孕药和激素替代治疗可增加血栓性浅静脉炎的发生率,甚至发生深静脉血栓形成,因此应避免使用这些药物。

血栓性浅静脉炎为浅表静脉的炎症和血栓形成,表现为沿受累静脉分布的疼痛、灼热、皮肤红斑的索条状物。经常误为急性蜂窝织炎,多发生于治疗后数周内,累及到注射治疗部位的静脉。尽管肉眼观察可拟诊,但确诊需行血管彩色多普勒超声检查。

尽管血栓性浅静脉炎是一种炎性病变,但在大多数病例并未发生感染,因此无需静脉内抗生素治疗,使用非甾体抗炎药和压迫疗法处理即可。

如果病变累及隐股静脉连接点或隐腘静脉连接点,适当使用低分子肝素。如果静脉或曲张静脉内含有大量血栓,在治疗后 1~2 周内受累静脉可在超声控制下和少许局部麻醉药下使用粗针引流,通过压迫和挤出血栓进行处理,其优点在于可迅速去除可触及的硬结。

由于技术原因,极少情况下可能发生泡沫硬化剂外渗到静脉外引起注射局部炎性肿块,对于对症治疗后 6 个月内仍未能吸收者,可在血栓性浅静脉炎近端和远端予以硬化治疗。

血栓性浅静脉炎亦有栓子脱落的风险,故对血栓形成风险高的患者(怀孕后、高凝状态、不能活动、治疗后远程旅游),应用硬化剂治疗时预防措施同 DVT。

5. 色素沉着

注射硬化剂所致局部色素沉着过度的发生率在 0.3%~10%,可能在泡沫硬化治疗后高些。色素沉着的主要原因是炎症诱导的黑素生成刺激、红细胞外溢、血栓退化以及继发的含铁血黄素沉积。炎症的发生率与所注射的硬化剂作用的强弱、浓度的高低和剂量的大小有关。微血栓的存在是硬化治疗后色素沉着的重要影响因素。血栓形成虽不能被完全阻止,但应使之尽可能少发生。硬化剂的效力过强、浓度过大和注射剂量过多可使血栓增大。

因此,建议使用最低有效剂量和浓度。早期通过小切口清除微血栓可显著减轻色素沉着的发生。使用医用弹力袜的压迫治疗可使色素沉着的发生率明显下

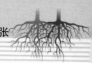

降。微血栓形成和大多数色素沉着均随着时间的延长而消失，通常于 6~12 个月内自行消失，个别情况下会持续 1 年。

6. 皮肤坏死

注射部位的皮肤坏死比较罕见，因为超声引导下操作可及时发现硬化剂外溢，避免持续的静脉外注射。POL 相对安全，因为低浓度低剂量的静脉外渗不会引起明显的不良反应。泡沫硬化剂外溢会引起患者疼痛，故当注射过程中患者出现剧烈疼痛，需要检查导管的位置是否移位。

在 Jia 等的系统评价中，在 5 项研究包括的 781 例患者中皮肤坏死的中位发生率为 1.3%(0.3%~2.6%)；在 5 篇会议摘要或非英文文献中包括的 766 例患者中皮肤坏死的中位发生率为 0(范围 0~0.2%)。发生皮肤坏死的风险主要与硬化剂类型及其浓度、硬化剂溢出血管外、动脉内注射以及硬化剂经动静脉吻合扩散等因素有关。意外的动脉内注射是引起毛皮肤坏死和溃疡的主要原因之一。

对于硬化剂血管外注射引起的皮肤坏死，可使用透明质酸酶促进药物在组织中的扩散渗透，增强组织对药物的吸收。对于意外动脉内注射引起的皮肤坏死，有报道称可使用伊洛前列素，但形成的溃疡面积较大者只有植皮。

7. 其他并发症

部分患者在接受硬化剂治疗后可出现一过性胸闷或咳嗽，这可能是泡沫在肺部的直接效应，约 30 min 可自行缓解，因此治疗后嘱患者继续仰卧半小时左右是有益的。

其他硬化治疗后的短暂不良事件包括注射部位疼痛、肿胀、硬结，轻微心血管反应和味觉异常、恶心。罕见血管迷走神经性晕厥，控制疼痛、观察患者对治疗的反应以及患者取卧位行硬化治疗可很好地预防血管迷走神经性晕厥。偶见隐神经或腓神经损伤的报道，为穿刺时误伤所致。

二、激光治疗的并发症及防治措施

激光治疗可能出现的并发症包括水泡、色素沉着、瘢痕等，多与参数选择不当有关。水疱多发生于肤色较深、皮肤较薄者及夏季治疗者，另外，参数个性化设置不当，如激光能量过强、脉宽过大、动态冷却持续时间过短也易出现水疱，严重者可出现瘢痕。患者局部出现水泡和瘢痕，多因治疗时光斑重叠、局部能量过大所致。提醒临床医师应仔细进行每一次的操作，特别注意治疗后的即刻反应。

综上，随着我国经济的发展和人民生活水平的日益提高，国民对生活品质的要求也越来越高，对毛细血管扩张及网状静脉曲张的治疗越来越重视。微创治疗是发展趋势，规范治疗可获得良好临床疗效。下肢毛细血管扩张及网状静脉曲张若不及早治疗，常会逐渐加重，这时治疗难度、患者痛苦和经济成本都逐步升高。早期治疗对于延缓疾病进程、提高患者的生活质量尤为重要。采用硬化剂注射、激光等手段微创治疗下肢毛细血管扩张及网状静脉曲张越来越受到关注,具有广阔的发展前景。

参考文献

[1] Parlar B, Blazek C, Cazzaniga S, et al. Treatment of lower extremity telangiectasias in women by foam sclerotherapy vs. Nd:YAG laser:a prospective, comparative, randomized, open-label trial. J Eur Acad Dermatol Venereol. Mar 2015,29(3):549 - 54.

[2] Eklof B, Rutherford RB, Bergan JJ, et al. American Venous Forum International Ad Hoc Committee for Revision of the CEAP Classification. Revision of the CEAP classification for chronic venous disorders:consensus statement. J Vasc Surg,2004,40:1248 - 1252.

[3] Rabe E, Breu F, Cavezzi A, et al. European guidelines for sclerotherapy in chronic venous disorders. Phlebology,2013,29:338 - 354.

[4] Schultz-Ehrenburg U, Reich-Schupke S, RobakPawelczyk B, et al. Prospective epidemiological study on the beginning of varicose veins Bochum study I - IV. Phlebologie, 2009,38:17 - 25.

[5] Rabe E, Pannier-Fischer F, Bromen K, et al. Bonner Venenstudie der Deutschen Gesellschaft fur Phlebologie. Phlebologie,2003,32:1 - 14.

[6] McLafferty RB, Passman MA, Caprini JA, et al. Increasing awareness about venous disease:the American Venous Forum expands the National Venous Screening Program. J Vasc Surg,2008,48:394 - 9.

[7] Evans CJ, Fowkes FG, Ruckley CV, Lee AJ. Prevalence of varicose veins and chronic venous insufciency in men and women in the general population:Edinburgh vein study. J Epidemiol Community Health,1999,53:149 - 53.

[8] Weiss RA, Weiss MA. Resolution of pain associated with varicose and telangiectatic leg veins after compression sclerotherapy. J Dermatol Surg Oncol,1990,16:333 - 6.

[9] Mariani F, Bianchi V, Mancini S. Telangiectases in venous insufciency:point of reux and treatment strategy. Phlebology,2000,15:38 - 42.

[10] Caggiati A, Phillips M, Lametschwandtner A, Allegra C. Valves in small veins and venules. Eur J Vasc Endovasc Surg,2006,32:447 - 52.

[11] Wienert V, Simon HP, Bohler U. Angioarchitecture of spider veins. Scanning electron microscope study of corrosion specimens. Phlebologie,2006,35:24 - 9 .

[12] Parlar B, Blazek C, Cazzaniga S, et al. Treatment of lower extremity telangiectasias in women by foam sclerotherapy vs. Nd:YAG laser: a prospective, comparative, randomized, open-label trial. J Eur Acad Dermatol Venereol,2015 Mar,29(3):549 - 54.

[13] Moreno-Moraga J, Smarandache A, Pascu ML,1064 nm Nd:YAG long pulse laser after polidocanol microfoam injection dramatically improves the result of leg vein treatment:a randomized controlled trial on 517 legs with a three-yearfollow-up. Phlebology,2014 Dec,

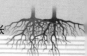

29(10):658-66.

[14] Willenberg T, Smith PC, Shepherd A. Visual disturbance following sclerotherapy for varicoseveins,reticularveinsand telangiectasias:a systematic literature review. Phlebology, 2013 Apr,28(3):123-31.

[15] Rabe E, Schliephake D, Otto J, et al. Sclerotherapy of telangiectases andreticularveins:a double-blind, randomized, comparative clinical trial of polidocanol, sodium tetradecyl sulphate and isotonic saline(EASI study). Phlebology, 2010 Jun,25(3):124-31.

[16] Naoum JJ, Alghendy AA. Laser therapy for the treatment of telangiectasias andreticularveinsin the lower extremity. Methodist Debakey Cardiovasc J, 2009,5(4):20-4.

[17] Al Jasser MI, Lui H. Dermoscopy-assisted sclerotherapy for spiderlegveins. Dermatol Surg, 2014 Feb,40(2):217-8

[18] Klein A, Buschmann M, Babilas P, et al. Indocyanine green-augmented diode laser therapy vs. long-pulsed Nd:YAG(1064nm) laser treatment of telangiectaticlegveins:a randomized controlled trial. Br J Dermatol, 2013 Aug,169(2):365-73.

[19] Bencini PL, Tourlaki A, De Giorgi V, et al. Laser use for cutaneous vascular alterations of cosmetic interest. Dermatol Ther, 2012 Jul-Aug,25(4):340-51.

[20] Moreno-Moraga J, Hernández E, Royo J, et al. Optimal and safe treatment of spiderlegveinsmeasuring less than 1.5 mm on skin type IV patients, using repeated low-fluence Nd:YAG laser pulses after polidocanol injection. Lasers Med Sci, 2013 May,28(3):925-33.

[21] Munia MA, Wolosker N, Munia CG, et al. Comparison of laser versus sclerotherapy in the treatment of lower extremity telangiectases:a prospective study. Dermatol Surg, 2012 Apr,38(4):635-9.

[22] Bugiantella W, Bovani B, Zini F. Endovenous and perivenous 808-nm laser treatment of lower limb collateral,reticularand telangiectasiacveins. J Cosmet Laser Ther, 2017 Feb,19(1):30-35.

[23] Parlar B, Blazek C, Cazzaniga S, et al. Treatment of lower extremity telangiectasias in women by foam sclerotherapy vs. Nd:YAG laser:a prospective, comparative, randomized, open-label trial. J Eur Acad Dermatol Venereol, 2015 Mar,29(3):549-54.

[24] Peterson JD, Goldman MP. An investigation of side-effects and efficacy of foam-based sclerotherapy with carbon dioxide or room air in the treatment ofreticularlegveins:a pilot study. Phlebology, 2012 Mar,27(2):73-6.

（赵海光　杨　振　董继英）

第十七章　下肢静脉曲张手术并发症及处理

第一节　下肢水肿

一、发生原因

下肢水肿是下肢静脉曲张术后最常见并发症，也是常见临床症状。临床上发现患者出现下肢水肿时，需先鉴别是局限性水肿还是系统性水肿，术前纠正以及积极预防，并视其病因采取相应不同处理方法。

下肢水肿可分为局限性与系统性。系统性下肢水肿常在心、肝、肾等器官功能不全以及营养不良等情况下发生，术后出现此类水肿常可并存多浆膜腔积液，如心包积液、胸腔积液或腹腔积液，常系有重要器官基础疾病患者手术应激所致，在下肢静脉曲张手术后发生率较少。而下肢静脉曲张手术后常见为局限性水肿，其病因多为静脉源性、淋巴源性以及感染源性。

静脉源性下肢水肿术后多为患肢凹陷性水肿，左侧多见。静脉性瓣膜功能不全致使静脉反流，或静脉主干回流阻塞导致局部静脉压增高，导致毛细血管静水压升高，组织液滤出大于重吸收，组织液潴留致使肢体肿胀。此类患者常术前并存下肢水肿，单纯下肢静脉曲张手术后并不能改变深部病变，术后水肿很难改善甚至可能加重，水肿持续存在则可能伴发皮肤营养改变所致的色素沉着、淤积性皮炎，重者出现内踝区溃疡。下肢 DVT 是急性静脉源性水肿最常见原因，与术中损伤股静脉、错误结扎、髂股段狭窄阻塞并血液高凝、包扎不当以及长期制动等因素有关。血栓形成后，静脉管腔内血液淤滞积聚，组织间液快速增多，患肢急速肿胀，皮肤张力增高，下地活动后因重力作用而体液潴留更重，致症状加重，并可出现血栓脱落继而肺栓塞。慢性静脉源性水肿多见为深静脉瓣膜反流或血栓后综合征导致的静脉功能不全以及髂静脉受压或闭塞，下肢水肿病程缓慢进展，后期可伴盆腔静脉以及腹壁静脉代偿性扩张，部分患者并发盆腔淤血综合征。

淋巴源性下肢水肿常与术中淋巴管损伤相关。由于淋巴管系淋巴回流障碍，导致淋巴液潴留，继而引起淋巴管扩张并瓣膜功能损害，长时间的淤滞可造成肢体的皮下脂肪纤维不可逆增厚（象皮肿）。下肢淋巴系统分为深、浅部分，腹股沟浅淋巴结以及腘浅淋巴结是重要的浅淋巴系统汇入点，并与深部淋巴系统通过淋巴管道相勾连吻合。在传统手术中，腹股沟切口高位结扎大隐静脉时，因大隐静脉与淋巴管束多向交叉，并因皮下脂肪的不同厚度，常易损伤局部淋巴管束；其他部位切口同样会不同程度地损伤切口区域的淋巴管道，导致淋巴引流受阻，出现患肢不同程度的继发性淋巴水肿。值得重点指出的是，Cockett 区域的手术操作，如腔镜下深筋膜下穿支结扎术，极易损伤与穿通静脉紧密相关的腹内侧束浅淋巴管以及深部淋巴管，术后常并发严重的足背内踝区域水肿。

术后切口感染是感染源性水肿的常见原因，常因局部血肿、淋巴漏等液体积聚条件下，合并表皮定植细菌感染，增加局部组织液滤出，并受炎性因子趋化影响，毛细血管通透性增加，多种因素累加导致切口局限性水肿，并有皮肤发红、皮下硬结、皮温升高的症状伴随。

其他少见原因所致的下肢水肿如黏液性水肿、药物性水肿、特发性水肿、血管神经性水肿，下肢静脉曲张手术后较少发生。

二、临床表现

肉眼可见的下肢肿胀即可诊断下肢水肿。查体可提示皮肤按压时凹陷，皮肤张力增加，皮肤透亮度增加，并可与健侧对比其周径差异。病程在 4 周内为急性水肿，病程超过 4 周的为慢性水肿；按其轻重程度以及范围也有相应分级（见表17-1-1）。

表 17-1-1　下肢静脉曲张水肿分级表

分级	程度	范围				皮　肤	渗液
		足	小腿	膝	大腿		
0	无	－	－	－	－	正常	－
1	轻度	－	＋	－	－	可折叠	－
2	明显	＋	＋＋	－	－	勉强折叠	－
3	显著	＋＋	＋＋	＋	－	不可折叠	－
4	严重	＋＋	＋＋	＋＋	＋	不可折叠并有皮下组织炎	＋

备注：足部＋表示仅累及足背部；＋＋表示累及足背以及足趾。小腿＋表示仅累及胫前；＋＋表示累及小腿以及后踝滑车部位。

1. 急性水肿的表现

术后急性水肿常为急性下肢 DVT，患肢肿胀明显，患者常诉严重胀痛，下地活动加重，血栓累及髂股静脉者表现为全下肢肿胀，股三角区有压痛以及疼痛，患肢皮温明显升高;累及小腿深静脉或腘静脉者表现为小腿剧痛,患足不能着地,Homans征(踝关节过度背屈时小腿剧痛)多阳性。由于下肢静脉曲张术后患者浅静脉即大隐静脉已被破坏,远端深静脉血液无法通过浅静脉侧支回流,所以发生DVT后病情多迅速进展,且容易并发股白肿以及股青肿,引起灾难性后果。术中股静脉被误扎临床偶有发生,同样可表现为急性全肢型下肢水肿,深静脉多普勒超声可有助于确诊。部分患者因术后弹力绷带包扎不当所致急性远端肢体水肿,为一过性,调整压力后常可短期内恢复。

2. 慢性水肿的表现

术后慢性水肿病程缓慢进展,下肢肿胀常由远端低垂位开始出现,逐渐向上蔓延,常呈现晨轻暮重,长期站立可加速水肿进程。静脉源性水肿早期抬高肢体可改善水肿,病程后期组织间纤维化转为非凹陷性水肿,常伴有浅静脉曲张复发,肢体明显沉重感,并可出现色素沉着、淤积性皮炎以及内踝足靴区溃疡等并发症。淋巴源性水肿有反复淋巴管炎或蜂窝织炎发作倾向,随着疾病进展,组织从凹陷性水肿变为非凹陷性水肿,并常伴有过度角化和乳头状瘤病(鹅卵石样变和岩石样纹理)。Stemmers征阳性是慢性淋巴水肿的一个诊断体征,即第二趾基底皮肤折叠处增厚,不能上抬或上抬困难。

三、处理措施

通过细致的观察、体格检查、放射学和实验室检查,术后下肢水肿可早期诊断并较易得到正确的病因诊断,对因治疗即可获得良好预后。

1. 急性水肿的治疗

术后不当加压包扎所致急性远端水肿临床常见,术后包扎时应暴露足趾及足前部分,患者有患肢紧胀等不适诉求时应注意检查绷带压力强度并及时调整,避免静脉淤滞后影响动脉血流而造成肢体坏死。DVT所致急性下肢水肿可通过多普勒超声明确,建议早期给予积极处理,但应兼顾手术创面出血以及溶栓两者之间的权衡,具体治疗可见本章第四节。

2. 慢性水肿的治疗

压力治疗是慢性下肢水肿的基础治疗,选择合适的加压材料以及恰当的压力梯度是保证治疗效果的关键(具体方法见第五章)。有症状的髂静脉受压综合征既往常开放手术行髂静脉重建。目前腔内治疗不推荐单纯球囊扩张,评估明确必要时置入支架解除压迫改善静脉回流,可有效缓解下肢水肿并可有良好支架远期通畅率。

对于淋巴水肿,其治疗目标为周径变细,皮肤皮下组织变软,淋巴水肿不发展,丹毒不复发或发作频率降低,维持患肢良好的功能。在淋巴水肿的非手术治疗选择中,注重日常保养,间歇性充气加压治疗以及国内较推崇的烘绑治疗均可

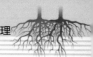

达到良好的效果;而严重的淋巴水肿选择手术治疗时,应遵循其病理生理状态。当部分淋巴管或引流静脉管通畅时,应优选局部淋巴结静脉吻合或淋巴管旁路等手术方式改善局部引流;当淋巴引流完全阻塞并出现硬皮改变时,应选择脂性淋巴水肿抽吸术并加用个体化的压力治疗。有一部分病患往往存在下肢淋巴管静脉混合病变,可采取先改善静脉回流、后改善淋巴回流的方式或分期联合切除术。

合并水肿患者常易并发感染,应早期改善局部循环,并观察局部情况有无红肿热痛以及淋巴管炎的典型"红线征",积极选用以针对革兰阳性球菌为主的敏感抗生素,如大剂量青霉素可获得良好疗效。使用血管活动药物可促进炎症介质的吸收,改善血管内皮功能,消除肿胀以及淤血状态。但需要提示的是:利尿剂不适用于局限性水肿的治疗。

四、预防措施

术前充分的评估、术中细致的操作以及术后良好的护理是预防下肢水肿的关键措施。术前需充分明确深静脉情况,合并髂静脉病变患者必要时可优先处理阻塞性病变;术后适当抗凝以及适度的弹力加压是合理的预防手段;而术中应重视腹股沟大隐静脉钩区的处理,可有效减少静脉损伤以及淋巴管损伤,顺皮纹切口与横行切口对腹股沟淋巴引流影响有所不同。选择良好定位的小切口以及适度钝性分离,可减少破坏淋巴结网(图17-1-1)。远端小切口钩剥曲张静脉可减少淋巴管的损伤。目前随着腔内消融技术以及硬化疗法的快速进展,钩区无需切开即可腔内闭合,可充分避免手术副损伤。

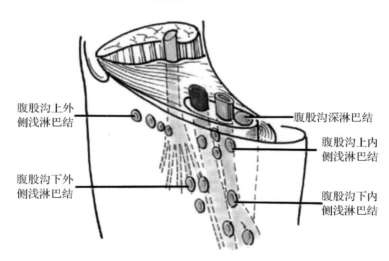

图 17-1-1 腹股沟淋巴结网示意图

对于慢性肢体水肿,避免肢体不可逆性象皮肿形成的重点在于早期治疗。显微外科技术结合相应保守治疗的综合治疗方法,是目前较为理想的选择。如何顺应血流动力学的改变以及如何结合抗凝治疗以及抗感染治疗,需要进一步的临床以及基础研究。

第二节　皮肤烫伤

一、发生原因

静脉曲张微创治疗中的静脉腔内激光闭合术、微波治疗及静脉腔内射频消融闭合术等常用方法均是通过热损伤达到治疗目的。足够的热量传导至静脉壁十分重要,但功能过大,皮肤烫伤发生率随之增加。

激光腔内治疗主要利用激光导致血液沸腾产生的蒸汽气泡引起静脉壁热损伤,静脉壁蛋白质或酶变性失活,组织气化,破坏静脉壁结构,静脉壁纤维化修复、收缩闭合,最终闭合静脉达到治疗目的。静脉腔内射频闭合术则是通过射频发生器和电极导管产生热能,使静脉内膜剥脱及静脉中层和壁内胶原变性,继发静脉腔内纤维化,从而导致静脉腔直径皱缩。而微波静脉腔内凝固术是利用微波对组织热凝固效应,将微波辐射器直接作用于静脉腔内血管壁,使其产生一定穿透性的高温,将组织凝固,继而使血管腔逐渐纤维化,最终闭锁。以上治疗方式均是通过热损伤达到静脉闭塞的目的,与发生皮肤烫伤的原理基本相似。其中腔内激光治疗的效果主要受到手术操作者操作技能及手术操作习惯影响,光纤头端容易穿破血管,头端温度较高,对周围组织燃烧、凝固、汽化和结炭现象,极易出现皮肤烫伤。射频热电极和一个感应温度的热电偶电极会呈伞状散开,与管壁接触,头端温度升高达 85℃ 后即可工作状态,热能的穿透力 1 mm 左右,术后热损伤程度相对轻于静脉腔内激光闭合治疗。

如何量化治疗过程中的激光功率成为热点问题。研究表明,EFE 超过 $31.8\,\mathrm{J/cm^2}$ 时会造成静脉壁穿孔,在治疗中可能发生皮肤灼伤。术前根据 B 超测量血管直径,并计算出相应 EFE 值后决定不同部位的激光输出率和光纤移动速度,进行个体化治疗,应能够在很大程度上减少手术后的并发症。另外部分研究认为,体内特别是肿胀状态下,静脉周围组织对能量的吸收有一定的缓冲作用,能够降低皮肤烫伤的发生率。

EFE 计算公式:

$$\mathrm{EFE(J/cm^2)=LP(W)\times IT(sec)/\ VS(cm^2)}$$

其中,LP:激光功率(W);激光发射时间(sec);VS:静脉壁面积($\mathrm{cm^2}$)

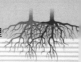

二、临床表现

大隐静脉主干大腿段及小隐静脉主干起始段位于深筋膜表面,皮下脂肪层厚,光纤头端位于血管腔内时局部高温造成血管壁周围脂肪组织间接损伤;光纤头端穿透静脉壁时部分血液流出血管壁外,血液高温汽化过程中对血管壁周围组织造成直接、间接双重损伤。轻者术后短时间会出现皮肤红肿热痛等无菌性炎性表现,严重时皮肤表面局部坏死,一般为Ⅲ°烫伤。

膝下曲张浅静脉一般紧贴皮下真皮层,且小腿脂肪少,在使用激光光纤时能量过大,或者光纤头端的方向控制不好,紧贴皮肤,光线移动速度过慢,容易出现皮肤灼伤,主要是点状烧伤,多为Ⅱ°烫伤。

局部明显曲张团块处皮肤质量较差,有时术者会为过度追求手术效果,激光输出率过大、光纤移动速度过慢或光纤头方向欠佳,均易造成皮肤烫伤;足踝区皮肤烫伤一般较轻,但是该部位包扎或压迫过程中容易受力不均,压力损伤可进一步加重组织损伤,易造成皮肤全层损伤。

三、处理措施

静脉曲张治疗过程中造成的皮肤烫伤,一般为点状,区域局限,多数可自愈。术中发现出现皮肤烫伤可用冰袋加压降温,降低局部的热损伤。术后无菌性炎症较重,烧灼感重,可涂薄层油脂(喜疗妥软膏等)。

轻度烧伤主要为创面处理,包括清洁创周健康皮肤,创面可用苯扎溴铵或氯己定清洗。水泡完整时应尽量保留,水疱大者可用消毒空注射器抽液,水泡皮可充当生物敷料,保护创面,减痛,利于创面愈合。如水疱皮脱落,可以无菌油性敷料包扎。如创面已感染,应勤换药,清除脓性分泌物,保持创面清洁。对于脂肪组织较多,大腿段或肢体后侧的皮肤Ⅲ°烫伤,若点状烫伤或面积较小时,可很快被健康皮肤覆盖;若烫伤区域较大时,应选择外用抗菌药物,如碘伏等。外用抗菌药物只能一定程度抑制细菌生长,烫伤组织由开始凝固性坏死经液化到健康组织分离需14～21天左右,在这一过程中随时都存在侵入性感染的可能,故临床上多常规预防性应用抗生素。

四、预防措施

1. 重视术前准备及术前标记

术前准确标记曲张团块,同时需了解各部位曲张静脉团块周围的皮肤状况及曲张程度,以便术中选择合适穿刺点及准确控制光纤的方向、深度,尽可能保证光纤在真腔内走形,避免光纤穿透血管壁,造成皮肤烫伤。

2. 提高手术水平

术中根据手术部位及皮肤选择不同的输出功率、光纤移动速度及调整光纤头的烧灼方向、深度，精确控制对静脉壁的损伤，进行个体化治疗。对于膝关节以上部位和以下部位采用不同的功率，膝上功率大于膝下功率；曲张血管直径大、迂曲明显可加大输出功率；胫前皮肤等皮肤较薄弱处或遇到静脉表浅处应减少功率；光纤回撤速度均匀，停留时间不宜过长。目前激光治疗过程中多选择重复脉冲模式，功率 12～14 W，大腿段 14 W，小腿段 12 W，迂曲明显处 14 W，持续 1 s，间隔 1 s，经红色指示灯确认后，发射激光同时缓慢回撤光纤，回撤速度约 0.2～0.5 cm/s，直至据穿刺点 1 cm 处停止发射激光，以免烧灼皮肤。

3. 妥善处理治疗部位

发射激光后适度冰袋压迫治疗部位，减轻局部周围组织的热损伤。在静脉曲张明显凸起接近皮肤部位，血管两侧的皮肤和皮下组织向中央轻轻挤压，减少皮肤的损伤。必要时皮下注射 0.9% 氯化钠溶液产生隔热效应。术中及术后弹力加压包扎过程中要用力均匀、适度，避免压力加重皮肤损伤。

第三节　神经损伤

一、发生原因

神经损伤是下肢静脉曲张手术治疗后出现下肢麻木的主要原因，最易损伤的神经为隐神经和腓肠神经，股神经及胫神经较少发生损伤。神经损伤的常见原因如下：

1. 机械性损伤或热损伤

（1）隐神经：隐神经伴随股浅动脉下行，入收肌管，在收肌管下端穿出，行于缝匠肌与股薄肌之间的浅表组织，在膝关节内侧穿深筋膜，伴随大隐静脉下行，其分支分布于髌骨下方、小腿内侧和内踝处。膝上段隐神经位于大隐静脉后面较深的位置，被皮下脂肪分割，损伤一般较少发生。膝下段隐神经逐渐变得表浅，并且与大隐静脉伴行，该段隐神经分支可包绕大隐静脉及其分支。

传统大隐静脉高位结扎 & 抽剥术去除膝下段大隐静脉时，很难避免损伤隐神经及其分支，特别是自腹股沟向脚踝方向抽剥时，隐神经分支易连同大隐静脉分支被一起撕脱。在腔内激光或射频治疗时，从膝关节平面开始向下，静脉壁变薄，易被穿透；或因后撤速度慢，局部产热过高，局部热效应损伤伴行的隐神经。

（2）腓肠神经：腓肠神经在腘窝处起自于胫神经，位于腓肠肌外侧的深筋膜内，然后在小隐静脉外侧行于腓肠肌两侧之间，在小腿中 1/3 加入腓总神经分支，

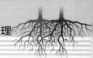

穿透深筋膜至浅表组织。腓肠神经穿过深筋膜可与小隐静脉伴行或在其后方,少数也可出现在其前方,在外踝的后方腓肠神经向前转向足外侧和小脚趾,支配小腿后半部分、脚背外侧及小脚趾皮肤。所以伴有小隐静脉曲张的患者行手术治疗时,易出现腓肠神经损伤。

(3)腓总神经:腓总神经在小腿上端外侧位置表浅,绕经腓骨颈时,与周围组织关系密切,活动性较小,且神经内支持组织较少,神经束较粗大,这些解剖学特点使其在术中更易受到损伤。腓总神经损伤的主要原因是在腘窝处分离小隐静脉与腘静脉交接处时,过度牵拉、压迫腓总神经;或在小腿上端外侧腓骨颈附近分离曲张静脉时,未紧贴静脉管壁进行,分离过深、过广,盲目钳夹,大块结扎组织,或应用电凝止血导致。

2. 其他原因

止血带的使用也可能增加神经损伤发生率,因为止血带直接压迫,导致局部缺血,加上在无血流情况下操作,静脉和神经肉眼不易区分。同时,术中患者如长时间取固定体位或术后绷带加压过度,可导致神经水肿,甚至缺血坏死,特别是位置较表浅的经过腓骨小头处的腓总神经。术中下肢皮肤切开时也可因皮神经被直接切断而产生皮肤麻木的症状。

二、临床表现

静脉曲张手术造成的下肢麻木因损伤神经不同而异:①隐神经损伤主要表现为麻木、刺痛、烧灼痛,也可表现为感觉减退、感觉异常,甚至感觉敏感。典型的隐神经损伤表现为膝下小腿前内侧或内踝上方皮肤麻木感。②仅皮神经损害可表现为小片状皮肤麻木感。③腓肠神经损伤时表现为小腿后半部分、足背外侧及小脚趾麻木。④腓总神经损伤表现为小腿前外侧、足背及第一与第二趾骨间背侧皮肤麻木,运动神经受损可伴有运动障碍。

三、处理措施

多数患者的神经损伤为一过性损伤,术后4～6周多出现自愈趋势,皮肤麻木的区域随逐步缩小至消失,一般不影响患者术后生活质量,但部分患者症状持续半年之久,少数患者甚至会终身遗留麻木。轻度的麻木可以使用营养神经药物及物理治疗,严重者需酌情使用高压氧舱、电刺激、神经生长因子治疗,甚至需要通过显微外科进行神经修复;严重的神经损伤修复是一个漫长而复杂的病理生理过程。随着材料科学、纳米技术、药物靶向技术、干细胞技术、基因工程技术等多学科的不断发展和渗透,神经损伤修复将来一定会取得突破性进展。

四、预防措施

1. 隐神经损伤的预防

术者除需要熟练掌握下肢前静脉及神经的解剖知识和娴熟的技巧外,还需要注意以下几点:①隐神经多位于大隐静脉主要分支汇入处,从腹股沟向脚踝方向抽剥,代替从脚踝到腹股沟方向抽剥,后采用内翻式剥脱,防止隐神经连同大隐静脉分支被一起撕脱,不应为避免神经损伤而仅抽剥膝上段大隐静脉。②可在膝下段更换为较小的抽剥器头端,减少神经损伤。③射频消融、激光闭合可减少对神经的机械性损伤,同时在射频消融或激光闭合时沿大隐静脉走行注射肿胀液,在小腿段减小激光或射频功率,加快后撤速度,可减少对神经的热损伤。④选择性剥除大隐静脉,对膝下段联合硬化剂注射治疗。

2. 腓肠神经损伤的预防

存在小隐静脉曲张时,术前必须行腘窝彩超检查,以明确小隐静脉与腓肠神经直接的解剖关系;联合硬化剂注射治疗可减少对神经的机械性损伤。

3. 腓总神经损伤的预防

具体预防措施:①在腘窝横处分离、切断、结扎小隐静脉时,避免过度牵拉压迫腓总神经;②在小腿上端外侧腓骨颈附近分离曲张隐静脉时,紧贴静脉管壁操作,不宜分离过深、过广,避免盲目钳夹或大块结扎组织,慎用电凝止血;③术中避免膝关节长时间屈曲、外展,术后加压包扎时腓骨小头处也不应包扎过紧。

第四节　诱发血栓

下肢浅静脉曲张手术后并发下肢深静脉血栓形成(low extremity deep venous thrombosis,LDVT)的发病率逐年上升,达 0.54%~5.3%。下肢浅静脉的结扎、抽剥和闭合使患肢失去了建立侧支循环的主要通路,因此,此类 LDVT 起病急,症状重,血栓蔓延迅速,治疗时间长,预后较差,严重影响患者肢体功能和生活质量,甚至并发肺栓塞危及生命,已成为下肢浅静脉曲张术后的重要并发症之一。

一、发生机制

下肢浅静脉曲张术后发生 LDVT 的原因是多方面的,但均建立在 Virchow 提出的静脉血流滞缓、静脉壁损伤和血液高凝状态这三大基础之上,其中手术操作不当是诱发 LDVT 的重要危险因素。

1. 术前相关危险因素

(1)合并高龄、肥胖、高血脂、高血糖、高血压等基础疾病的患者。由于糖类

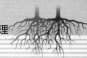

代谢、脂代谢异常造成血小板功能异常,降低了体内抗凝和纤溶活力,使血液处于高凝状态,明显增加了 LDVT 发生概率。

(2)合并严重慢性静脉功能不全(CEAP 分级 Ⅴ、Ⅵ级)、左髂静脉受压综合征或有下肢血栓病史患者,浅静脉结扎、抽剥和闭合后加重深静脉负担,诱发或加重下肢静脉回流障碍,静脉壁承受压力增大,静脉内皮细胞的破坏及血流缓慢,容易诱发 LDVT。

2. 手术因素

(1)术中股静脉损伤或误结扎可致下肢严重的急性血栓形成;若结扎大隐静脉位置过高,影响股静脉正常形态致使局部血流动力学改变、血液黏滞度增加,可诱发血栓形成;若结扎大隐静脉位置过低,血管残端较长,此缺乏侧支循环的盲段内血液易凝固,血栓向近端延伸也可导致 DVT。

(2)激光闭合术中,在不做大隐静脉高位结扎的情况下,光纤误入股静脉灼伤致血栓形成;手术适应证选择不当,激光光纤在较粗的大隐静脉内相对功率不足,手术使大隐静脉内产生了较多的血栓闭合,在没有闭合大隐静脉根部的情况下,这些血栓有可能蔓延至深静脉内,甚至脱落造成肺栓塞。

(3)硬化剂注射治疗中,若对曲张静脉的血管床容量估算不准,静脉扩张严重,硬化剂浓度和剂量不足,以及注射速度过快,硬化栓塞剂往往经交通支静脉和大、小隐静脉流入深静脉,引起深静脉内膜炎和 DVT。硬化剂一旦从深静脉进入血液循环中,可能以药滴为中心形成血栓或血栓脱落而致急性肺栓塞。此类事件国内外屡有报道,因此应务必严格把握硬化剂治疗的适应证。

(4)术前合并浅血栓性静脉炎患者,有些血栓在交通支静脉周围,术中粗暴挤压操作,可挤入股静脉诱发 DVT;若遇浅静脉蜿蜒曲折,剥脱器或激光光纤不能完全通过其内,致使剥脱或闭合不全,部分静脉管腔残留,血液凝固形成血栓性浅静脉炎,亦可通过交通支静脉诱发 DTV。

3. 术后处理因素

(1)术中及术后制动所致,特别是双侧下肢手术患者,手术时间较长,术后疼痛、肢体活动不便、卧床时间长,下肢深静脉血流缓慢,易形成血栓。

(2)术后应用止血药物亦有关。手术本身会导致体内凝血与抗凝血水平的失衡,术后出现短期高凝血状态,此时使用止血药物,会增加 LDVT 的发生率。

二、临床表现

下肢浅静脉曲张手术后并发 LDVT 因缺乏有效的侧支循环,其临床症状往往较普通的 LDVT 急且严重,血栓阻塞静脉管腔造成静脉血液回流障碍,依据病变部位的不同,可出现各异的临床表现。

急性期主要表现:①疼痛是最早出现的症状,主要因为血栓引发静脉壁炎症反应和刺激远端血管腔急剧扩张,激发血管壁的末梢神经感受器所致。②下肢肿胀最具特异性,或常常是唯一的症状,肿胀程度和范围依下肢深静脉闭塞程度和范围而定。③静脉血栓形成后,会引起程度不同的全身反应,包括低热、脉率增快、白细胞轻度增多等。④少数患者静脉血栓不断蔓延,累及整个下肢深静脉系统,同时出现强烈的动脉痉挛,称为股青肿。起病急促,疼痛肿胀剧烈,末梢动脉搏动消失,肢端发凉,小腿出现张力性水疱,有效循环体液丢失,短期内可出现休克,严重者可导致患肢坏死截肢。⑤出现典型症状后,经彩色多普勒超声证实可确诊,D-二聚体检测为阳性。

三、处理措施

下肢静脉曲张术后并发 LDVT 一经确诊应及早治疗,治疗目的为去除血栓,消除症状,防止血栓扩展,保持血管的功能。血栓形成后 48 h 内如能消除血栓,则能保持血管内皮细胞功能的完整性,防止血栓再形成,且能不影响血栓形成静脉段的瓣膜功能。延迟治疗会使深静脉血栓后综合征发生率增高,影响患者生活质量,甚至因血栓蔓延扩展或血栓脱落引起肺栓塞。

(一)急性期治疗

1. 一般治疗

卧床休息,抬高患肢 20°,促进深静脉回流。祛血小板聚集治疗早期使用低分子右旋糖酐,急性期后推荐口服阿司匹林。

2. 抗凝治疗

LDVT 的基础治疗方法,单纯抗凝对减少血栓范围效果差,不能有效消除已形成的血栓,血栓后综合征的发生率高。推荐使用的抗凝药物为低分子量肝素,低分子肝素平均分子量约为 4 000～8 000 D,通过与抗凝血酶Ⅲ(ATⅢ)及其复合物结合,加强对 Xa 因子和凝血酶的抑制作用。其中抗 Xa 因子活性较强且持久,对凝血酶的抑制作用较弱,其主要作用是抗血栓形成和抗凝,通过皮下注射可以充分发挥该药降低血液高凝状态的抗血栓形成作用。低分子肝素的生物利用率非常高,其半衰期为 200～300 min,是普通肝素的 2～4 倍,个体之间的差异不大,使用相对安全。

3. 溶栓治疗

目的在于消除血栓,最常用尿激酶。尿激酶是一种纤溶酶原激活剂,作用于血凝块表面的纤溶酶原,使其形成纤溶酶,纤溶酶再作用于纤维蛋白使其裂解。血浆中尿激酶半衰期为 15～20 min。常温下,已配置的注射液 8 h 内使用。给药途径包括:①系统溶栓:经外周静脉注射给药。我们推荐方法为尿激酶 20 万～30 万单位,经患肢足背静脉注射,每日 2 次,5～7 天为一个疗程,此剂量较为安

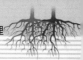

全,出血并发症少。②导管接触性溶栓(CDT):将溶栓药物集中注入血栓中,更有效地进行局部溶栓,以恢复静脉通畅,可减少系统性溶栓相关风险,具有血栓溶解率高、治疗时间短、并发症少、血栓后综合征发生率低的优点。对于急性中央型或混合型深静脉血栓,如果全身状况好,患者在 70 岁以内,在技术水平允许的情况下,适宜 CDT 治疗。建议先放置临时性下腔静脉滤器,从患肢腘静脉或胫后静脉入路置入溶栓导管。尿激酶的 CDT 治疗剂量无统一标准,中华医学会血管外科学组的 2012 版深静脉血栓形成的诊断和治疗指南(第 2 版)推荐一般首次剂量为4 000 U/kg,在 30 min 内经溶栓导管推注,维持剂量 60 万～120 万 U/d 匀速泵入,持续 48～72 h,必要时持续 5～7 天。溶栓过程需每 4 h 定时检测纤维蛋白原(Fig)及凝血指标,根据 Fig 调整尿激酶给药速度,以 Fig 降至 1.2～1.5 g/L 为治疗目标。CDT 治疗 48～72 h 后行深静脉造影观察溶栓效果。若发生导管感染、出现出血并发症、Fig 低于 1.0 g/L、连续 3～4 d 溶栓后造影显示治疗无明显效果时,需停止溶栓治疗。

4. 手术取栓治疗

对于非手术治疗无效、血栓蔓延,出现"股青肿"患者,或抗凝治疗有禁忌证者,应行手术切开静脉取栓。手术采用全麻,有条件者应在杂交手术室完成手术,便于在造影路径指导下取栓及评估手术效果。建议放置临时性下腔静脉滤器,以预防手术操作可能导致的肺栓塞。严重股青肿者要先切开患肢 4 个筋膜室,以减压力、改善组织灌注。使用 Fogarty 球囊取栓导管取出近心端血栓,远端血栓以驱血带驱出。手术期间全程需肝素抗凝。一般发病 7 天以内者均可手术,但以发病 24 h 内效果较好。

(二)恢复期治疗

急性期治疗后 5～7 天,患者的症状得到改善,疼痛缓解,肿胀消退。同样急性期后短期内也存在血栓再次复发的危险。急性期的治疗后应穿弹力袜下床活动,口服抗凝药物 6 个月至 1 年,常用的药物有华法林片和利伐沙班等。服用华法林需定期检测国际化标准比值(INR),调整剂量,维持 INR 在 2～3 之间。

四、预防措施

下肢静脉曲张术后并发 LDVT 往往病情急且危重,一旦发生,不仅延长住院时间,增加患者的经济和精神负担,影响生活质量,甚至可能危及生命。因此,早期预防 LDVT 的发生具有重要临床意义,详细的术前检查及危险因素的评估是不可忽视的,预防应包括整个围术期,针对各种危险因素。

1. 术中审慎操作

术中应仔细操作,缩短手术时间,尽量减少静脉壁的损伤,避免误伤股静脉,熟知大隐静脉主干及各属支的解剖,避免手术野出血。盲目钳夹止血最易误伤深静脉,距股静脉 0.5 cm 结扎并缝扎大隐静脉近心端是可靠的处理方式。激光闭合术中防止血栓形成和脱落较安全的处理方式是首先切开行高位结扎,再行激光闭合术。对于合并血栓性静脉炎者,迂曲较重的曲张静脉应采用分段或点式抽剥的手术方式完全抽剥,避免残留。术前、术中通过彩超对交通支静脉进行定位,于定位处解剖结扎交通支静脉,避免在抽剥过程中因暴力抽剥粗大的交通支静脉而损伤深静脉。

2. 减少下肢静脉淤滞

术后抬高患肢 15°～25°,避免屈膝半卧的体位,鼓励患者早期下肢不承重锻炼(如足趾和踝关节伸屈活动、下肢肌群松弛和收缩的交替活动、间歇翻身等),术后 1～2 天即可下床活动。

3. 预防血液高凝状态

术后避免使用止血药物,预防性应用低分子右旋糖酐。近年来,小剂量肝素和低分子量肝素在预防术后 DVT 中越来越受到重视,美国胸科医师学会(ACCP-9)推荐具有危险因素的大隐静脉曲张患者术后均应预防性使用抗凝药物预防 LDVT。

4. 合理应用机械治疗

近年来,循序减压弹力袜、患肢间断气囊压迫、机械脚泵等机械方法在临床也得到广泛应用,可通过阻止深静脉扩张、保护静脉内膜不致损伤、增加血液流速等作用预防 DVT。对于 40 岁以下、无血栓发生危险因素的低危患者,术后早期活动下肢预防即可;60 岁以上或有静脉血栓栓塞症病史的中、高危患者,建议术后祛聚和抗凝预防深静脉血栓,并常规使用弹力袜 3～6 个月,亦可长期使用。

总之,重视下肢浅静脉曲张术后并发 LDVT,早期预防、及时确诊、积极综合治疗对提高治疗效果和改善预后具有重要的临床意义。

第五节　术后其他并发症

1. 术后出血

静脉曲张手术后 12 h 出血较常见,一般发生在手术后当夜,出血量不大,多表现为包扎的敷料被血液渗湿。原因主要有:①术中止血不彻底,如静脉血管结扎不牢或抽削的静脉局部加压不够,手术后血管充盈,血凝块松动而致继发性出血。②在静脉外科手术中,特别是静脉激光或刨吸治疗,局部血管闭合不完全,以及术中剥离面太大,可导致术中、术后伤口发生出血。③患者存在凝血功能障碍。

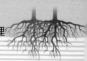

预防措施主要是手术操作仔细，结扎止血要牢靠。抗凝血药物过量引起的出血要调整药物剂量；凝血因子的缺乏引起的出血应积极补充凝血因子。此外，手术结束时弹力绷带加压包扎是预防术后出血的好方法。

2. 皮下淤血

静脉曲张无论采取何种手术方法，都容易发生皮下淤血。据报道激光联合大隐静脉抽剥术皮下瘀血的发生率为 12.4%，Trivex 发生皮下血肿概率为 15%～25%，明显高于单独使用大隐静脉曲张抽剥手术皮下淤血发生率。

预防措施：手术中在抽剥静脉时，沿血管走行进行较好的压迫止血，这样可以明显减轻术后皮下淤血，特别是大腿部位的淤血。

3. 切口感染或裂开

静脉曲张手术属于无菌手术，伤口感染的可能性很小，但如存在如下因素可能会增加感染的机会：无菌操作不严格；年龄大；应用糖皮质激素、肥胖、合并糖尿病患者；营养不良，机体抵抗力差者；手术时间过长。切口裂开多见于患者营养不良、切口缝合技术缺陷、切口内有积血积液。

因此，术中应严格无菌操作制度，伤口缝合时不留死腔，充分止血，防止伤口内形成血肿。术前控制好血糖，纠正营养不良，提高机体免疫力。一旦伤口感染，要拆除缝线，分离、引流处理；并根据伤口分泌物细菌培养及药物敏感性试验来选用抗生素。切口裂开时，若存在感染，要积极控制感染，肉芽新生后及时给予拉拢或缝合。

4. 肺部感染

术后肺部并发有感染多见于高龄肺功能不良的患者。除术后持续或间断吸氧，还要协助患者做深呼吸和有效咳痰，排出呼吸道分泌物，使肺充分地扩张。早期下床活动，增加肺的呼吸动度，对预防肺部感染具有积极的作用。

第六节　麻醉相关并发症

静脉曲张手术的麻醉方法大部分以椎管内麻醉为主，部分采取全身麻醉、神经阻滞、局麻等麻醉方法。围术期也可能发生相关并发症，一经发生应立即正确及时处理，最大限度地减轻对患者造成的伤害。

一、术后头痛

术后头痛是常见的麻醉并发症，椎管内麻醉术后头痛的发生率在 0.82%～2.3%，轻者一般在 1～2 天可自行缓解，重者可以延续数日。由于脑脊液丢失，使颅内压力降低引起。有一部分是因为手术后没有平卧 6～8 h，过早抬高头部所致,表现是直立位头痛,而平卧后则有所缓解,疼痛多为枕部、顶部,偶尔也伴有耳鸣、畏光。部分患者的头痛有时非常剧烈,因此合理预防和处理非常重要。

处理方法:①卧床休息及补液:据报道,45%的椎管内麻醉后头痛患者症状轻微,亦可自行缓解,无需处理;40%的患者需卧床休息;只有15%的患者症状严重,甚至不能坐立,需补液治疗。补液的目的是增加脑脊液量,使脑脊液压力逐渐恢复正常。每日补液不少于2 500 ml。②硬膜外0.9%氯化钠溶液输注:如果前法补液后头痛改善不明显,可采取此方法。单次注射0.9%氯化钠溶液并不能维持较高的硬膜外压力,以防止脑脊液漏,需大剂量(至少24 h滴注,15～25 ml/h)才有效。③静脉或口服咖啡因:麻醉后头痛是机体为了恢复颅内容量,代偿性扩张颅内血管所致。如果经过卧床休息、补液治疗后仍不能缓解,咖啡因可以收缩脑血管,用于椎管内麻醉后头痛有一定疗效。口服剂量300 mg;也可在1 000 ml乳酸复方氯化钠溶液中加入500 mg咖啡因静脉滴注,80%的患者可改善症状。

二、低血压

低血压是椎管内麻醉最常见的并发症,发生率为4.3%。由于交感神经广泛阻滞,静脉回流减少,使心排血量降低导致低血压。手术中和手术后发生低血压和术中血容量不足也有关系。对于有心血管疾病和高龄的患者,建议平均动脉压不低于其基础值的20%。

为防止低血压的发生,麻醉前应进行血管内扩容,麻醉中输注一定量晶体或胶体液,可对抗其血管扩张的血容量相对不足。如果血压仍不能维持,可试用5°～10°的头低位以改善静脉回流而又不影响麻醉平面。麻醉后调整患者的体位可能改善静脉回流,从而增加心排血量,维持血流动力学稳定。进行扩容和调整体位后血压仍不升,应使用麻黄碱等血管加压药,一次常用量为5～10 mg,可收缩动脉血管以升高血压,也可加快心率。低血压有引起心肌缺血、脑缺血及血管栓塞的危险。

三、恶心及呕吐

椎管内麻醉中恶心、呕吐发生率高达13%～42%。恶心、呕吐是由于血压过低,导致脑供血减少呕吐中枢兴奋的一种表现,所以椎管内麻醉的患者出现恶心、呕吐,应首先想到是否有低血压。也有少数患者是麻醉药引起的恶心、呕吐。麻醉所引起的呕吐或反流有可能导致胃内容物的误吸,会造成急性呼吸道梗阻和吸入性肺炎等其他严重并发症。根据相关资料报道,麻醉反流的发生率约为4%～26.3%,其中有62%～76%出现误吸,误吸大量胃内容物的死亡率达70%。

术中恶心、呕吐的预防,可酌情应用阿片类药物,如氟哌利多0.025 mg/kg静脉注射;或5-羟色胺β型受体拮抗剂类止吐药阿扎司琼等。误吸一经发生,应立即气

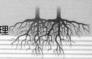

管内插管,保持呼吸道通畅,使用糖皮质激素解除支气管痉挛,纠正低氧血症。保持水和电解质的平衡,必要时应行肺灌洗术。应用抗生素治疗肺部感染等措施。

四、硬膜外血肿

硬膜外腔血管丛丰富,穿刺或置管都可能引起出血,出血发生率为 2.8%～11.5%,但形成血肿的仅为 0.001 3%～0.006%,造成严重并发症的发生率为1∶150 000。形成血肿的直接原因是穿刺针尤其是置入导管的损伤。对于术前接受长时间抗凝药物治疗、凝血功能障碍或血小板减少的患者、患有动脉硬化和高血压的患者,发生硬膜外腔出血的可能性更大。有文献报道,硬膜外血肿以上胸段多见,约占 53.1%,颈胸段占 29.7%,上颈段和腰段分别占 10% 和 8%,血肿范围可从 1 个椎体到 10 个椎体不等,但多为 1～3 个椎体。一旦发生后果却极其严重,也是在椎管内麻醉并发截瘫的首要原因。

硬膜外血肿临床表现主要是肌无力及括约肌障碍,发展至完全瘫痪,术后硬膜外镇痛可能掩盖其症状。诊断主要依靠脊髓受压的临床症状及体征,椎管造影、CT、磁共振对诊断及明确梗阻部位有诊断意义。

硬膜外血肿重点在于预防,对凝血功能障碍及正在使用抗凝治疗的患者,应避免应用椎管内麻醉。硬膜外血肿多发生在麻醉后 24～72 h 内,一经诊断应早期争取时机尽快手术减压,6 h 内清除血肿。脊髓压迫症状出现 8 h 后内治疗,不至造成严重后果,超过 12 h 则预后不佳。

五、局麻药全身中毒反应

由于硬膜外阻滞通常需大剂量的局麻药,容易导致全身中毒反应,文献报道发生率在 0.2%～2.8%。尤其是局麻药误入血管内或单位时间内吸收入血剂量过大,或患者有肝肾功能不全者,使血液中麻醉药物浓度过高,均会引起毒性反应。硬膜外腔有丰富的静脉血管丛,穿刺针或硬膜外导管误入血管后,可因导管内溢血而被及时发现。

大脑比心脏对局麻药更敏感,主要表现为中枢神经系统毒性和心血管功能障碍。患者可能首先感觉舌头麻木、头晕、耳鸣,部分患者表现为精神异常、肌颤或癫痫样发作。如血中局麻药浓度继续升高,患者则迅速出现缺氧和酸中毒,甚至深昏迷和呼吸骤停;浓度非常高时会出现心血管毒性反应,局麻药直接抑制心肌的传导和收缩,表现为低血压、心率减慢,可能导致心脏骤停。

局麻药全身中毒一经诊断应及时处理,保持呼吸道通畅,必要时气管内插管。

六、神经损伤

椎管内麻醉可因局麻药对脊髓或神经根的毒性作用,造成暂时性或持续性神经系统损伤。可能的机制包括：①局部麻醉药直接作用于中枢或外周神经元，使神经元发生凋亡；②局部麻醉药引起作用区域的神经元血流量降低，使神经产生缺氧性损伤；③放置导管过程中神经系统受到损伤或刺激、感染等。但腰椎麻醉导致的神经损伤多表现为短暂性神经性症状，即麻醉初步恢复后下肢疼痛、麻木、无力，多可自行缓解。

参考文献

[1] 万学红. 诊断学. 北京：人民卫生出版社，2013.

[2] 汪忠镐. 血管淋巴管外科学. 北京：人民卫生出版社，2008.

[3] Thomas Noppeney 主编，曲乐丰主译. 静脉曲张的临床诊治. 上海：第二军医大学出版社，2012.

[4] 刘长建. 下肢水肿病因和鉴别诊断. 中国实用外科杂志，2010(12)：1072-1074.

[5] Seager M J，Busuttil A，Dharmarajah B，et al. A Systematic Review of Endovenous Stenting in Chronic Venous Disease Secondary to Iliac Vein Obstruction. European Journal of Vascular，2015，51(1)：100-120.

[6] Wittens C，Davies A，B kgaard N，et al. Management of Chronic Venous Disease：Clinical Practice Guidelines of the European Society for Vascular Surgery(ESVS). European Journal of Vascular，2015，49(6)：678-737.

[7] Luebke T，，Brunkwall J. Meta-analysis of subfascial endoscopic perforator vein surgery (SEPS) for chronic venous insufficiency. Phlebology，2009，24(1)：8-16.

[8] Kumar B，Hu J，Pan N. Smart medical stocking using memory polymer for chronic venous disorders. Biomaterials，2016，75(174)：263-266.

[9] Rockson S G. Lymphedema. American Journal of Medicine，2006，8(2)：288-295.

[10] Granzow J W，Soderberg J M，Kaji A H，et al. Review of current surgical treatments for lymphedema. Annals of Surgical Oncology，2014，21(4)：1195-1201.

[11] Schmedt C G，Sroka R，Steckmeier S，et al. Investigation on radiofrequency and laser (980 nm) effects after endoluminal treatment of saphenous vein insufficiency in an ex-vivo model. Eur J Vasc Endovas Surg，2006，32(3)：318-325.

[12] Kistner R L. Endovascular obliteration of the greater saphenous vein：the closure procedure. Jpn J Phlebol，2002，13：325-333.

[13] 谭正力，郁正亚. 下肢静脉曲张静脉腔内激光治疗参数设定分析. 中国实用外科杂志，2009，29(11)：941-942.

[14] Proebstle T M，Moehler T，Herdemann S. Reduced recanalization rates of the great saphenous vein after endovenous laser treatment with increased energy dosing：definition of a threshold for the endovenous fluence equivalent. J Vasc Surg，2006，44(4)：834-839.

[15] SamR C，Silverman S H，Bradbury A W. Nerve injuries and varicose vein surgery. Eur J VascEndovasc Surg，2004，27(2)：113-120.

[16] Ginanneschi F，FilippouG，Frediani B，et al. Injury of cutaneous branches of the femoral nerve following varicose vein surgery. ActaNeurol Belg，2013，113(3)：355－356.

[17] Peskun C J，Chahal J，Steinfeld Z Y，et al. Fibular nerve injury after small saphenous vein surgery. Ann Vasc Surg，2012，26(5)：711－725.

[18] Perkins J M. Standard varicose vein surgery. Phlebology，2009，24(Suppl 1)：34－41.

[19] Morrison C，Dalsing M C. Signs and symptoms of saphenous nerve injury after greater saphenous vein stripping：prevalence，severity，and relevance for modern practice. J Vasc Surg，2003，38(5)：886－890.

[20] Jia G L，Xi H L，Wang X K，et al. Selective retention of the great saphenous vein to prevent saphenous nerve injury during varicose vein surgery. Eur Rev Med Pharmacol，2014，18(22)：3459－3463.

[21] Kostas T T，Ioannou C V，Veligrantakis M，et al. The appropriate length of great saphenous vein stripping should be based on the extent of reflux and not on the intent to avoid saphenous nerve injury. J Vasc Surg，2007，46(6)：1234－1241.

[22] Boersma D，Kornmann V N，van Eekeren R R，et al. Treatment Modalities for Small Saphenous Vein Insufficiency：Systematic Review and Meta-analysis. J EndovascTher，2016，23(1)：199－211.

[23] Feliciano B A，Dalsing M C. Varicose Vein：Current Management. Advances in Surgery，2011，45(1)：45－62.

[24] Shamiyeh A，Schrenk P，Huber E，et al. Transilluminated powered phlebectomy：advantages and disadvantages of a new technique. Dermatol Surg，2003，29(6)：616－619.

[25] 蒋米尔,张培华. 临床血管外科学. 北京：科学出版社,2014.

[26] 梅家才,赵珺,邵明哲,等. 浅谈下肢静脉曲张激光治疗经验. 中国现代普通外科进展，2009,12(11)：982－983.

[27] 梅家才,汪昱,伍波,等. 腔内激光微创治疗下肢静脉曲张 450 例报告. 中国微创外科杂志，2007,7(7)：617－618.

[28] Abbott D，Dharmarajah B，Davies A H. Varicose vein surgery and deep vein thrombosis prophylaxis. Phlebology，2007，22(1)：1－2.

[29] Baldwin Z K，Comerota A J，Schwartz L B. Catheter-directed thrombolysis for deep venous thrombosis. Vascular and Endovascular Surgery，2004，38(1)：1－9.

[30] Geerts W H，Heit J A，Glagett G P，et al. Prevention of venous thromboembolism. Chest，2001，119(1Suppl)：132－175.

[31] Becattini C，Agnelli G. Pathogenesis of venous thromboembolism. Curr Opin pulm Med，2002,8(5)：360－364.

[32] 陈翠菊. 现代实用静脉外科学. 北京：军事医学科学出版社,2006：183－186

[33] 朱延朋,李伟华,孙春亮等. 点状抽剥联合腔内激光治疗大隐静脉曲张疗效分析. 附 145 例报告. 中国普通外科杂志,2012,21(6)：767－768

［34］戴毅,李敬东,武国,等.选择性 Trivex 刨吸术对手术后并发症的预防.中国现代手术学杂志,2010,14(4):298-300.

［35］杨镛,王深明,徐克.微创血管外科学.北京:科学出版社,2011:256-258.

［36］刘宝刚.局麻药的脊髓神经系统毒性.国外医学:麻醉学与复苏分册,1999,20(4):230-232.

（黄小进　徐益鸣　牟德堂　郝玉军　裴长安　王晓天　吴忠寅　周建华）

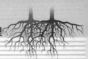

第十八章　下肢静脉曲张的护理

第一节　基础护理

一、术前护理

1. 心理护理

静脉曲张中后期可见浅静脉扩张、迂曲，许多患者会出现焦虑，担心手术亦不能改善扩张、迂曲，或术后伤口过多、过长留有瘢痕影响美观。护士应告知患者目前常见的几种手术方式，如大隐静脉高位结扎内膜剥脱术、激光闭合术、泡沫硬化疗法、射频消融术、透光直视旋切术等，医生会根据患者的病情及需求选择相应手术方式，该疾病预后都较好，一般术后浅静脉扩张、迂曲都能消失。大隐静脉高位结扎内膜剥脱术式虽然切开较多，但切口可以很小，康复后不太影响美观。激光闭合术、射频消融术等属微创手术，术后仅留有几个针孔，一般不会留有瘢痕。泡沫硬化疗法反应更轻。透光直视旋切术可能术后会有局部表现，但1个月左右可以恢复正常。护士应针对患者需要进行的术式进行详细讲解，以消除患者心理顾虑。

2. 皮肤护理

静脉曲张患者由于血液淤滞，患肢会出现皮肤营养失调，出现瘙痒、破溃久经不愈等情况。需告知患者不要抓挠患肢，及时修剪手指甲、足趾甲，并确保无尖锐棱角，防止误伤皮肤。日常生活中应注意保护患肢皮肤，减少碰撞、摩擦，从而降低皮肤受伤的风险。对已有的皮肤损伤或溃疡等给予伤口护理，并注意观察破溃皮肤局部有无红、肿、痛等感染征象，遵医嘱使用药物，直至炎症消退。术前一日行患肢备皮，进行皮肤准备时动作要轻柔，同时需要注意患者纡曲的皮肤，避免刮破。必要时遵医嘱进行会阴部皮肤准备。

3. 饮食护理

腹压增大会导致下肢静脉回流阻力加大，从而使得静脉曲张加重，术前需评估患者的排便状态，大便干燥或便秘的患者给予饮食指导，让患者掌握保持大便通畅的知识,多食富含纤维食物,必要时使用缓泻剂。

4. 活动护理

指导患者掌握如何采取良好坐姿,如坐时双膝勿交叉过久,以免压迫腘窝,影响静脉回流;避免长时间站立或下蹲;卧床时可以抬高患肢30°~40°,以利于静脉回流。

5. 指导患者合理穿着弹力袜

下肢静脉曲张患者需要配备治疗型弹力袜,弹力袜的选择需要根据病情,结合患者小腿围、大腿围及脚踝的周长选择。护士需指导患者掌握正确穿着弹力袜的方法:穿好袜套,将袜筒外翻至脚后跟位置,用两手拇指撑开袜口,将袜子拉至脚背,调整好脚后跟位置(图18-1-1)。患者要把握弹力袜穿着时机:穿弹力袜前应尽量在清晨起床之前穿着。若在其他时间,需平卧并抬高患肢10~15 min,排空曲张静脉内的血液后再穿。弹力袜穿着期间要确保袜子足跟位置正确,袜身平整无褶皱。告知患者及时进行手指甲、足趾甲修剪并确保无尖锐棱角,以免刮破弹力袜。患者应掌握保养弹力袜的相关知识,如使用40 ℃水温、中性洗涤剂,勿用力拧,勿暴晒,禁止划破,失去弹性时及时更换。

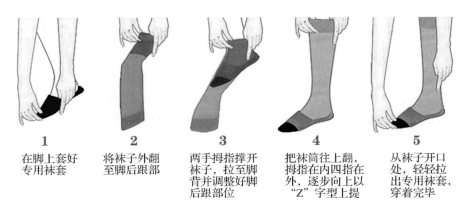

1	2	3	4	5
在脚上套好专用袜套	将袜子外翻至脚后跟部	两手拇指撑开袜子,拉至脚背并调整好脚后跟部位	把袜筒往上翻,拇指在内四指在外,逐步向上以"Z"字型上提	从袜子开口处,轻轻拉出专用袜套,穿着完毕

图 18-1-1 医用弹力袜的使用示意图

二、术后护理

1. 皮肤伤口护理

大隐静脉高位结扎内膜剥脱术后患者会存在多处大小不等的伤口,护士应密切观察患肢绷带有无渗血,如渗血量较少,需标记后通知医生并密切观察;若渗血面积较大,需及时通知医生并遵医嘱进行处理。使用泡沫硬化疗法患者可能会局部出现静脉炎的反应,在1个月左右皮肤会恢复正常,可遵医嘱使用外敷药物减轻症状。使用透光直视旋切术的患者注意观察在局部皮肤出现水肿、渗出。因患肢术后均需要使用弹力绷带加压包扎,护士应注意观察患肢远端皮肤的温度、颜

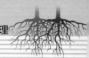

色、足背动脉搏动,观察有无肿胀。

2. 饮食护理

患者术后需进食易消化饮食,勿进食辛辣、刺激、高脂、油炸等饮食,肥胖患者需有计划地减轻体重,预防复发。

3. 活动护理

术后给予患者平卧位,患肢可垫软枕抬高 30°,以促进血液回流,减轻下肢水肿。术后麻醉恢复后可床上活动,根据不同的手术类型,建议术后尽早下地活动,告知患者早期下地需间断活动,如厕、洗漱等,逐渐增加活动量。

4. 疼痛的护理

患者术后可能会出现伤口疼痛,特别是泡沫硬化疗法或者透光直视旋切术的患者术后疼痛较剧烈,需对患者进行疼痛评估,采取相应的护理措施。疼痛评分高于 4 分者应遵医嘱给予镇痛剂。

5. 血栓预防

术后患肢感觉及运动功能未恢复之前行足踝部被动活动,待患肢感觉及运动功能恢复后,监督患者自主进行患肢跖屈背伸运动,以促进血液循环,预防深静脉血栓形成。必要时遵医嘱使用气压式循环驱动仪,促进下肢血液循环。术后病情观察时,需要观察患肢有无肿胀、疼痛、渗出等异常情况,如有异常立即通知医生,紧急处理。

6. 压力治疗器具的使用

弹力袜的使用同术前,术后 1 周日夜穿着,1 周后夜间可以脱下。建议术后持续穿着弹力袜至少 1 个月以上,越长效果越佳。使用弹力绷带的患者应学会弹力绷带的使用技巧,如自下而上包扎,以不妨碍关节活动为宜,同时注意保持合适的松紧度,以能扪及足背动脉搏动及保持足部正常皮肤温度为宜。

第二节　体位护理

一、保守治疗的体位护理

下肢静脉曲张按其病情严重程度分为 6 级,不能耐受手术的患者采取保守治疗,而最主要的治疗措施就是保持较好的体位以及压力治疗。应用由足背至大腿缚扎上有压力梯度的弹力绷带或者弹力袜,可以延缓病情的发展。要注意松紧适宜,过松效果不明显,过紧反而会加重血液回流障碍。每天应使用 12 h 以上,同时嘱咐患者维持良好的坐姿,但是需要注意的是,不能长时间维持同一种姿势。白天站立体位易导致静脉血流淤滞,此时必须穿着弹力袜,晚上卧床休息的时候可以脱下,卧位时可将患肢抬高 15°~30°,以利于血液回流,减轻水肿等症状。步行时可以利用小腿肌肉的泵作用来促进静脉回流。治疗过程中,护理人员需密切观察患者皮肤血运状况,有异常情况应立即通知医生,防止坏死的出现。另外,患有小腿慢性溃疡和湿疹的患者需抬高患肢,保持创面清洁,勤换药,局部可湿敷,如遇出血,应立即抬高患肢和加压包扎,必要时需要缝扎止血。

二、手术治疗的体位护理

1. 术前体位

术前由护士指导做足部屈伸活动锻炼,不能活动者由护理人员按摩下肢腿部比目鱼肌和腓肠肌,做好踝关节被动运动。若隐静脉曲张患者有小腿合并症的话,护理人员在术前需告知患者尽量卧床休息,同时将患肢抬高并固定,有助于减轻患肢的炎症和肿胀程度。

2. 术后体位

在全麻下行下肢静脉曲张术后,6 h 内保持去枕平卧位,头偏向一侧,避免麻醉反应导致的呕吐造成窒息。可指导患者将患肢抬高 20°~30°,可用枕头抬高腿 15~20 cm,以利于静脉回流。6 h 后如无不适,可下床活动及进食,护士可指导患者适当地做足踝部一些过伸和背屈运动,促进血液流通,防止深静脉血栓形成及其他并发症。

局麻会因皮下肿胀液吸除不完全而导致下肢肿胀性疼痛,可嘱患者在卧床和坐位时抬高患肢,或适当按摩,或做足趾背屈、拓屈运动,以促进静脉回流和麻肿液的吸收。在患者适应半卧位之后,可过渡到坐立位,但是双腿不可悬垂,应尽量抬高,避免从去枕平卧位直接过渡到站立位,防止出现直立性低血压。经过以上体位的转换,根据患者的实际情况,可安排患者下地行走,但是动作幅度不宜太大,时间不可过长,不宜剧烈运动。当天手术后夜间护士要注意观察手术部位有无出血,如遇出血,应立即抬高患肢,通知医生。

术后鼓励早期下床活动,但 1~3 天以休息为主,可平卧或侧卧,避免膝盖弯曲和腿部悬垂,以利静脉回流,减轻水肿。卧床期间指导其作足部伸曲和旋转动作。换药更换弹力绷带之前患肢需抬高 5~10 min。叮嘱患者尽量下床活动,除自行洗漱外,根据年龄和身体状况要求患者进行行走练习,每次 10~30 min。但需穿弹力袜或用弹力绷带,包扎要平整,避免近端卷曲压迫过紧,以能触及足背动脉搏动、不妨碍关节活动及保持足部正常皮肤温度为宜,防止静脉剥脱部位出血。站立时间不可过久,下肢不可过早负重,避免静坐或静立不动以免出现下肢肿胀,告知患者生活可自理,以后可逐渐增加行走练习的频率、时长和距离。

嘱患者出院后日常生活中应注意体位,避免下肢下垂时间过长,休息时可卧床,坐椅子时尽量将双下肢抬高,如脚下垫物。嘱咐患者坐时双膝勿交叉过久,以

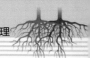

免压迫腘窝,影响静脉回流。

第三节　静脉功能锻炼

一、术后早期功能锻炼

手术后的静脉曲张患者本身血液就呈高凝状态,手术后如果长时间卧床的话,人体的血液循环就会减慢,容易导致血栓的形成,引发静脉血栓形成,因此静脉曲张患者在进行完手术之后要尽早进行早期功能锻炼,促进下肢远端静脉血液回流及功能恢复,以减少静脉血栓形成、肺动脉栓塞的发生。研究表明,下肢深静脉血栓最常发生于术后 2～5 天。且患者绝对平卧 6 小时后,即存在发生深静脉血栓的可能。因此术后 6 小时即应开始床上被动活动,包括按摩大小腿肌肉、踝泵运动和膝关节被动伸屈运动。术后 24 小时鼓励并帮助患者下床缓步行走活动 100 步,主动进行踝泵运动及直腿抬高、屈腿伸腿、蹬腿运动,逐渐增加活动量,至术后第 7 天。术后一周的功能锻炼即为术后早期功能锻炼。

1. 踝泵运动

踝泵运动是一种简单但重要的下肢功能练习,其作用是通过主动运动踝关节,让负责踝关节运动的小腿肌肉收缩和舒张,跖屈(足尖向下踩)时小腿后部的浅层腓肠肌和深层比目鱼肌收缩变短,胫骨前肌放松伸长;背伸(向上勾足尖)时胫骨前肌收缩变短,小腿后部的浅层腓肠肌和深层比目鱼肌放松伸长。这两组相对应的骨骼肌在收缩时候产生类似泵的作用,促进下肢的血液循环和淋巴回流。踝泵运动对于手术后恢复至关重要,建议患者术后早期活动,局麻术后,其他麻醉 6 h 即可以开始进行踝泵运动。也有人提出可以让踝关节不只是屈伸,还要绕环,因为这样活动的肌肉更多。也就是说把踝关节的跖屈、内翻、背伸、外翻组合在一起的“环绕运动”,对于增加股静脉血流峰速度的方面要比单独进行踝泵练习更好。但实际练习的时候可能会由于绕环动作影响屈伸动作的幅度,会加剧患肢疼痛,影响锻炼。

具体方法:嘱患者卧位或坐位于床静止不动,大腿放松,然后缓慢但用力在自觉无痛或微痛的限度之内,尽最大角度地向上(向心)勾足尖,之后再向下踩(让足尖向下)(见图 18-3-1)。注意要在最大位置保持 10 s 左右,目的是让肌肉能够持续收缩。反复地屈伸踝关节,最好每小时练习 5 min,每分钟练习 15～20 次,可有效缓解术后患肢肿胀,促进静脉血液回流。

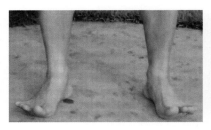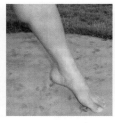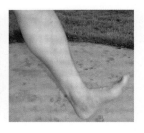

图 18-3-1　踝泵运动示意图

注:小腿之下软垫是为了拍照时能更好地显示踝关节的动作,实际练习时是否加软垫,
根据患者体位舒适便于发力而定。

2. 直腿抬高运动

将下肢伸直缓慢抬高至 30°,维持 1 min,再缓慢放下,反复练习 5～10 次,以患肢能耐受为宜,并逐渐增加活动量。该运动的目的是锻炼股四头肌和腓肠肌功能。

3. 屈腿伸腿运动

患者仰卧于床,双上臂放于体侧,双腿先屈后伸,屈曲时大腿与身体呈 90°,伸展时尽量用力蹬直,反复 20～30 次,每日晨起及睡前各一次。

4. 仰卧蹬腿运动

患者仰卧于床,双手扶床,双腿屈曲抬举后,以似骑自行车的动作来回蹬腿,反复 30～50 次为一组,每日晨起及睡前各一次。

二、手术后远期功能锻炼

手术后 1 周后至术后 6 个月为手术后远期。手术后远期功能锻炼时应该避免举重、跳远、短跑、投掷等引起腹压增高的运动,可从事快走、慢跑、骑自行车、跳绳等运动。手术后 3 个月内避免剧烈运动,但也要避免长时间静立或静坐不动,适当活动,以 Allen-Buerger 运动、下蹲起立、踢腿抱腿甩腿运动、足趾运动为主,避免并发深静脉血栓。活动程度以短距离、短时间为宜,一般每 2 h 活动一次,每次 5～15 min 为宜。

1. 快速行走运动

多项研究已经证明,走路是预防静脉曲张最好的运动。如每天坚持快速步行 4 次,每次 10～15 min,就可以达到有效促进下肢静脉回流的效果.因为每完成一次行走,足底和腓肠肌泵发挥效应,促进血液倒流;同时由于腓肠肌运动量加大,局部微循环加快,使曲张静脉的新陈代谢加快,促进恢复。快速行走后,最好卧床并将足部抬高休息 15 min 左右。

2. 慢跑运动

慢跑非常适合下肢静脉曲张患者。慢跑也能使下肢的血液循环加快,改善下肢静脉血管淤血情况,减轻下肢沉重、酸胀症状。

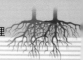

3. Allen-Buerger 运动

患者平卧于床,抬高双下肢 45°以上,保持 30~60 s 至足部皮肤苍白,下肢的积血排空。然后坐起,双下肢垂于床边,同时双足做内收、外展或屈伸踝关节活动。活动时幅度勿过大过快,直至患肢皮肤潮红或发紫,下垂时间一般为 2~3 min。平卧休息 1~3 min 后,重复以上运动。

4. 下蹲起立运动

下蹲起立除了能改善下肢的血液循环外,还能改善下肢静脉血管静脉瓣的功能。在进行下蹲起立运动时,下肢静脉血管内压力变化较大,使静脉瓣的开放与关闭速度增快,瓣膜组织得到锻炼,力量增强。

5. 踢腿抱腿运动

第一步:患者取站姿,双手叉腰或扶栏杆,左右腿交替向前踢,各 20 次。第二步:患者靠墙站立,先左腿屈膝抬起,双手向前抱膝;再右腿屈膝抬起抱膝。双腿交替,各 20 次。

6. 甩腿运动

患者取站姿,双腿并拢,双手扶椅背,用足尖支撑身体,双足交替上下踏动 20 次,向前后、左右做大幅度摆动,各 20 次。此外,站立时遇有空闲,即可进行踏足运动,将足掌前部贴地,后半部离地,反复抬起又放下,次数,可促进足部血液回流。

7. 足趾运动

第一步张紧足趾:全身放松,双手自然放置体侧,逐渐使足趾张开张紧,尽量伸直双足,保持 30 s 左右逐渐放松,重复 5 次左右。第二步绷直足尖:在前述动作之后,逐渐将足尖向前绷直,同时尽量伸直双足,保持这种足尖向前绷直的状态保持 30 s 左右逐渐放松,重复 5 次左右。第三步内勾足尖:在前述动作之后,逐渐使足尖向内勾紧,同时尽量伸直双足,逐渐使足尖向内勾紧,保持 30 s 左右逐渐放松,重复 5 次左右。运动示意见图 18-3-2。这组足趾运动方法简单,动作容易掌握,每天锻炼 3~5 次,下肢血液循环状况会逐步改善,憋胀、疼痛、酸沉无力的现象可得到改善。

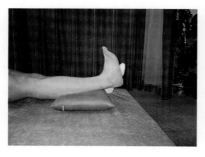 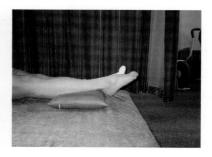

图 18-3-2　A 足趾运动示意图
A 张紧足趾;B 绷直足尖;C 内勾足尖

第四节 健康教育

　　健康宣教是通过保健知识和技术的传播,增进患者对该疾病的正确认识,提高其依从性。目前健康教育工作已成为优质护理工作的重要服务项目之一。下肢静脉曲张患者的健康宣教关系到该疾病的稳定和恢复,提高患者术后康复锻炼的遵医性,教会患者术后自我管理的方法,能更好地发挥下肢静脉曲张微创手术的优势,减少术后并发症发生,使患者在手术后能够迅速恢复日常生活和工作。

一、强化患者术后康复锻炼的依从性

　　下肢静脉曲张术后 3 个月内进行静脉功能锻炼可以增加血管壁的弹性,促进血液回流,减轻下肢静脉的压力,所以非常重要,但是患者往往较难坚持,因此,护理人员在临床护理工作中,必须强化患者术后康复锻炼的依从性。

　　1. 提高患者对静脉曲张的全面认识

　　护理人员应通过交谈、发放资料、视频演示等方式,帮助患者了解疾病的基础知识、治疗的目的和方法、术后的康复锻炼和生活方式对疾病的影响等,使患者正确认识疾病,理解静脉功能锻炼的必要性。医护人员要了解患者的想法,帮助患者建立健康信念模式,由此帮助期提高依从性。

　　2. 指导患者掌握静脉功能锻炼的方法

　　向患者详细讲解锻炼的步骤、方法和注意事项,教会患者静脉功能锻炼,倡导循序渐进的康复锻炼,掌握动作要领,量力而行。鼓励患者家属积极参与到术后康复锻炼的督导。

二、日常生活方式的健康指导

　　1. 饮食要求

　　合理的膳食、充足的营养,有助于静脉曲张患者的术后康复,减少复发。指导患者及家属,在日常饮食中注意以下几方面:①多食蔬果:新鲜蔬菜和水果含有丰富的维生素及矿物质,可以改善组织的氧化功能,增加血液循环,提高机体免疫力。②多食含蛋白质丰富的食物,充足的蛋白质可以维持体内所有营养物质的平衡,增强免疫力,促进血液循环。③多食维生素 E 丰富的食物:富含维生素 E 的食物可以改善血液循环,减轻腿部的沉重感。④多食膳食纤维:便秘可使静脉内压力增高,进一步加剧血液对瓣膜的冲击力和静脉壁的压力,加重静脉曲张病情,故患者日常应多食富含纤维素的食物防止便秘。⑤适当控制体重:由于肥胖者大量的脂肪组织会对血管挤压,导致血流减慢,破坏静脉瓣膜,会诱发或加重静脉曲

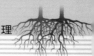

张。⑥忌油腻、辛辣、刺激性等食物,忌烟酒,避免血液黏滞度增加,导致血流速度减缓,诱发一系列并发症。

2. 个人卫生管理

术后1个月内不得浸泡患肢、游泳或浴缸洗澡,避免引起腿部穿刺部位感染。养成温水洗脚的习惯,水温不可过高,忌用冷水洗脚。避免穿着过紧的裤子。酌情减轻劳动强度,久站者穿弹力袜保护,定时走动,多做踝关节运动,以减轻下肢浅静脉压力。

三、指导医用梯度弹力袜的正确使用方法

1. 指导患者掌握医用弹力袜的正确穿着方法

优质加厚减压弹力长筒袜应在术后1周内日夜穿着,1周后夜间可以脱去,日间穿着3个月以上。嘱患者平时穿弹力袜前注意观察腘窝和踝处的皮肤,避免磨损。穿着时注意先套上尼龙脚套再将袜子外翻至脚踝处,从足尖向足跟依次套入,然后展开至踝部、小腿至大腿根部,压力均匀。穿着后,轻轻用手指指腹牵拉弹力袜的足尖部分,以保持足尖良好的活动性。脱袜时,从弹力袜最高点往下翻至足跟,完整褪下。

2. 指导患者掌握医用弹力袜的保养方法

应使用30°左右的温水清洗。使用中性洗涤剂手洗,清水漂净,不可拧干,自然晾干,不能暴晒或烘干。勤剪指甲,在干燥季节要预防皮肤皲裂,避免刮伤袜子。旧弹力袜的线头勿拉剪。患肢伤口有渗液污染医用弹力袜时,应每天清洗和更换,避免伤口感染。弹力袜在失去弹性时,应及时更换。

四、指导患者进行合理的休息与运动

下肢静脉曲张术后3个月内避免长时间静坐(尤其忌双膝交叉过久)、站立、行走或提(或扛)重物。坚持适当的运动,如快走、慢跑等,可从事日常家务劳动及工作。

五、出院指导

1. 用药指导

静脉曲张患者往往需长期口服血管活性药物等,患者出院前,护理人员要进行用药指导,详细交代合理的用药方法,坚持药物治疗的必要性,药物不良反应的自我观察等,提高药物治疗的依从性。

2. 复诊指导

下肢静脉曲张术后患者出院后需定期复诊,了解静脉功能,故出院前应向患者及家属交代复诊时间和必要性,告知其需在1周、1个月、3个月、6个月、1年、

2年门诊随访。如有特殊情况,如发热时间长或高热、手术穿刺部位渗液多等情况,需及时来院复诊。静脉性溃疡多愈合缓慢,多需在出院后定期门诊换药。充分的沟通、详细的指导,是保障患者正常随访的基础。

参考文献

[1] 北京协和医院护理部. 北京协和医院护理常规. 北京:北京协和医科大学出版社,2002.

[2] 吴欣娟,张晓静. 北京协和医院医疗常规-临床护理常规. 北京:人民卫生出版社,2012.

[3] 刘昌伟. 血管外科临床手册. 北京:人民军医出版社,2012.

[4] 张彩菊,华志娟. 康然,等. 健康宣教路径在下肢静脉曲张腔内激光治疗中的应用. 河北医药,2013,35(10):1586 - 1587.

[5] 殷文俊. 健康宣教在优质护理服务中提高满意度的应用. 医药前沿,2011,01(24):103 - 104.

[6] 应小薇,桂剑英. 视频模式将康教育对关节置换术患者康复锻炼依从性的影响. 全科医学临床与教育,2012,10(6):706 - 707

[7] 王小芳,刘薇群. 自我管理模式在下肢静脉曲张微创术后的应用. 解放军护理杂志,2014,28(7B):20 - 22.

[8] 王丽娜. 下肢静脉曲张手术病人的护理及健康宣教. 全科护理,2012,10(33):3124.

(陆欣欣　王晓杰　伍爱群　雷志荣　张琦　吴淑红)